rowohlt
POLARIS

AF642009

Dr. med. Umes Arunagirinathan

mit Doris Mendlewitsch

# Herzensdinge

Die erstaunlichen Leistungen unseres wichtigsten Organs – und wie wir es heilen und schützen können

Rowohlt Polaris

Die Inhalte des vorliegenden Buches geben den aktuellen wissenschaftlichen Stand zum Zeitpunkt der Drucklegung wieder und wurden nach bestem Wissen und Gewissen verfasst. Dennoch kann das Buch keine medizinische Beratung und Diagnose ersetzen.

Mir liegen die Herzen der Männer und der Frauen gleichermaßen am Herzen. Deshalb habe ich auch ein Kapitel zur Gendermedizin und zu den Unterschieden der Geschlechter in Bezug auf die Herzgesundheit verfasst. Verzichtet habe ich darauf, im Text stets explizit die männliche, die weibliche oder eine diverse Sprachform zur Bezeichnung einer Person zu verwenden. Es wäre sonst einfach zu unübersichtlich geworden. Ich benutze in der Regel das generische Maskulinum. Es ist nicht identisch mit dem biologischen Geschlecht, sondern umfasst alle Geschlechter.

Aus Gründen des Persönlichkeitsschutzes habe ich außerdem die Namen der in diesem Buch genannten Patienten geändert.

4. Auflage Mai 2024
Originalausgabe
Veröffentlicht im Rowohlt Taschenbuch Verlag,
Hamburg, Mai 2024

Illustrationen: Melanie Gandyra

Covergestaltung Hauptmann & Kompanie Werbeagentur, Zürich
Coverabbildung Sughanthy Puvaneswaran
Satz aus der Thesis
Gesamtherstellung CPI books GmbH, Leck
ISBN 978-3-499-00865-8

*Meinen akademischen Lehrern und meinen Patienten in großer Dankbarkeit gewidmet. Sie haben mich – jeder auf seine Weise – unendlich viel über das Herz gelehrt.*

# Inhalt


**1 Mein Herz, mein Traum, mein Leben** ........ 9

**2 Im Maschinenraum: So funktioniert das Herz** ........ 16

**3 Lebenspartner: das Herz und seine Beziehungen zu anderen Organen** ........ 26

300 Millionen Mal Luft: die Lunge ........ 30

In doppelter Ausführung, klein und extrem wichtig: die Nieren ........ 35

Nachwachsender Tausendsassa: die Leber ........ 43

**4 Die wichtigsten Herzerkrankungen** ........ 49

Fast immer mit von der Partie: Bluthochdruck ........ 50

Der Spitzenreiter: koronare Herzkrankheit ........ 60

Herzinfarkt: Symptome erkennen – richtig handeln ........ 76

Scheinbar ohne Vorwarnung: plötzlicher Herztod ........ 84

Das richtige Maß verloren: Herzrhythmusstörungen ........ 90

Vielfach unterschätzt: Vorhofflimmern ........ 91

Ventrikuläre Rhythmusstörung oder: Kammerflimmern 101

Wenn das Herz zu langsam schlägt ........ 106

Herzschwäche: wenn die Kraft nachlässt ........ 111

Herzmuskelentzündung: Gefahr auch für junge Menschen ........ 117

Herzklappen: im Alter häufig Probleme ........ 120

Endokarditis: eine tückische Krankheit ........ 136

Immer ein Notfall: Riss eines Aortenaneurysmas ........ 139

Entzündungen des Herzbeutels: Perikarditis ........ 143

5 **Heilung, Reparatur, Operation:**
**So treffen Sie eine gute Entscheidung** ..... 147
Diagnostik: die gängigen Verfahren einfach erklärt ..... 148
Was Sie vor einer Operation wissen sollten ..... 158
Kunstherz: Wenn das eigene Organ externe
Unterstützung braucht ..... 169
Ultima Ratio: Herztransplantation ..... 177

6 **Herz und Psyche** ..... 186
Auch eine Frage der Hormone: Stress und Angst ..... 187
Takotsubo oder Wenn das Herz bricht ..... 199
Psychokardiologie: neue Kombi-Disziplin ..... 203

7 **Die weibliche Perspektive** ..... 206
Der große kleine Unterschied ..... 207
Frauen und Medikamente ..... 218
Fazit: Was Frauen tun können ..... 224

8 **Was tut dem Herzen gut?** ..... 227
Die fünf Gesundheitspunkte ..... 229
Die drei Herzenspunkte ..... 241

9 **Der mündige Patient** ..... 246
Ein hoffentlich gutes Verhältnis: Arzt und Patient ..... 246
Im Fall des Falles: das richtige Krankenhaus finden ..... 256

10 **Blick in die Zukunft** ..... 261

**11 Was ich für mein Herz tue, tue ich für mein Leben** ......... 269

**12 Service**

Die wichtigsten Medikamente im Überblick ................ 271

Wer macht was? Berufsgruppen und Berufsfelder kurz beschrieben ........................................ 274

Informationsquellen ........................................ 276

**Anhang**

Danksagung ........................................ 281

Quellennachweis ........................................ 283

Register ........................................ 295

# 1

# Mein Herz, mein Traum, mein Leben

Das menschliche Herz fasziniert mich schon sehr lange, im Grunde seit meinem zehnten Lebensjahr. Ich ging damals in meiner Heimat Sri Lanka in die Schule. Wir lernten die üblichen Dinge wie Schreiben und Rechnen, hatten aber auch ein kreatives Fach, das künstlerisches Gestalten im weiteren Sinne umfasste. Die Note bezog sich seltsamerweise nicht auf die Leistungen des halben Schuljahres, sondern auf ein einziges Werk, das man an einem bestimmten Tag in der Schule anfertigen musste. Die Jungs bastelten meistens einen Drachen, die Mädchen oft Blumen aus Papier. Nun stand dieser Tag der Prüfung wieder bevor, und ich war wild entschlossen, dieses Mal etwas Besonderes zu machen, keinen Drachen, kein Haus im Miniformat, nichts dergleichen. Dieses Mal sollte es etwas ganz Spezielles sein, ein Werk, das nie zuvor jemand an unserer Schule gesehen, geschweige denn angefertigt hatte. Ich wollte ein Herz gestalten, und zwar ein rosafarbenes. Nicht rot, nein, rosa sollte es sein. Ein rosa Herz. Das war mein Plan.

Ich gebe zu, dass meine Idee nicht der Kunst allein diente, sondern dass ich dabei an ein Mädchen aus meiner Klasse dachte. Ich war jedoch nicht in sie verliebt, sondern schlichtweg neidisch auf sie. Sie war die Musterschülerin, und in Kunst bekam sie meist 95 von 100 erreichbaren Punkten, während ich bei 70 oder bestenfalls 80 Punkten herumdümpelte. Ich wollte immer so gut sein wie sie, aber nie hatte ich es geschafft. Jetzt musste es klappen. Ein rosa Herz dürfte nicht zu toppen sein, nicht mal von ihr. Das Material «besorgte» ich mir. Mehl, Puderzucker und ein oder zwei Eier als Bindemittel mopste ich aus der Küche meiner Großmutter, die bei uns für die Versorgung zuständig war. Meinem Vater schwatzte ich ein paar Rupien ab, damit ich in einem kleinen Laden die Lebensmittelfarbe erstehen konnte.

Der Tag kam, ich fühlte mich bestens vorbereitet. Wie man einen Kuchenteig knetete, wusste ich, das hatte ich oft bei meiner Mutter oder meiner Großmutter gesehen. In der Schule breitete ich meine Sachen aus, gab etwas Wasser zu meinem Mehlhäufchen, arbeitete alles gut durch. Doch statt eine klassische runde Torte auszurollen, gab ich meinem Teig eine Herzform, so, wie ich sie in Illustrierten oder auf Glückwunschkarten oft gesehen hatte. Um mich herum entstanden Drachen und Minihäuschen mit Vorgarten – ich formte ein Herz. Von meiner Mission war ich weiterhin absolut überzeugt, obwohl ich genau spürte, dass meine Schulkameraden hin und wieder einen verstohlenen, leicht irritierten Blick zu mir herüberwarfen. Ganz risikolos war mein Unterfangen nicht. Ich musste schon eine ordentliche Portion Mut aufbringen, um so ein außergewöhnliches Projekt durchzuziehen. Wenn es nicht geklappt hätte – das höhnische Gelächter und die gemeinen Bemerkungen über meinen Versuch konnte ich mir lebhaft vorstellen.

Als das Herz die Idealform angenommen hatte, bemalte ich es mit der Farbe aus dem Laden. In Knallrosa, leicht glänzend. Es leuchtete geradezu. Um das Werk vollkommen zu machen, gestaltete ich aus dem restlichen Teig kleine Rosenblüten, die ich ebenfalls rosa bemalte und jeweils in einen Kranz von grünen Blättchen setzte. Diese Wunderwerke drapierte ich um mein Herz herum. Es sah fantastisch aus. Ich war selbst ganz ergriffen von dem, was ich da geschaffen hatte. Und nicht nur ich. Immer mehr Mitschüler versammelten sich um meinen Tisch und beobachteten jeden meiner Handgriffe. Die Lehrerin kam dazu, und sogar die Nachbarn, die an der Schule vorbeigingen, blieben stehen und steckten die Köpfe durch die unverglasten Fenster. Alle staunten über die Idee und über die Kunstfertigkeit, mit der ich sie umgesetzt hatte. Fragen prasselten auf mich ein: «Wie hast du das gemacht?» «Wie bist du auf die Idee gekommen?» «War das nicht unheimlich schwer?» «Hast du vorher geübt?» Kurzum: Mein rosa Herz war eine Sensation! Und ich, ich kam mir vor wie ein Gewinner. Noch nie zuvor hatte ich so gut abgeschnitten wie das Mädchen, das meinen Neid geweckt hatte. Und nun bekam ich sogar eine bessere Bewertung! Doch das Schönste war: Ich hatte erlebt, wie sehr das Herz die Menschen berührt. Die Leute lächelten, wenn sie das Herz sahen. Ich hatte sie erfreut, sie mochten dieses Werk nicht nur, weil es kunstfertig gestaltet war, sondern weil es eben auch ihr eigenes Herz berührte.

Ich glaube, letztlich hatte mich meine Mutter dazu inspiriert, ein Herz anzufertigen. Ich erinnerte mich daran, dass sie ein oder zwei Jahre zuvor für unseren Nachbarn eine Torte in Herzform gebacken hatte. Er wollte damals die Familie seiner Braut besuchen, brauchte ein Geschenk und bat meine Mutter um Hilfe. Im Grunde ging es darum, einen Liebesbeweis anzufertigen. Meine Mutter brachte eine wunderbare mehrschichtige Torte in Herzform zustande, und irgendwie war mir das im Gedächtnis geblieben.

Natürlich dachte ich damals in der Schule noch nicht daran, Herzchirurg zu werden. Aber ich bin überzeugt, dass mein damaliges Erfolgserlebnis Jahre später bei meiner Berufswahl doch eine Rolle spielte. Ich hatte erfahren: Mit dem Herzen eroberst du die Menschen. Heute, in meinem Klinikalltag als Herzchirurg, erlebe ich jeden Tag aufs Neue, dass die Menschen tatsächlich so empfinden. Die Freude und die Dankbarkeit, die mir die Patienten entgegenbringen, wenn ich sie am Herzen operiert habe, sind etwas ganz Besonderes. Sie sind tief empfunden. Zweifellos ist auch jemand, der beispielsweise eine Nierenoperation erfolgreich hinter sich gebracht hat, sehr froh und erleichtert. Aber wenn es sich um das Herz handelt, dann ist etwas anders, die Haltung zu diesem Organ ist viel emotionaler. Es geht um das Leben selbst, auch wenn nur ein Stent gesetzt wurde.

Auf diese Weise auf ein Herzproblem und seine Behebung zu reagieren, ist bemerkenswert, andererseits vollkommen angemessen. Das Herz ist nun mal unser zentrales Organ. Es ist die Pumpe unseres Lebens. Und es ist unabhängig. Das Herz schlägt noch, wenn schon alle anderen Organe gestorben sind. Das Herz braucht nicht einmal das Gehirn. Viele Menschen glauben ja, dass der Herzschlag von irgendeiner Schaltstelle dort initiiert wird. Doch das stimmt nicht. Der Signalgeber befindet sich im Herzen selbst. Es ist also autark oder jedenfalls beinahe.

Der Schrecken, den die Menschen empfinden, wenn sich am Herzen ein Problem bemerkbar macht, und die riesengroße Erleichterung, wenn es «noch mal gut gegangen» ist, zeigen, dass die meisten die Bedeutung dieses Organs intuitiv richtig einschätzen. Dennoch verhält sich die Mehrheit diesem Wunderwerk gegenüber gleichgültig, man kann schon sagen fahrlässig, solange es seine Arbeit ohne zu klagen erledigt. 2022 starben über 358 000 Menschen in Deutschland an Herz-Kreislauf-Erkrankungen, das ist mehr als ein Drittel aller Sterbefälle überhaupt. Herz-Kreislauf-Erkrankungen sind damit die Todesursache Nummer eins, nicht wie vielfach angenommen die Krebserkrankungen.[1] Traurig ist, dass so viele Todesfälle «gar nicht nötig» wären. Zum Beispiel ließen sich 80 Prozent aller Herzinfarkte vermeiden, meint der Kardiologe Ulf Landmesser von der Charité in Berlin.[2] Das muss man sich mal klarmachen: Von den jährlich rund 300 000 Menschen, die einen Herzinfarkt erleiden, könnten sich 240 000 die Schmerzen, die Angst, die vielleicht bleibenden Beschwerden ersparen.

Das Mitleiden der Angehörigen lassen wir dabei mal außen vor, ebenso die gigantischen Kosten, die die Behandlung verursacht. Die meisten Herzinfarkte entstehen durch ungesundes Verhalten, Ignorieren der Warnzeichen und mangelnde Vorsorge – im Umkehrschluss bedeutet das allerdings auch, dass ein Herzinfarkt kein unabwendbares Schicksal sein muss. Das ist die gute Nachricht.

Ich bin Herzchirurg. Ich liebe und bewundere das Herz. Noch nach all den Jahren im Beruf bin ich von seiner Konstruktion und Leistungsfähigkeit begeistert, auch von den Rätseln, die es uns weiterhin aufgibt. Und es tut mir in der Seele weh, wenn ich erleben muss, wie wenig Aufmerksamkeit und Sorgfalt die meisten Menschen ihrem wichtigsten Organ widmen. Mein Ziel besteht darin, den Menschen die Augen zu öffnen und sie dazu zu bewegen, gut zu ihrem Herzen zu sein, herzensgut. Ich finde es absurd, dass wir – Mediziner, Pflegepersonal, die übrigen Beteiligten im Gesundheitswesen und nicht zuletzt die Patienten selbst – so viel Energie und Aufwand in die Reparatur von Schäden stecken, wenn wir doch mit ein bisschen Kümmern einen Großteil der Probleme vermeiden könnten. Das heißt ja nicht, dass wir uns die Freude am guten Leben abtrainieren müssten und nicht mehr über die Stränge schlagen dürften. Im Gegenteil, die Freude am Leben und das Wohlbefinden im Alltag steigern sich, wenn wir halbwegs sicher sein können, dass wir unser Herz gut behandeln und es noch lange seinen Dienst tun kann.

Jeder Patient nimmt vor seiner Operation an einem Aufklärungsgespräch teil. Wenn ich der zuständige Arzt bin, versuche ich immer, das Augenmerk nicht nur auf den bevorstehenden Eingriff zu lenken, sondern auch grundsätzliche Dinge zu besprechen. Was hat die Krankheit verursacht, wie kann man eine Wiederholung oder eine weitere Erkrankung möglichst verhindern? Doch natürlich reicht die Zeit in einem solchen Gespräch meist nicht, um wirklich ein Bewusstsein dafür zu wecken, dass es sinnvoll ist, das Herz pfleglich zu behandeln und gesund zu erhalten. Außerdem sitzen mir natürlich nur kranke Menschen gegenüber, sonst wären sie ja gar nicht in der Klinik. Sie sind fokussiert auf das Nächstliegende, also den bevorstehenden Eingriff, und vielleicht noch auf die anschließende Reha-Maßnahme. Meine Aufgabe als Arzt sehe ich aber nicht nur darin, für kranke Menschen zu sorgen und beschädigte Herzen so weit wie möglich zu reparieren. Ich möchte vor allem, dass die Menschen gesund *bleiben*. Deshalb habe ich dieses Buch geschrieben. Es ist meine Liebeserklärung an das Organ, das mich schon so lange beschäftigt und fasziniert. Ich möchte, dass sich meine Leidenschaft für das Herz überträgt und jeder Einzelne weiß, welchen Schatz er in sich trägt. Damit er gut darauf aufpasst.

Es wäre wunderbar, wenn weniger Menschen herzkrank werden. Das ist möglich, davon bin ich fest überzeugt. Denn sich verantwortungsbewusst zu verhalten ist nicht schwer. Ich liefere hier die Basisinformationen, damit jeder besser versteht, wie das Herz funktioniert und was ihm guttut. Außerdem kläre ich über die wichtigsten bzw. häufigsten Herzkrankheiten und ihre Behandlung auf, für den Fall, dass es doch zu einer Erkrankung kommt oder jemand in der Familie betroffen ist. Ein medizinisches Fachbuch sollte es nicht werden, jedoch die relevanten Informationen enthalten, die dabei helfen, Nachteile für das Herz zu vermeiden. Für den Fall einer Erkrankung soll es dem Leser und der Leserin nützen, um im Gespräch mit den Ärzten die richtigen Fragen zu stellen und die Antworten einigermaßen sicher einordnen zu können. Denn das ist meine Vorstellung von einem mündigen Patienten: dass er weiß, was auf ihn zukommt und in seinem Körper geschieht, und seine eigene Entscheidung treffen kann.

Ich bemühe mich um eine klare Sprache und vermeide den Medizinerjargon so gut es eben geht. Ganz ohne Fachbegriffe kommt man aber nicht aus. Sie zu benutzen dient der Genauigkeit, außerdem tauchen sie im Gespräch mit den Ärzten ebenfalls immer wieder auf. Es ist also sinnvoll, sie zu kennen. Ich erläutere sie an Ort und Stelle. In den Quellenhinweisen befindet sich tatsächlich nur das: die Quelle eines Zitats oder einer Zahl. Es wird dort nichts weiter vertieft oder debattiert, sondern sie dienen lediglich dem Nachweis, dass ich nichts erfunden habe. Die Quellenhinweise sind also nur von Interesse, wenn man sich selbst einen größeren Zusammenhang erarbeiten und zur Vertiefung dort nachschauen will. In allen anderen Fällen kann man über die Fußnotenziffern einfach hinweglesen, ohne sich stören zu lassen oder Sorge zu haben, etwas zu verpassen.

In vielen, wenn nicht nahezu allen Kulturen steht das Herz sinnbildlich für das Leben, für die Liebe, für Emotionen überhaupt. Ein heißes oder kaltes Herz, ein kleines, zaghaftes, ein brechendes oder vor Freude hüpfendes Herz, ein lachendes, springendes oder strahlendes Herz, wie man in meiner Muttersprache Tamil sagt ... Man könnte Seiten füllen mit interessanten Redewendungen aus den Sprachen der Welt, die uns vor allem eins verdeutlichen: Das Herz ist das Zentrum unseres Menschseins, die Mitte unseres eigenen Lebens und das Organ, das uns mit anderen Menschen verbindet. Deshalb sollten wir uns darum kümmern und es so lang wie möglich gesund erhalten. Ich helfe Ihnen dabei. Los geht's!

# 2

# Im Maschinenraum: So funktioniert das Herz

Bei aller Emotionalität: Das Herz ist vor allem ein Hochleistungszentrum. Es fängt bereits im Embryonalzustand an zu schlagen, ab dem 22. Tag des Lebens. In der sechsten Schwangerschaftswoche ist das Herz des Embryos schon so weit ausgebildet, dass man es auf einem Ultraschallbild erkennen kann. Bei einem normal gebauten Erwachsenen sorgt das Herz dafür, dass pro Minute sechs Liter Blut durch den Körper gepumpt werden. Wir nennen die Menge, die das Herz in einer bestimmten Zeit pumpen kann, meistens in einer Minute, Herzzeitvolumen. In einer 24-Stunden-Schicht summiert sich die Pumpleistung auf 7000 Liter, in einem durchschnittlichen Menschenleben sind es 250 Millionen Liter – ununterbrochen, Tag und Nacht, ohne auch nur einmal eine Pause einzulegen. Es dürfte nicht viele Erzeugnisse der Ingenieurskunst auf der Welt geben, die so etwas schaffen.

Das Herz ist ein komplexes Organ, seine Beziehungen zu anderen Organen sind äußerst vielfältig. Ich beschreibe hier nur die Dinge, die für einen Laien wichtig sind. Denn wenn Sie die Funktionsweise des Herzens besser verstehen, können Sie besser nachvollziehen, wie Erkrankungen entstehen. Sie können die Symptome möglicherweise früher erkennen und wissen auch, was Sie tun können, um die Herzgesundheit zu fördern, bzw. unterlassen sollten, um dem Herzen nicht zu schaden.

*Kleines Leichtgewicht – extreme Leistung*

Mein Herz damals in der Schule war die idealisierte, symbolische Form des Herzens. Weltweit identifizieren die Menschen die geschwungene Linie mit der tiefen Einkerbung oben und der Spitze unten. Jeder, der das sieht, weiß: Hier ist das Herz gemeint. In der Realität sieht es natürlich ganz anders als auf Bildchen und Stickern aus. Es hat zwar auch eine Spitze, aber insgesamt ähnelt die Form eher einer aufrecht stehenden, leicht gekippt dargestellten Mango. Das Herz ist um ungefähr 40 Grad geneigt und befindet sich zum größten Teil in der linken Seite des Brustkorbs, etwas gedreht. In sehr seltenen Fällen kann es auch rechts positioniert sein. Das Brustbein, die Rippen, die beiden Lungenflügel und das Zwerchfell umgeben das Herz, sodass es – zumindest im Alltag – gut geschützt ist. Vor allem oben gehen einige große Gefäße ab bzw. führen ins Herz hinein: Hauptschlagader, Lungenschlagader und -vene, obere und untere Hohlvene. Es ist ein komplexes, verzweigtes System von Zu- und Abflüssen. Eine vereinfachte Darstellung finden Sie in der vorderen Umschlagklappe.

Das Herz wiegt rund 300 Gramm, gerade mal etwas mehr als eine kleine Tüte Zucker. Wenn man bedenkt, wie viel Leistung es bringt, erscheint es doch erstaunlich klein, es ist nämlich nur ungefähr faustgroß. Die Leber ist im Vergleich dazu ein anderes Kaliber: dreimal so groß und fünfmal so schwer. Bei Sportlern kann das Herz größer und schwerer sein als im Normalfall, es pumpt dann mit einem Schlag deutlich mehr Blut durch den Körper als das normale Herz, die Pulsfrequenz ist entsprechend niedriger.

Im Wesentlichen ist das Herz ein Muskel, aber anders als beispielsweise die Wade weist die Herzmuskulatur Eigenschaften der glatten und der quer gestreiften Muskulatur auf. Das Herz ist ein

Hohlmuskel, ebenso wie die Speiseröhre, die Gebärmutter und der Magen. Das Herz ist quasi eine Fabrik, die nonstop arbeitet. Es umfasst viele Räume, von denen jeder eine bestimmte Aufgabe hat. Wir reden zwar immer von *einem* Herzen, aber im Grunde sind es zwei, ein linkes und ein rechtes Herz. Eine Scheidewand trennt die beiden Herzhälften. Jede Herzhälfte hat zwei Kammern: eine Hauptkammer und einen kleineren Vorhof. Im Vorhof wird das Blut gesammelt, die Kammer saugt das Blut an und presst es in den Körper- bzw. Lungenkreislauf zurück.

Wir sagen ja in der Regel, dass das Herz «schlägt», aber passender wäre es, die Pumpfunktion in den Vordergrund zu stellen. Das Pumpen scheint mir eine deutlich komplexere Aktivität zu sein als das Schlagen. Die linke Hälfte pumpt sauerstoffreiches Blut durch den Körper, die rechte nimmt sauerstoffarmes, «verbrauchtes» Blut auf und leitet es an den Lungenkreislauf weiter, in dem es wieder mit Sauerstoff angereichert wird. Denn die Hauptaufgabe des Herzens besteht darin, den Körper, auch sich selbst, mit sauerstoffreichem Blut zu versorgen und so kräftig zu pumpen, dass es bis zu der am weitesten entfernten Stelle gelangt, bis zum großen Zeh. Sauerstoff ist die Energie, die jedes Organ, jede Faser unseres Körpers benötigt. Der Sauerstoff wird über das Blut an seinen Bestimmungsort transportiert. Ist er dort abgegeben, wird das Blut wieder zurückgeleitet, um erneut angereichert zu werden. Das alles im Fluss, ohne irgendwo zu stoppen. Es ist eine Art ewiger Kreislauf, der hier stattfindet. Es ist das Leben selbst. Wenn dieser Kreislauf behindert oder gar unterbrochen wird, sind die Folgen massiv.

### *Sorgen für klare Verhältnisse: die Herzklappen*

Wie bei der öffentlichen Trinkwasserversorgung, bei Fahrradreifen und zahllosen anderen Anwendungen, so auch beim Herzen: Ohne Ventile würde es nicht funktionieren. Die Herzklappen, die wie Ventile aufgebaut sind, müssen Gegensätzliches leisten:

einerseits etwas gut verschließen, andererseits den Fluss nicht behindern und sich geschmeidig öffnen. Jede Klappe liefert Höchstleistungen, rund 60- bis 90-mal pro Minute öffnet bzw. schließt sie sich, 100 000-mal am Tag. Eine extreme Beanspruchung! Herzklappenerkrankungen sind deshalb nicht ungewöhnlich, kein Wunder bei der Belastung. Insbesondere bei älteren Menschen kommen sie vor.

Die Klappen sorgen dafür, dass das Blut in die richtige Richtung fließt und nichts zurückkommt. Wir haben insgesamt vier Klappen, zwei äußere an den Ausgängen des Herzens und zwei innere. Die äußeren sind die Aortenklappe, die den Blutfluss von der linken Herzkammer in die Aorta kontrolliert, und die Pulmonalklappe, die den Zugang von der rechten Herzkammer in die Lungenarterie steuert. Die beiden inneren sind die Mitralklappe, die zwischen dem linken Vorhof und der linken Herzkammer sitzt, und die Trikuspidalklappe, die den rechten Vorhof von der rechten Herzkammer trennt. Wenn der Arzt die Herztöne mit dem Stethoskop abhört, dann handelt es sich um die Geräusche der sich schließenden Klappen und der Muskulatur der Kammern.

### Sprechende Namen

Die Bezeichnungen der Klappen behält man anfangs schwer. Das ging mir im Studium auch so. Es hilft, wenn man sich die Herkunft mancher Wörter klarmacht.

**Mitralklappe:** Sie erinnert in der Form an eine Bischofsmütze, eine Mitra. Daher stammt ihr Name. Sie hat zwei Segel.

**Trikuspidalklappe:** Hier sind zwei lateinische Wörter enthalten. «Tri» für «drei» und «cuspis» für «Segel».

Dass sich die Herzklappen öffnen und schließen, beruht auf den unterschiedlichen Druckverhältnissen zwischen den Vorhöfen, den Herzkammern und den großen Gefäßen. Sind die Herzkammern mit Blut gefüllt, steigt der Druck, und die beiden Klappen an den Eingängen zur Herzkammer verschließen sich, sodass kein Blut in den Vorhof zurückfließen kann. Nun steigt der Druck in den Kammern weiter, sodass sich die Klappen öffnen, die bis dahin die Lungen- und Hauptschlagader verschlossen haben. Das verbrauchte Blut fließt in den Lungen-, das frische Blut in den Körperkreislauf. Wenn die Kammern nahezu geleert sind, entspannt sich die Muskulatur, und die Klappen fallen zu. Dann geht alles wieder von vorn los. Wie gesagt, 60- bis 90-mal pro Minute. Ich finde den Vorgang für sich genommen schon faszinierend. Aber dass parallel zwei im Grunde verschiedene Abläufe aufrechterhalten werden, die einander nicht behindern dürfen, das ist Technik vom Allerfeinsten. Die Spannungsphase nennt man übrigens Systole, die Entspannungsphase Diastole. Man kennt das vom Blutdruckmessen. Der obere Wert bezeichnet den Druck während der Spannungsphase, der untere Wert den Druck während der Entspannungsphase. Wie wichtig ein guter Blutdruck ist, wie Sie richtig messen und was die Werte aussagen, lesen Sie ab Seite 42.

*Für den Eigenbedarf: die Herzkranzgefäße*

Das Herz versorgt die Organe und das Gewebe des Körpers, aber um diese Leistung bringen zu können, muss es sich auch selbst versorgen. Es benötigt Sauerstoff und Nährstoffe. Die werden über die Herzkranzgefäße herbeigeschafft. Dabei handelt es sich um zwei große (Koronar-)Arterien, die sich wiederum in viele kleine Gefäße verzweigen und eben wie ein Kranz oder ein Netz das Herz umhüllen. Wird die Versorgung gestört oder gar unterbrochen, etwa weil ein Herzkranzgefäß verstopft ist, kann es zu einem Herzinfarkt kommen. Welche Symptome darauf hindeuten können, lesen Sie ab Seite 76.

Sind die Zuflüsse offen und genügend Nährstoffe vorhanden, dann schlägt das Herz immer weiter, sogar ohne dazugehörigen Körper. Ich hatte schon erwähnt, dass es weitgehend autonom ist. Wir können uns diese Eigenschaft bei den großen Herzoperationen, insbesondere bei den Transplantationen, zunutze machen. Nehmen wir das Herz aus dem Körper und legen es in eine Nährlösung, dann schlägt es weiter – für manchen vielleicht eine befremdliche Erscheinung, für mich eins der vielen Wunder rund ums Herz.

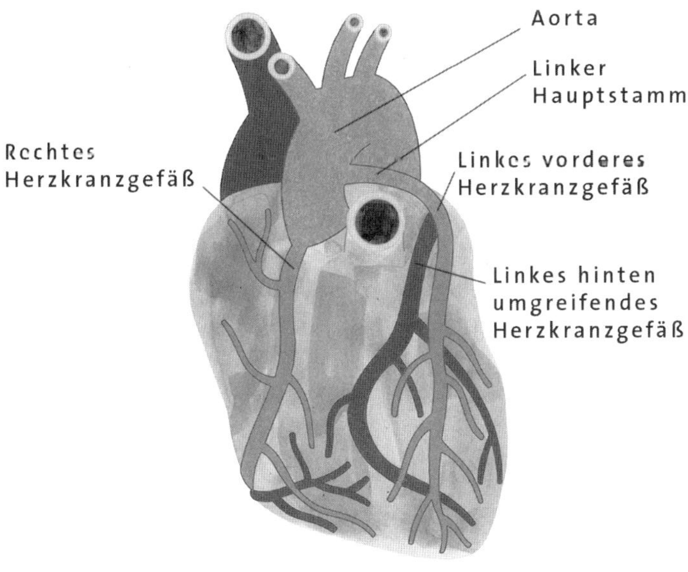


Die Herzkranzgefäße, die sowohl oberflächlich als auch durch den Herzmuskel verlaufen und das Herz mit Sauerstoff versorgen

*Elektrischer Taktgeber: der Sinusknoten und der AV-Knoten*

Ein weiterer Garant der Autonomie ist der Sinusknoten. Er gibt den Takt vor, in dem das Herz schlägt. Das Herz wird nämlich nicht, wie sonst fast alles andere im Körper, vom Gehirn gesteuert, sondern hat seine eigene Schaltzentrale. Der Sinusknoten, eine kleine gelbliche Ansammlung von Muskelzellen oben im rechten Vorhof, setzt eine elektrische Reizung in Gang, die dazu führt, dass sich die Herzmuskelzellen anspannen und entspannen, dass also gepumpt wird. Normalerweise handelt es sich um 60 bis 80 Impulse in der Minute, unsere Herzfrequenz. Bei starker Anstrengung, Fieber oder emotionaler Erregung steigt sie. Bewusst steuern lässt sich die Frequenz nicht, allerdings beeinflusst

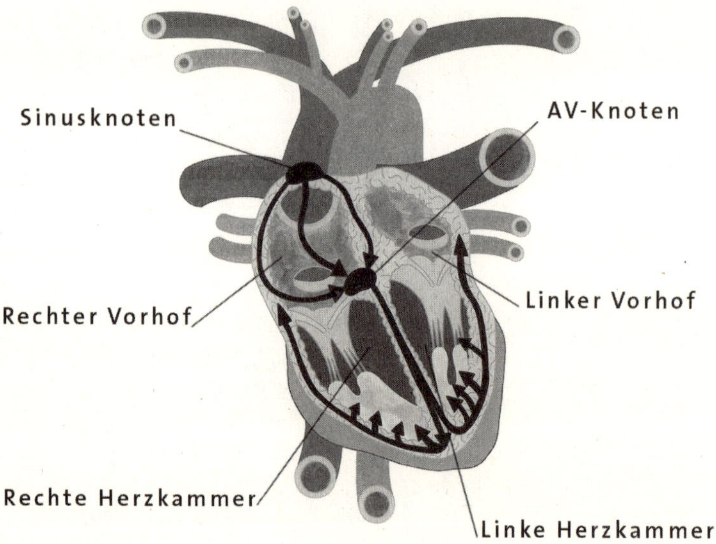


Das elektrische Leitungssystem innerhalb des Herzens

der Sympathikus, ein Teil unseres vegetativen Nervensystems, die Arbeit des Sinusknotens. Der Sympathikus ist dafür da, dass in bedrohlichen Situationen der Körper in Alarmbereitschaft geht und höhere Anstrengungen bewältigen kann. Das heißt, wenn ich von einem Hund gejagt werde oder wenn ich in einer Prüfung mehr Leistung bringen soll, dann brauche ich sehr viel Energie, und zwar sofort. Das Herz muss schneller schlagen, und deshalb schickt der Sinusknoten mehr Impulse.

Die Weiterleitung der Impulse in die Herzkammern besorgt der AV-Knoten, kurz für «Atrioventrikular-Knoten». Er befindet sich ungefähr in der Mitte des Herzens. Die Impulse des Sinusknotens gibt er über sogenannte His-Bündel weiter. Das sind spezielle Muskelzellen an der Herzscheidewand, die sich in dünne Fasern verzweigen und die Impulse in beide Herzkammern weiterleiten, sodass das Pumpen beginnt bzw. in Gang gehalten wird. Das alles geschieht blitzschnell. Normalerweise dauert es nur 60 Millisekunden, bis ein Impuls vom Sinusknoten den AV-Knoten erreicht.

### Späte Entdeckung

Anatomisch korrekt beschrieben wurde das Herz bereits im Mittelalter, von dem arabischen Mediziner Ibn an-Nafis. Doch erst Anfang des 20. Jahrhunderts wurde die Funktion des Sinusknotens richtig erkannt und damit der Beweis für die Theorie geliefert, dass das Herz aus eigener Kraft schlägt. Entscheidend dafür waren im 19. und 20. Jahrhundert die Forschungen von Johann Purkinje, Wilhelm His und Tawara Sunao. Aufgrund ihrer Vorarbeiten entdeckten 1907 Arthur Keith und Martin Flack die Zellsammlung, die den rhythmischen Impuls für die Bewegung des Herzens auslöst, den Sinusknoten. Den Forschern Purkinje, His und Tawara zu Ehren hat man verschiedene Stellen der Stromerzeugung und -weiterleitung im Herzen nach ihnen benannt.

Ohne Strom läuft also nichts, das ganze System des Herzens würde zusammenbrechen. Deshalb gibt es für die Funktion des Sinusknotens sogar mehrere Sicherheitseinrichtungen. Im äußersten Notfall könnte der AV-Knoten selbst elektrische Impulse produzieren, allerdings nicht so viele wie der Sinusknoten, sondern nur rund 50 pro Minute. Und sollte es dort auch ein Problem geben, springt das His-Bündel ein, allerdings mit nur noch 40 Impulsen pro Minute, das reicht gerade eben aus, um das Herz in Gang zu halten.

Wenn der Sinusknoten seine Arbeit tut, bemerkt man nichts davon. Dass das Herz in einem guten, der Situation angemessenen und gleichmäßigen Rhythmus schlägt, halten wir für normal. Wir achten gar nicht darauf. Manche Menschen spüren, wie ihr Herz schlägt, die Mehrheit bekommt es aber nur mit, wenn es Schwierigkeiten gibt. Herzrhythmusprobleme gehören dazu. Denn trotz der mehrfachen Absicherung ist die Elektrik des Herzens störanfällig, etwa wenn die Herzkranzgefäße verengt sind und das Herz nicht mehr ausreichend mit Nährstoffen und Sauerstoff versorgt wird. Auch ein Herzklappenfehler, beispielsweise eine Undichtigkeit der Mitralklappe, kann zu Rhythmusstörungen führen, weil sich der linke Vorhof vergrößert. Oder wenn Übergewicht die Arbeit des Herzens erschwert. Oft bemerkt man Störungen des Herzrhythmus zunächst nicht.

Sooft ich ein Herz sehe, also beinahe jeden Tag, werde ich ganz ehrfürchtig vor diesem filigranen, trotzdem kräftigen und hochleistungsfähigen Organ. Schon die kurze Skizze der «Hauptbestandteile» zeigt ja, was alles drinsteckt. Und das sind wirklich nur die wenigen Dinge, die man als informierter Laie wissen sollte. Es fällt sicher nicht ganz leicht, sich das alles vorzustellen. Als ich während des Studiums im Anatomiekurs das erste Mal ein echtes Herz in der Hand hielt, hat mich der Anblick total überrascht. Natürlich hatte ich mir die Abbildungen und Schemata im Lehrbuch angeschaut, aber das ist etwas anderes, als das Herz tatsächlich vor sich zu haben. Ich merkte, dass ich immer noch an der Vorstellung der romantischen Herzform (in Rosa) festgehalten hatte. Es dauerte eine Weile, bis ich davon wegkam. Wenn ich heute das Aufklärungsgespräch mit Patienten führe, denke ich stets daran, dass es ihnen wahrscheinlich nicht anders geht als mir damals. Deshalb beginne ich meist mit dem Versprechen, dass ich ihnen dabei helfen werde, Licht in die Kammern ihres Herzens zu bringen. Damit sie sich orientieren und wissen, wo ihr Problem sitzt und wie wir es hoffentlich lösen können. So finden sie den Weg, um die richtige Entscheidung treffen zu können.

# 3

# Lebenspartner: das Herz und seine Beziehungen zu anderen Organen

Wenn das Herz krank ist, dann erkrankt der ganze Mensch!» Das ist einer der wichtigsten Lehrsätze aus meinem Studium, jenseits aller fachlichen Erkenntnisse. Es ist eigentlich simple Logik: Wenn das Herz für den Körper eine so zentrale Rolle spielt, weil es über seine Pumpleistung den Sauerstoff und die Nährstoffe mit dem Blut an die richtigen Stellen bringt, dann gerät das System eben auch sofort ins Wanken, wenn das Herz nicht gut funktioniert.

Jedes Organ ist abhängig vom Herzen. Alles braucht Sauerstoff, die Haut, die Haare, die Augen, das Gehirn, die Leber – einfach alles, was unseren Körper ausmacht, hängt von einem funktionierenden Herzen ab. Schwächelt das Herz, dann schwächelt es überall. Man kann nicht klar denken, wenn das Gehirn nicht gut durchblutet ist. Arbeitet die Niere wegen einer mangelhaften Durchblutung nicht gut, dann werden die Schadstoffe nicht ausgeschieden. Und wenn Kalium zum Beispiel nicht entsorgt wird, dann kann es zum Herzstillstand kommen. Es entsteht also ein Teufelskreis: Arbeitet das Herz nicht gut, dann funktionieren die Organe nicht mehr richtig. Und wenn die Organe nicht mehr richtig funktionieren, belasten sie wiederum das Herz. Es ist ein sich selbst beschleunigender Niedergang. Ich werde in diesem Kapitel nicht die 80 Organe und elf Organsysteme behandeln, die wir haben. Obwohl beispielsweise der Darm als größtes Organ und die Bauchspeicheldrüse auch interessante Themen wären. Stattdessen beschränke ich mich auf die drei großen Spieler Lunge, Niere sowie Leber und ihre Beziehung zum Herzen. Ihre Bedeutung erkennt man unter anderem daran, dass rund die Hälfte des Bluts für die Versorgung von Niere und Leber benötigt wird, 20 bis 25 Prozent für die Niere, 25 Prozent für die Leber. Diese drei Organe bzw. ihre Beziehung zum Herzen sind die «Baustellen», die uns im Hinblick auf die Herzgesundheit am meisten beschäftigen. Für unsere Gesundheit ist es essenziell, dass das Zusammenspiel des Herzens mit diesen Organen reibungslos funktioniert. Zur besseren Orientierung finden Sie in der hinteren Umschlagklappe dieses Buches die Abbildung eines gläsernen Menschen. Sie kann Ihnen dabei helfen, einen Überblick über die Organe und deren Zusammenspiel in Ihrem Körper zu gewinnen.

Falls Sie sich wundern, dass ich die Beziehung zum Gehirn nicht thematisiere: Das Gehirn ist natürlich die zentrale Schaltstelle unseres Körpers. Aber für die Aufrechterhaltung des Herz-Kreislauf-Systems nicht so bedeutend. Herz und Gehirn stehen zwar in ständiger Verbindung miteinander, doch die «lebensrelevanten» Beziehungen unterhält das Herz im Wesentlichen mit anderen Organen. Und das Abhängigkeitsverhältnis zwischen Herz und Gehirn ist auch klar: Wenn das Gehirn tot ist, dann stirbt das Herz deshalb nicht unbedingt, wenn die Lunge funktioniert. Wenn aber das Herz nicht mehr schlägt, dann stirbt das Gehirn auf jeden Fall, und zwar schnell: Innerhalb von drei Minuten ohne Blutzufluss beginnen die Gehirnzellen abzusterben. Nach zehn Minuten ist ein Großteil der Gehirnzellen tot.

### *Gute Hausärzte bedeuten gute Medizin*

Dass die Organe miteinander «kommunizieren», leuchtet jedem ein. Dennoch gerät dieser Austausch manchmal aus dem Blick, weil in unserem Gesundheitssystem lauter Spezialisten arbeiten. Und die Spezialisierung nimmt weiter zu, sodass sich Ärzte auf immer kleinere Gebiete ausrichten. Das kann im Einzelfall vorteilhaft sein, aber ich habe doch den Eindruck, dass uns der Mensch und seine Gesundheit als Ganzes, als Zusammenspiel der verschiedenen Organe, Gewebe, Gefäße usw., verloren gehen, wenn wir nur noch die kleinsten Gebiete betrachten.

Der Einzige, der noch einen Überblick haben kann, ist der niedergelassene Allgemeinmediziner, also der Hausarzt. Er betrachtet den Menschen als Einheit, nicht nur als «Bluthochdruck» oder «Nierenstein». Im Idealfall begleitet er seinen Patienten schon länger. Das heißt, er kann Veränderungen und ihre Bedeutung einschätzen, weiß gegebenenfalls auch von sozialen oder familiären Ereignissen, die sich auf die Gesundheit auswirken können, wenn auch vielleicht nur vorübergehend. So eine Gesamtschau ist etwas vollkommen anderes, als nur auf isolierte Werte und Momentaufnahmen zu blicken und sie – oft ohne Kontext – zu interpretieren.

Der Spezialist sollte erst dann ins Spiel kommen, wenn dem Hausarzt etwas auffällt. Ich kann das so unbefangen sagen, weil ich ja selbst Spezialist bin. Wenn Patienten zu mir kommen, fokussiere ich mich auf ihr Herz, der Hausarzt betrachtet das große Ganze. Er hat in seiner internistischen Ausbildung Organlehre studiert, das heißt, er schaut sich das Herz als ein Organ von vielen an und holt bei Bedarf zusätzlich die Meinung von Kardiologen, Neurologen, Lungenfachärzten, vielleicht auch Psychologen oder anderen ein. Daraus zieht er seine Schlüsse, die er mit dem Patienten bespricht, und gegebenenfalls überweist er ihn an einen Facharzt.

## Lotsenfunktion: das Hausarztmodell

Die Wahl des Arztes steht einem Patienten grundsätzlich frei. In diesem Rahmen müssen die gesetzlichen Krankenkassen seit 2004 ihren Mitgliedern spezielle Hausarztmodelle anbieten, auch «hausarztzentrierte Versorgung» genannt. In der Regel stellt Ihre Krankenkasse Informationen über das Modell, die Teilnahmevoraussetzungen und Vorteile auf ihrer Webseite zur Verfügung. Wer sich diesem Modell anschließt, verpflichtet sich dazu, bei Beschwerden oder Fragen immer zuerst den Hausarzt aufzusuchen. Die Versicherten, die eine solche Vereinbarung schließen, erhalten dafür einen besonders günstigen Tarif, einen Bonus, Sachprämien oder Ähnliches. Ein Termin beim Gynäkologen, Augenarzt oder Zahnarzt ist aus dem Modell ausgeklammert. Mit dem Hausarztmodell will man die Versorgung besser koordinieren und Doppeluntersuchungen vermeiden. Fachärzte sollen entlastet und Probleme durch Übermedikation verringert oder ganz ausgeschlossen werden. Erstaunlich viele Menschen wissen nicht, welche Arzneien sie wofür oder wogegen nehmen und wie diese sich möglicherweise gegenseitig behindern oder verstärken. Ihre Ärzte wissen es auch nicht, weil sie nichts von den Kollegen wissen, zu denen ihre Patienten außerdem gehen. Das Problem könnte mit der Hausarztversorgung verringert werden. Wie viele Versicherte einen Vertrag geschlossen haben, ist nicht ganz klar, für 2019 rechnete man mit 5,4 Millionen Teilnehmern. Das könnten noch mehr sein, meine ich. Regional sind die Unterschiede sehr groß, Vorreiter ist Baden-Württemberg.[1] Das Bundesland hat außerdem eine Evaluation auf Basis der Routinedaten der AOK Baden-Württemberg für die Jahre 2011 bis 2018 vorgelegt. Die Ergebnisse sind durchweg erfreulich. Die durchschnittlichen Krankenhausaufnahmen gingen entscheidend zurück.

Viele Patienten sparen sich leider den Termin beim Hausarzt und suchen direkt den Facharzt auf. Der schaut dann aber meist auf «sein» Organ. Und wahrscheinlich findet er etwas, das abweicht von der Norm, einfach weil die meisten Menschen an irgendeiner Stelle von der Norm abweichen. Ob das krankhaft sein muss, ist eine ganz andere Frage. Und selbst wenn ja, ist die eigentliche Ursache damit noch längst nicht geklärt. Deshalb, bevor ich auf die Beziehungen des Herzens zu anderen Organen eingehe, mein eindringlicher Appell: Suchen Sie sich einen guten Hausarzt, sofern Sie noch keinen haben. Das ist eine sehr nützliche und kluge Investition in Ihre Gesundheit. Achten Sie auch darauf, dass er nicht vor Ihnen in Rente gehen wird.

## 300 Millionen Mal Luft: die Lunge

Zwillinge sind Herz und Lunge nicht, aber es besteht die allerengste Verbindung zwischen den beiden. Sie liegen eng nebeneinander, und die Arbeit des einen Organs ist ohne die des anderen nicht denkbar. Gemeinsam gewährleisten sie das Funktionieren aller anderen Körperteile. Zentrales und verbindendes Element ist im Grunde das Blut. Die Lunge hat zwei Blutkreisläufe: einen kleinen Lungenkreislauf und einen großen Körperkreislauf. In dem kleinen findet der Gasaustausch statt, in dem großen geschieht die Blutversorgung des Lungengewebes über die Bronchialarterien. Das Herz treibt beide Kreisläufe an. Im linken Vorhof sammelt sich das aus der Lunge kommende, mit Sauerstoff angereicherte Blut und fließt über die linke Herzkammer in die Hauptschlagader, von wo aus es alle Zellen des Körpers erreichen kann. Ist der Sauerstoff verteilt, kommt das «verbrauchte» Blut über die

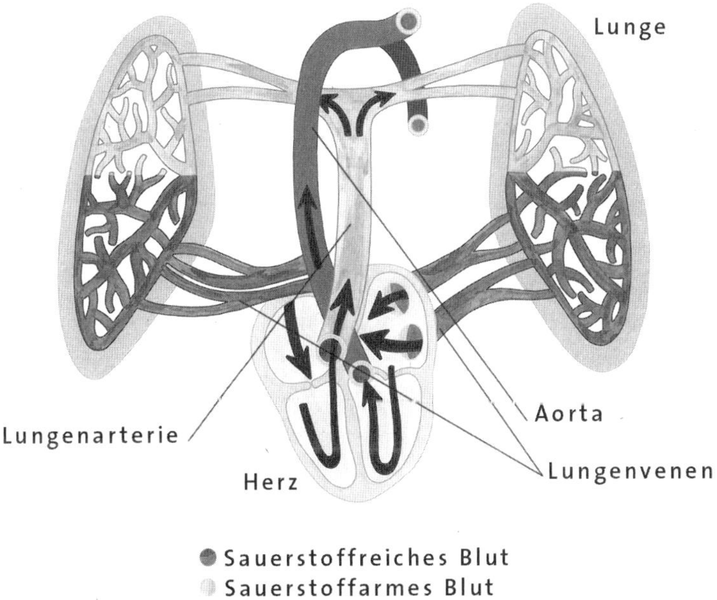


Der Lungenkreislauf, auch kleiner Kreislauf genannt. Das sauerstoffarme Blut aus dem rechten Herzen wird in der Lunge mit Sauerstoff angereichert und fließt dann zum linken Herzen.

Venen und den rechten Vorhof zurück. Von der rechten Kammer geht es in den Lungenkreislauf, wo es wieder mit Sauerstoff angereichert wird. Dann fließt es erneut in das linke Herz, und alles geht von vorn los.

*Sehr luftig*

Die Lunge besteht aus zwei Flügeln im oberen Brustkorb, geschützt von den Rippen. Verzweigte Luftröhren, die Bronchien, durchziehen sie, und an ihrem Ende befinden sich wie Trauben die Alveolen, kleine Bläschen. Es sind sage und schreibe rund 300 Millionen![2] Wer schon mal eine Lunge gesehen oder vielleicht sogar eine Schweinelunge als fränkische Spezialität gegessen hat, kennt die Konsistenz des Lungengewebes. Es ist im wahrsten Sinn des Wortes «luftig», also sehr locker, ein bisschen schwammig, ganz anders als der straffe Muskel des Herzens. Diese Bläschen sind von äußerst feinen Blutgefäßen umhüllt, die sich bei jedem Atemzug mit dem eingeatmeten Sauerstoff füllen. Über den Blutkreislauf gelangt er dann in alle Körperzellen. Das allein finde ich schon staunenerregend, doch es bleibt nicht bei der Aufnahme von Sauerstoff. Das Blut nimmt nämlich in den Alveolen nicht nur auf, sondern gibt auch ab, und zwar Kohlendioxid ($CO_2$), ein Abfallprodukt des Stoffwechsels. Es wird mit dem Ausatmen nach draußen befördert. Das nennt man den Gasaustausch der Lunge.

Zwar steuert das Nervensystem die Atmung, aber sie läuft in der Regel unbewusst ab, im Ruhezustand 14- bis 16-mal pro Minute. Da die Lunge keine Muskeln hat, vollzieht sie die Aufblähbewegung bei der Einatmung sowie das langsame Zusammenfallen beim Ausatmen auch nicht selbst. Das erledigen das Zwerchfell und die Zwischenrippenmuskeln.

### *Herz oder Lunge, das ist hier die Frage*

«Hier tut's weh, Herr Doktor!», sagt der Patient und tippt mit dem Finger auf eine Stelle. Das ist in vielen Fällen schon ein guter Hinweis darauf, wo ein Problem sitzt oder eine Verletzung vorhanden ist. Zeigt jemand jedoch auf die Brust, weil er Schmerzen hat oder nur schwer atmen kann, dann ist es wegen der engen Verflechtung von Herz und Lunge oft gar nicht so einfach, herauszufinden, worum genau es sich handelt. Die Symptome ähneln einander oft, und die Wechselwirkung zwischen den beiden Organen ist intensiv.

Bei Atemnot etwa denkt der Laie meist automatisch, dass die Lunge die Ursache sei. Ist möglich. Es könnte aber auch das Herz sein. Bei einer Herzschwäche beispielsweise beginnt eine Kettenreaktion. Weil das Herz nicht genügend Kraft hat, um das Blut richtig durch den Körper zu pumpen, staut es sich in den Lungenvenen, später auch in den feinen Gefäßen der Alveolen. Der Druck ist so stark, dass Flüssigkeit aus den Gefäßen austritt und in die Lungenbläschen gerät. Der Gasaustausch wird dadurch behindert: Es kommt nicht genügend Sauerstoff rein, und das Kohlendioxid als Abfallprodukt des Stoffwechsels geht nicht raus. Der Betroffene bekommt Atemnot, jedoch in einer ganz anderen Dimension als etwa beim Außer-Atem-Sein nach einem schnellen Treppenlauf. Panik entsteht, und der Körper reagiert darauf, indem er die Atemtätigkeit steigert, also schneller und tiefer atmet. Das wiederum kann das Panikempfinden verstärken. Weil sich die Wahrnehmung so stark auf die Atmung konzentriert, denkt man an ein Lungenproblem – was auch nicht ganz falsch ist. Aber die Behandlung der Lunge würde nichts Entscheidendes bringen, weil die Ursache ja in der Schwäche des Herzens liegt.

Umgekehrt kann es die Lunge auch dem Herzen schwer machen, etwa wenn sich Flüssigkeit im Gewebe oder im Rippenfellraum ansammelt. Sie drückt die Lunge zusammen, und das Herz muss gegen den Widerstand der Lungengefäße anarbeiten. Wenn die Lunge sich durch die viele Flüssigkeit nicht entspannen kann, muss das rechte Herz deutlich mehr arbeiten als normal. Dadurch steigt der Druck in der Herzkammer und in der Lungenarterie. Es kann sogar passieren, dass die Trikuspidalklappe dem Druck nicht standhält und undicht wird. Erholt sich der akute Zustand nicht, wird eine Operation nötig.

Ein akuter Fall, in dem die Lunge nicht voll arbeiten kann, ist etwa eine Lungenentzündung. Auch dann nimmt die Lunge zu wenig Sauerstoff auf, was das Herz in seiner Arbeit einschränkt. Wenn die Entzündung der Lungenoberfläche ein sehr großes Areal betrifft, kann die Leistung des Herzens sogar so weit zurückgehen, dass es zum Stillstand kommt.

### *Atemnot bei COPD*

Oftmals ist den Menschen mit einer Lungenkrankheit nicht klar, dass sie auch sehr auf das Herz aufpassen müssen. Ein Beispiel ist die chronisch obstruktive Lungenerkrankung (COPD), eine der häufigsten chronischen Krankheiten überhaupt. Dabei sind die Atemwege dauerhaft verengt, chronische Entzündungen führen zu einer Veränderung der Schleimhäute in den Bronchien und zu einem Abbau von Lungengewebe. Es kann auch zu einer Überblähung der Lunge kommen, nämlich dann, wenn die Luft nicht vollständig aus den Lungenbläschen hinausgeatmet werden kann. Die betroffenen Areale blähen sich auf. Der Fachausdruck ist «Lungenemphysem». Bei einer Überblähung wird's eng für das Herz, und es kann sein, dass es seine anatomische Lage oder Ausrichtung verändert, was wiederum möglicherweise zu einer Behinderung der Herzleistung führt. Aber ebenso ist die dauerhafte Minderversorgung mit Sauerstoff eine Gefahr. Richtet sich nun alle Aufmerksamkeit auf die Lunge, wird unter Umständen die Begleiterkrankung am Herzen übersehen. Die Hauptursache für COPD ist das Rauchen. Je länger und je intensiver, desto höher die Wahrscheinlichkeit, die Lungen irreversibel zu schädigen.

Fast alle COPD-Patienten weisen außerdem eine weitere Krankheit auf, die ebenfalls schädlich für das Herz ist, zum Beispiel eine Fettstoffwechselstörung, Bluthochdruck oder Diabetes.[3] Eine Beobachtungsstudie hielt 2019 fest, dass nahezu 20 Prozent der COPD-Patienten auch eine Herzschwäche aufwiesen und dass ein großer Teil von ihnen das weder wusste noch eine entsprechende Therapie erhielt. Ein Grund dafür, dass dieser Zusammenhang auch vom medizinischen Fachpersonal nicht erkannt wird, besteht wohl darin, dass Luftnot bei beiden Erkrankungen das prominenteste Symptom ist.[4] Man gibt sich dann also mit der Diagnose des einen Schadens bereits zufrieden und glaubt, die Ursache gefunden zu haben.

Da Herz und Lunge solch eng verbundene Lebenspartner sind,

sollte man sich immer vor Augen führen, dass die Schädigung des einen Organs in der Regel auch das andere in Mitleidenschaft zieht. Die Organe beeinflussen einander, positiv oder negativ. Bei der Erkrankung des einen sollte man daher immer prüfen lassen, ob die Ursache womöglich beim anderen liegt. Das kennt man ja auch aus Situationen im Alltag: Manchmal scheint etwas so klar zu sein, dass es einem den Durchblick vernebelt. Wenn Sie unter Atemnot leiden, wird ein aufmerksamer Arzt nicht nur entweder das Herz oder die Lunge untersuchen, sondern beide Organe einer Prüfung unterziehen.

## In doppelter Ausführung, klein und extrem wichtig: die Nieren

Auch wenn ich im vorigen Kapitel die unermüdliche Arbeit des Herzens so gelobt habe, muss ich zugeben: Die Niere ist ebenfalls ein extrem fleißiges Organ. Sie wirkt wie ein Superfilter und entsorgt aus dem Blut alle Gifte und Abfallstoffe, die im Zuge des Stoffwechselprozesses entstehen. In aller Regel hat der Mensch zwei Nieren, in Ausnahmefällen drei oder sogar vier. Warum dieses Organ – als einziges – mehrfach vorhanden ist, das ist noch immer ein Rätsel. Auf jeden Fall ist die Niere damit das einzige Organ, das für eine Lebendspende infrage kommt. Von der Leber zum Beispiel lassen sich nur Teile spenden, aber immerhin. Prominente Beispiele für eine Lebendspende sind der damalige SPD-Fraktionsvorsitzende Frank-Walter Steinmeier, der 2010 seiner Frau Elke Büdenbender eine Niere spendete, und die Sängerin Tina Turner, die 2017 eine Niere von ihrem Mann erhielt.

*Das 4711-Organ*

Die beiden Nieren befinden sich links und rechts der Wirbelsäule, unterhalb des Zwerchfells. Leidet man an einer Nieren- oder Nierenbeckenentzündung, kann man die Beschwerden deshalb auch schon mal mit Rückenschmerzen verwechseln. Die Nieren sind leicht gekrümmte, bohnenförmige Gebilde. In der Mitte der Krümmung befindet sich die Nierenpforte. Hierdurch führt die Nierenarterie, die das abfallbeladene Blut zur Reinigung in die Niere hineinführt. Durch die quasi parallel verlaufende Nierenvene fließt das gereinigte Blut zurück. Außerdem tritt aus der Nierenpforte der Harnleiter aus, der den im Reinigungsprozess entstandenen Urin zur Harnblase leitet.

Für das, was die Nieren leisten, sind sie ziemlich klein. In Anlehnung an das Parfum Kölnisch Wasser wird die Niere auch schon mal als «4711»-Organ bezeichnet: Im Durchschnitt ist sie nämlich 4 Zentimeter dick, 7 Zentimeter breit und 11 Zentimeter lang. Ihr Gewicht beträgt ungefähr 140 Gramm, also so viel wie eine mittelgroße Banane.

Hauptaufgabe der Nieren ist die Entsorgung von Abfällen aus dem Stoffwechselprozess. Mit dem Urin werden sie ausgeschieden. Ungefähr 300-mal täglich reinigt die Niere das Blut komplett, also rund 1800 Liter werden umgewälzt.[5] Falls sich jemand über das Zustandekommen dieser Zahl wundert: 180 Liter Primärharn werden aus dem Blut herausgefiltert. Primärharn nennt man die erste Stufe der Flüssigkeit, die durch die Filterfunktion der Niere entsteht. Rund 99 Prozent davon werden in der Niere wieder resorbiert. Es bleiben also 1,8 Liter als Urin übrig, die man ausscheidet.

Die Nieren erledigen aber auch noch eine Menge anderer Aufgaben. Sie produzieren ein Hormon, das essenziell für die Bildung der roten Blutkörperchen ist. Außerdem sind sie am Vitamin-D-Stoffwechsel beteiligt. Und das ist noch längst nicht alles: Jede Niere hat einen kleinen mützenförmigen Aufsatz, das ist die Nebenniere. Hier werden das Stresshormon Kortisol produziert sowie die Substanzen, aus denen männliche und weibliche Geschlechtshormone werden. Die Nieren sind also an sehr vielen wichtigen Körpervorgängen beteiligt. Sie brauchen und erhalten daher sehr viel Blut vom Herzen, nämlich 20 bis 25 Prozent. Das ist deutlich mehr, als das Gehirn bekommt.

*Niere schlecht, alles schlecht*

Wenn die Arbeitsbedingungen der Niere erschwert werden, sind die Effekte entsprechend gravierend. Sie kann schädliche Substanzen dann nicht mehr richtig filtern und ausscheiden. Das wirkt sich negativ auf viele Organe aus, insbesondere aber auf das Herz. Probleme für die Niere verursacht vor allem das sogenannte metabolische Syndrom, also die Kombination aus zu viel Zucker und Cholesterin im Blut sowie Bluthochdruck und Übergewicht, speziell zu viel Bauchfett. Aber auch Diabetes oder Bluthochdruck allein kann viel Schaden anrichten. Um die Niere gesund zu erhalten, sollten Sie immer genug trinken, vor allem im Sommer.

Trotz ihrer Leistung gehört die Niere zu den unterschätzten Organen. Die meisten Menschen weisen, wenn sie gefragt werden, was ihnen am Körper am wichtigsten ist, wohl auf Herz und Gehirn hin. Dass die Niere so wenig Aufmerksamkeit erfährt, ist aber nicht nur ein moralisches, sondern vor allem ein gesundheitliches Problem. Die Zahlen schwanken, mal ist die Rede von etwa 9 Millionen Menschen[6] in Deutschland, die an einer chronischen Nierenschwäche leiden, mal von 5 Millionen[7]. Die Risikofaktoren für eine Niereninsuffizienz sind vielfältig. Es zählen etwa Übergewicht, Rauchen oder die langfristige Einnahme von Schmerzmedikamenten dazu, um nur einige zu nennen. So oder so, es sind sehr viele Menschen betroffen, und fatal ist, dass die meisten offenbar von ihrer Erkrankung nichts wissen. Denn Nierenschwäche tut erst mal nicht weh. Erste Symptome können zum Beispiel erhöhter Blutdruck, Wasser in den Beinen oder vermehrte Ausscheidung von sehr hellem Urin sein. Wenn Schmerzen auftreten, ist die Erkrankung in der Regel schon sehr weit fortgeschritten. Arbeitet die Niere gar nicht mehr, müssen Patienten zur Dialyse, das heißt, eine sogenannte Nierenersatztherapie wahrnehmen. Dabei wird das Blut des Erkrankten von giftigen Stoffen gereinigt, die der Körper permanent produziert. Über 84 000 Menschen in Deutschland sind davon betroffen, knapp zwei Drittel von ihnen sind männlich.[8]

Dank der Dialyse sterben heute nur noch wenige Menschen an Nierenversagen. Aber: Die meisten Menschen mit einer chronischen Nierenschwäche sterben an einer Herz-Kreislauf-Erkrankung. Und die Hälfte der Patienten mit chronischer Nierenschwäche hat zugleich eine Herz-Kreislauf-Erkrankung. Ihre Lebenserwartung ist dadurch deutlich eingeschränkt.[9]

*Fällt der Filter aus, gibt es Schwierigkeiten*

Ein schlechter Zustand der Nieren wirkt sich also stark auf das Herz aus, und das aus mehreren Gründen: Filtert die Niere Kalium nicht mehr genügend aus, dann kann das gravierende Folgen für das Herz haben. Kalium ist ein wichtiges Mineral, das unter anderem für die Weiterleitung von elektrischen Reizen an Nerven- und Muskelzellen nötig ist. Ist der Kaliumwert im Blut zu hoch, äußert sich das beispielsweise in Muskelschmerzen, aber auch in Herzrhythmusstörungen, im schlimmsten Fall in einem Herzstillstand.

Schadstoffe, die nicht mehr aus dem Blut herausgefiltert werden, lagern sich außerdem in den Gefäßen ab, und zwar deutlich schneller als bei der «normalen» Verkalkung im Alter. Sind die Herzkranzgefäße betroffen, dann können sie das Herz nicht mehr richtig versorgen. Es fehlt ihm somit an Sauerstoff und Nährstoffen. Dazu kommt, dass sich bei Nierenerkrankungen häufig die Herzmuskulatur verdickt und die Herzmuskelzellen durch normale Bindegewebszellen ersetzt werden. Die können aber die spezielle Arbeit der Herzmuskelzellen nicht übernehmen. Das Herz wird also insgesamt steifer, es kann sich nicht mehr so geschmeidig zusammenziehen und entspannen wie vorher und bringt daher weniger Leistung. Es kann zu Luftnot, geringerer Belastbarkeit und anderen Einschränkungen kommen. Die Symptome habe ich genauer im Abschnitt Herzschwäche ab Seite 111 beschrieben.

*Die Niere steuert den Blutdruck*

Als wäre all das noch nicht genug, beeinflussen die Nieren auch den Blutdruck in erheblichem Maße, tatsächlich gehört das zu ihren Standardaufgaben. Geht zum Beispiel der Blutdruck in die Höhe, scheiden sie Salz und Wasser aus, sodass sich das Blutvolumen verringert und der Blutdruck sinkt. Außerdem steuern die Nieren über Enzyme und Hormone den Widerstand der Gefäße. Ist die Niere geschädigt, kann sie diese Aufgaben nicht mehr wahrnehmen. Schlimmer noch: Durch «falsche» Reaktionen verschlechtert sich die Situation kontinuierlich, das Herz wird unweigerlich in Mitleidenschaft gezogen.

Der Blutdruck kann auch steigen, wenn eine Verengung der Nierenarterien vorliegt, eine Nierenarterien-Stenose. Sie kann akut auftreten, aber auch chronisch. Es gibt verschiedene Ursachen, häufig ist eine Atherosklerose, also Ablagerungen an den Innenwänden der Gefäße. Vor allem Männer über 50 Jahre sind betroffen. Der hohe Blutdruck entsteht, weil durch die Verengung zu wenig Blut in die Niere gelangt. Die Niere besitzt Drucksensoren, die den Druckabfall registrieren und mit einer erhöhten Hormonproduktion reagieren. Daraufhin ziehen sich Gefäße in den kleinen Nierenarterien zusammen, sodass der Blutdruck tatsächlich steigt. Aber nicht nur dort, sondern im ganzen Körper. Aus einer lokalen Reparaturmaßnahme wird also ein globales Problem. Mit blutdrucksenkenden Mitteln gewinnt man jedoch nichts, weil ja die Ursache in der Niere bzw. einer verengten Arterie liegt. Bleibt der Blutdruck über längere Zeit sehr hoch, zieht das die Gefäße im Körper in Mitleidenschaft. Es kann außerdem sein, dass die Niere trotz des Hochdrucks nicht genügend durchblutet wird. Das führt zu Schäden an der Niere selbst, hat aber auch noch andere Folgen, wenn die Entgiftung nicht mehr richtig funktioniert.

### Tina Turner: hohen Blutdruck über Jahre ignoriert

Die berühmte Sängerin Tina Turner, äußerlich ein Ausbund an Vitalität, erzählte in ihren letzten Lebensjahren freimütig, dass sie aufgrund des völligen Versagens ihrer Nieren dialysepflichtig und 2017 schließlich auf die Nierenspende von ihrem Mann angewiesen war. Der Grund für ihre Nierenkrankheit: jahrelange Vernachlässigung ihres hohen Blutdrucks. Bereits 1978 machte der Arzt sie auf die schlechten Werte aufmerksam, allerdings ohne auf die möglichen Konsequenzen hinzuweisen. Sie unternahm deshalb trotz ihrer Symptome nichts. Das Ergebnis dieses Verhaltens war fatal: 2009 erlitt sie einen Schlaganfall. Zum ersten Mal kam zur Sprache, dass ihre Nieren nur noch mit einem Bruchteil ihrer Kapazität arbeiteten. Tabletten nahm sie ungern und nicht regelmäßig, eine Zeitlang wechselte sie sogar zu homöopathischen Mitteln. Symptome wie Müdigkeit, Übelkeit und gelegentliche Desorientierung schob sie auf die Blutdruckmedikation, dabei waren es in Wahrheit die Zeichen ihrer chronischen Nierenschwäche. Nach ihrer Nierentransplantation ging es ihr deutlich besser. Ein Grund für sie, sich im Rahmen der Aktion *Show your kidneys love* für Aufklärung einzusetzen und in aller Deutlichkeit auf die Gefahren hinzuweisen, die ein unbehandelter Bluthochdruck mit sich bringt. «Meine Nieren sind Opfer meiner Weigerung, meinen Bluthochdruck mit konventioneller Medikation zu therapieren.»[10] Im Mai 2023 starb sie.

*Niere in die Vorsorge einbeziehen*

Es ist daher unbedingt angezeigt, im Sinne der vorbeugenden Herzgesundheit auch immer die Niere im Auge zu behalten. Erst recht, wenn schon gewisse Risiken wie Diabetes oder Übergewicht vorhanden sind. Ihre Niere profitiert, wenn Sie abwechslungsreiche Gemüsekost essen, genügend trinken und möglichst auf Schadstoffe wie Alkohol und Tabak verzichten. Sinnvoll ist außerdem eine regelmäßige Untersuchung der «glomerulären Filtrationsrate» (GFR). So bezeichnet man die Menge Blut, die die Niere pro Minute filtert. Mit einem Klassifikationssystem kann man beurteilen, ob die Nieren normal funktionieren oder wahrscheinlich eine Schädigung aufweisen. Es gibt fünf Stadien. Stadium 1 etwa bedeutet, dass die Nieren über 90 Milliliter pro Minute filtern können, das ist das Normalmaß. In Stadium 3 sind es nur noch 30 bis 59 Milliliter, die Nieren weisen also einen mittelgradigen Funktionsverlust auf. Stadium 5 liegt unter 15 Milliliter, das ist gleichbedeutend mit Nierenversagen. Da jeder Mensch mit zunehmendem Alter an Nierenfunktion einbüßt und noch weitere Faktoren eine Rolle spielen, wendet man die «geschätzte glomeruläre Filtrationsrate» (eGFR) an, bei der die Werte mit dem Alter, dem Geschlecht und anderem in Korrelation gebracht werden.

Ein früher Hinweis auf eine Nierenschädigung ist Albumin im Urin. Das ist ein Eiweißstoff, der unter anderem dafür sorgt, dass keine Flüssigkeit aus den Blutgefäßen in das umliegende Gewebe austritt. Stellt man größere Mengen Albumin im Urin fest, dann ist das ein Hinweis auf eine Nierenschädigung. Wie findet man das heraus? Indem der Hausarzt zum Beispiel im Rahmen der regelmäßigen Vorsorgeuntersuchungen den Wert feststellen oder durch einen speziellen Teststreifen im Labor untersuchen lässt. Wenn Sie nicht wissen, ob Ihr Urin schon mal auf Albumin untersucht wurde: Fragen Sie Ihren Hausarzt, Kardiologen oder Diabetologen.

*Neue Entwicklung in der Medizin: Nephrokardiologie*

Früher hat man Herz und Niere eher getrennt gesehen bzw. danach beurteilt, welches Organ der Auslöser für Schwierigkeiten des anderen war. Es gab renokardiale Syndrome, da war die Niere die ursprüngliche Schuldige, oder kardialrenale Syndrome, da war das Herz der Auslöser. Mittlerweile gibt es aber eine neue Richtung in der Medizin, die Nephrokardiologie. Sie konzentriert sich nicht mehr auf den Auslöser, sondern auf den dominanten Faktor im Gesamtbild der Krankheit und betrachtet Herz- und Nierenschwäche als zusammengehöriges Phänomen.

Die Europäische Gesellschaft für Kardiologie (ESC) empfiehlt mittlerweile, dass bei einer Untersuchung zu den Risikofaktoren einer Herz-Kreislauf-Erkrankung immer auch die Marker für eine Nierenerkrankung einbezogen werden sollten. Die Deutsche Gesellschaft für Kardiologie empfiehlt zumindest indirekt, dass bei Bluthochdruck auch immer geprüft werden soll, ob es Schäden an den Versorgungsorganen gibt. So versucht man, die bisher zu selten erkannte chronische Nierenschwäche in die Strategien zur Vermeidung von Herz-Kreislauf-Erkrankungen besser einzubeziehen. Ich hoffe, das wird Erfolg haben!

Noch mal zusammengefasst: Nierenschwäche ist eine der häufigsten Begleiterkrankungen von Herzschwäche. Sie ist aber auch eine eigenständige Erkrankung, die zu Herzschwäche führen kann. Die Niere hat außerdem maßgeblichen Einfluss auf den Blutdruck. Hoher Blutdruck ist bei zwei Dritteln aller Herzschwächepatienten festzustellen. Es lohnt sich also doppelt und dreifach, auf die Niere aufzupassen und sie regelmäßig kontrollieren zu lassen, auch wenn nichts wehtut.

## Nachwachsender Tausendsassa: die Leber

Wenn ich mein Herz nicht schon ans Herz verloren hätte, würde ich mich sicher für die Leber begeistern können. Die Leber ist nämlich ein Phänomen, in vielerlei Hinsicht. Sie ist das einzige Organ, das bei einer Schädigung wieder nachwachsen kann. Deshalb kommt sie, ich erwähnte es schon, als Einzige außer der Niere als Lebendspendeorgan infrage. Sie kann zwar nicht komplett verpflanzt werden, jedoch große Teile von ihr. Der Spender kann bis zu 60 Prozent seiner Leber abgeben, die einem anderen Menschen eingesetzt wird. Sowohl bei ihm als auch bei dem Empfänger beginnen schon wenige Tage nach dem Eingriff die Leberteile zu wachsen, nach zwei Monaten hat die Leber bei beiden ihre Normalgröße erreicht. Es gibt ja den launigen Spruch: «Die Leber wächst mit ihren Aufgaben.» Ich weiß nicht, ob er sich darauf bezieht oder ironisch gemeint auf die Lebervergrößerung aufgrund von übermäßigem Alkoholkonsum. Auf jeden Fall stimmt es im Transplantationsfall.

### *Stoffwechsel heißt: Nährstoffe verarbeiten*

Hauptaufgabe der Leber ist die Verstoffwechselung der Nährstoffe, die wir zu uns nehmen. Das aber nicht einfach nach Schema F mit dem immer gleichen Ziel. Vielmehr kann die Leber je nach Bedarf die Nährstoffe sofort verwerten, sie speichern, umwandeln oder abbauen. Gespeichert werden können zum Beispiel Zucker, Fett, Eiweißbausteine und Vitamine. Fett und Eiweiß können aber auch in Zucker umgewandelt werden. Diese «Verarbeitung» dient jedoch nicht lediglich unserer Verdauung. Aus den Eiweißbausteinen kann die Leber auch besondere Eiweiße herstellen, zum Beispiel Gerinnungsfaktoren, oder solche, die für den Transport von Fetten oder Hormonen benötigt werden.

Die Leber ist außerdem ein Entgiftungsorgan. Sie wandelt zum Beispiel Alkohol in harmlose Fette um. Die allerdings werden nicht neutralisiert, sondern sind als Bierbauch deutlich sichtbar.

Die Leber ist um einiges größer als das Herz und fünfmal so schwer. Der überwiegende Teil befindet sich im rechten Oberbauch, unterhalb des Zwerchfells, mit dem sie verwachsen ist. Beim Atmen geht sie daher mit, das heißt, beim Ausatmen kommt sie nach oben, weshalb man sie bei einer Untersuchung ohne weitere Hilfsmittel gut tasten kann. Der Patient muss nur auf dem Rücken liegen und kräftig ein- und ausatmen. Wenn die Leber vergrößert ist, lässt sie sich auch ohne explizites Atmen fühlen.

*Interessante Konstruktion*

Die Leber ist raffiniert konstruiert. Sie besteht aus zwei Lappen – der rechte ist deutlich größer als der linke – mit insgesamt acht Segmenten, die nahezu unabhängig voneinander sind. Jedes Segment setzt sich aus unzähligen Leberläppchen zusammen, die wiederum aus Leberzellen bestehen. An der Unterseite befindet sich die Pfortader, sie transportiert die Nähr- und Giftstoffe in die Leber, wo sie verarbeitet werden. In der Leber wird der Blutstrom auf ein zweites Gefäßsystem umgeleitet, woraufhin es über die untere Hohlvene zum Herzen abfließt. Die Leberarterie kommt von der Bauchschlagader und versorgt die Leberzellen selbst mit sauerstoffreichem Blut.

Die Leber hat, wie Niere und Herz, ziemlich viel zu tun. 1,5 Liter pumpt sie durch, pro Minute wohlgemerkt, rund 2000 Liter am Tag. Außerdem produziert sie noch rund einen Liter Gallflüssigkeit, die für die Verdauung von Fett notwendig ist. Also: Der Stoffwechsel von Zucker, Fett und Eiweiß läuft über die Leber. Alles in allem leistet sie durch mehrere Prozesse – von der Speicherung wichtiger Stoffe und deren Bereitstellung bis hin zur Entgiftung – einen wichtigen Beitrag für unsere Gesundheit.

*Viel Leistung des Herzens für die Leber*

Wie hängen nun Leber und Herz zusammen, insbesondere was Erkrankungen betrifft? Die Leber benötigt, schon aufgrund ihrer Größe, besonders viel Blut, etwa ein Viertel des sogenannten Herzzeitvolumens. Das ist die Menge, die das Herz in einer bestimmten Zeitspanne pumpt. Es liegt auf der Hand, dass bei einer Herzschwäche, also wenn das Herz generell nicht mehr genug Blut bzw. Sauerstoff zur Versorgung des Körpers in Umlauf bringen kann, die Leber mit ihrem großen Bedarf besonders darunter leidet. Wird sie nicht mehr richtig durchblutet, kann sie nur noch eingeschränkt, im schlimmsten Fall gar nicht mehr arbeiten. Das heißt, sie verstoffwechselt nicht wie erforderlich die Nähr- und Giftstoffe. Die Folgen können Gelbsucht, Gerinnungsstörung mit Blutungskomplikation und Hepatische Enzephalopathie sein. Letzteres ist eine Bewusstseinsstörung durch nicht abgebaute Schadstoffe im Blut.

Auch eine Stauung von Blut in der Leber ist bei einer chronischen Herzinsuffizienz möglich. Wenn das Blut nicht mehr abtransportiert wird, steigt der Druck in den Venen der Leber, mit der Zeit verfettet sie, und aus den kleinen Lebervenen tritt Blut ins umliegende Gewebe aus. Man spricht dann von einer «Muskatnuss-Leber». Das Bild spricht für sich, ich brauche den Zustand wohl nicht zu beschreiben. Zunächst bekommt man von der zunehmenden Verfettung der Leber nichts mit. Symptome können sein, dass man weniger Energie speichern kann als früher und Probleme mit der Blutgerinnung hat.

*Sehr verbreitet: die Fettleber*

Häufiger erkrankt die Leber zuerst, sie ist eine Fettleber geworden. Früher traten Fettlebern vor allem als Folge von übermäßigem Alkoholkonsum auf, heute ist die nicht alkoholische Fettleber (*Non-Alcoholic Fatty Liver Disease*, NAFLD) die häufigste chronische Lebererkrankung. Sie kommt durch Übergewicht, erhöhten Blutzucker und durch erhöhtes Blutfett zustande. Die nicht alkoholische Fettleber betrifft 20 bis 30 Prozent der europäischen Normalbevölkerung.[11] Dabei handelt es sich nicht «lediglich» um ein bisschen Fett an und in der Leber, sondern um eine chronische und aggressive Veränderung der Leberzellen, die bis zum Leberkrebs führen kann.[12]

Die NAFLD ist nicht nur für sich genommen ein Riesenproblem, sondern mittelfristig auch für das Herz, speziell für die Herzkranzgefäße. Die Fettstoffwechselstörung – auch Cholesterin ist ein Fett – und die sogenannte Insulinresistenz, die zu dauerhaft hohem Blutzucker führt, sind ebenfalls Risikofaktoren. Sie gehören zum Kern des metabolischen Syndroms. Die anderen beiden sind Übergewicht bis hin zu Adipositas und Bluthochdruck.

Wer glaubt, das betreffe ihn nicht, sollte wissen: 60 Prozent der erwachsenen Menschen in Deutschland sind übergewichtig, fast 25 Prozent sogar adipös, also fettleibig. Zu viel Gewicht geht fast immer einher mit hohem Blutdruck. Ist doch klar: Das Übergewicht bzw. das zusätzliche Fett erhöht den Gefäßwiderstand, sodass das Herz mit erhöhtem Druck das Blut durch den Körper pumpen muss. Hohe Blutfettwerte führen außerdem zu einer Verstopfung der Gefäße, ein wichtiger Faktor für hohen Blutdruck. Und hoher Blutzucker zieht meist Diabetes nach sich. Also: Zu viele Kilos bringen nur Nachteile.

### *Modernes Leben kann krank machen*

Warum nun ist das metabolische Syndrom so auf dem Vormarsch? Warum sind so viele Menschen zu dick? Die bestürzend einfache Antwort: zu viel und zu viel falsches Essen, zu wenig Bewegung, sitzende Tätigkeit. Psychische Faktoren und erbliche Vorbelastung können ebenfalls eine Rolle spielen, aber die Hauptursachen sind die drei erstgenannten. Das ist insofern von Vorteil, weil sie am einfachsten zu beheben sind, theoretisch jedenfalls. Praktisch bereitet es vielen Menschen Probleme, ihr Ernährungsverhalten

## Immer mehr junge Leute mit Fettleber

Fettlebern werden bei immer mehr jüngeren Leuten festgestellt. Das förderte die *Avon Longitudinal Study of Parents and Children* zutage. Sie wird auch «Children of the 90s»-Studie genannt, weil sie eine Kohorte der Jahrgänge 1991 und 1992 seit ihrer Geburt wissenschaftlich begleitet. Bei einer Untersuchung von 4000 Teilnehmern zwischen 2015 und 2017 stellte sich heraus, dass bei jedem fünften eine Fettleber vorhanden war, bei 2,7 Prozent sogar schon eine Leberfibrose. Damit ist eine übermäßige Narbenbildung im Gewebe gemeint. Das heißt, ein erheblicher Teil dieser Studienteilnehmer hat bis zu seinem 25. Lebensjahr schon eine gravierende Krankheit entwickelt. Die Avon-Studie bezog sich auf die Grafschaft Avon in England, aber eine ähnliche Studie in USA lieferte vergleichbare Ergebnisse. Hauptursache für diese alarmierenden Befunde sind Übergewicht und Adipositas.[13]

umzustellen, wegzukommen von den vielen Kalorien, die in zuckerhaltigen Getränken, industriell gefertigten Snacks und Fertiggerichten stecken. Ich gestehe, dass es nicht leicht ist, man ist von Essensangeboten schier umzingelt. Jede Tankstelle, jeder Kiosk drängt einem sein Riesensortiment an Riegeln und Süßigkeiten auf, dazu noch dicke belegte Brötchen. Keine Kirmes, kein Stadtfest, keine Veranstaltung ohne üppige kulinarische Ausstattung. Pizzerien und Dönerbuden gibt es in jeder Stadt überall, dazu noch die Bäckereien mit ihren Imbissecken und die Wurstbuden. Man kommt kaum von A nach B, ohne von solchen Verlockungen animiert zu werden.

Selbst wenn man ausgiebig Sport triebe, könnte man die vielen Kalorien nicht abarbeiten. Bewegung findet jedoch sowieso immer weniger statt, allen gut gemeinten Ratschlägen und Kampagnen zum Trotz. Meistens sitzen wir vor irgendwelchen Bildschirmen, beruflichen oder privaten. Dabei wäre Bewegung nicht nur im Hinblick auf den höheren Energieverbrauch von Vorteil, auch für die Gelenke ist sie gut – und für den Stoffwechsel. Bewegung bringt ihn auf Touren, sogar über die Zeit der körperlichen Aktivität hinaus. Man profitiert also in mehrfacher Hinsicht – in guten wie in schlechten Tagen. Übergewicht und erst recht Adipositas machen nämlich jede Krankheit schlimmer, sie verursachen Komplikationen und behindern die Heilung.

*Leberschaden oft zu spät erkannt*

Die Leber ist zwar ein sehr widerstandsfähiges Organ. Sie ist sogar in der Lage, sich selbst zu reparieren, solange die Schäden nicht zu gravierend sind. Aber dauerhaft falsches Verhalten ausgleichen, das kann sie nicht. Das Tückische: Die Leber leidet vielleicht, aber sie schmerzt nicht. Was wir im Alltag als Leberschmerzen wahrnehmen, ist nicht die Leber selbst, sondern Druckschmerz oder Krämpfe wegen der Spannung in der Bindegewebskapsel, die die Leber umgibt. Dass die Leber nicht schmerzt, ist schlecht. Denn so verpassen wir den Punkt, an dem noch eine Umkehr möglich wäre. Zu spät erkannte Leberschäden sind nämlich nicht heilbar.

Das metabolische Syndrom ist also ein Risiko, das sowohl das Herz als auch die Leber betrifft. Egal, was zuerst auftritt, ein Leberproblem oder ein Herzproblem: Es wird früher oder später auch das andere Organ in Mitleidenschaft gezogen.

# 4

# Die wichtigsten Herzerkrankungen

Wie viele Arten von Herzerkrankungen es gibt, weiß ich nicht. Es müssen Hunderte sein. Manchen bin ich erst ein einziges Mal in meiner klinischen Praxis begegnet, von anderen habe ich nur im Studium oder auf einem Kongress gehört. Den Alltag eines Herzchirurgen bestimmen in erster Linie sechs Krankheitsbilder: die koronare Herzerkrankung, die Herzrhythmusstörungen, die Herzschwäche (durch Kardiomyopathien oder Myokarditis), Erkrankungen der Herzklappen (Undichtigkeit bzw. Verengung der Klappen oder durch eine Entzündung), Aortenaneurysma und Perikarditis. Die beiden Letzteren treten eher selten auf. Ich konzentriere mich hier auf diese sechs Gruppen, weil sie sowohl für uns Mediziner als auch für die Gesellschaft am wichtigsten sind. Mit ihrer Behandlung bzw. mit ihren Folgen sind wir alle sehr oft konfrontiert, sei es als Betroffene selbst oder als Angehörige. Deshalb kann man in diesem Kapitel direkt zu der Krankheit springen, für die man eine Diagnose erhalten hat. Aber es ist meines Erachtens auch sehr sinnvoll, von den anderen Erkrankungen schon einmal gehört bzw. gelesen zu haben. Denn dann sind Sie in Bezug auf deren Symptome aufmerksamer und können im gegebenen Fall früher reagieren.

Von den zehn häufigsten Todesursachen in Deutschland sind fünf den Herzerkrankungen zuzuordnen.[1] Spitzenreiter unter diesen ist die koronare Herzkrankheit. Jährlich kommen über 550 000 Menschen deswegen ins Krankenhaus, über 120 000 sterben daran. Das ist so, als ob jedes Jahr eine Stadt von der Größe Wolfsburgs ausgelöscht wird. Sowohl bei den Krankenhausaufnahmen als auch bei den Sterbefällen sind die Männer übrigens deutlich überrepräsentiert.[2] Insgesamt müssen über 1,7 Millionen Menschen wegen Herzerkrankungen stationär im Krankenhaus aufgenommen werden – im Jahr.[3]

Angeborene Herzfehler treten im Verhältnis zu den erworbenen Herzerkrankungen relativ selten auf. Ihre Ausprägungen sind derartig komplex, dass es unmöglich ist, sie im Rahmen dieses Buchs zu behandeln. Ich werde daher nicht auf sie eingehen können, ebenso wenig auf Herzerkrankungen bei Kindern, so schwer das Schicksal jedes einzelnen auch wiegen mag.

Trotz klarer Diagnosen bemühe ich mich immer, den Menschen nicht auf diese Krankheit zu reduzieren. Im Laufe der Zeit habe ich gelernt, wie wichtig der Blick auf ihn als Ganzes ist, auch auf sein soziales Umfeld. So kann ich dem Patienten auch nach dem Eingriff Empfehlungen mitgeben, damit er die Krankheit so weit wie möglich unter Kontrolle bringen kann. Ich muss ihn aber erst kennenlernen, um ihm das Richtige raten zu können.

## Fast immer mit von der Partie: Bluthochdruck

Ich beginne den Abschnitt zu den häufigsten Krankheiten gleich mit einem Ausreißer: Bluthochdruck ist für sich genommen keine Herzkrankheit. Doch er spielt bei nahezu allen Herzkrankheiten eine Rolle, und zwar eine große. Über 73 Prozent der Herzschwäche- und Koronare-Herzkrankheit-Patienten weisen auch die Diagnose Bluthochdruck auf. Bei der koronaren Herzkrankheit sind es noch knapp 60 Prozent.[4] Man fragt sich, warum das so ist. Gehen die Leute nicht zum Arzt? Gibt es in ihrer Gegend keine Praxis? Misst der Arzt nicht den Blutdruck? Weiß der Arzt nicht, was er verschreiben soll? Erklärt er nicht, was die Folgen dieses hohen Blutdrucks sein können? Mag alles im Einzelfall vorkommen, die Hauptgründe sind es mit Sicherheit nicht.

Ich hatte im vorigen Kapitel über Tina Turner geschrieben. Ihre Nieren wurden so geschädigt, dass sie auf eine Organspende angewiesen war. Warum? Weil sie ihren hohen Blutdruck jahrelang ignoriert hat. Zweifellos war Tina Turner eine sehr intelligente Person. Trotzdem hat sie sich, wie sie selbst zugab, äußerst dumm verhalten. Zunächst waren ihr die Konsequenzen nicht bewusst, später hat sie den Gedanken daran einfach verdrängt und sogar versucht, sich zeitweise mit homöopathischen Mitteln zu helfen. Ich bin kein Gegner von alternativen Heilmitteln, zumindest nicht von allen, aber sie sollten definitiv nur als Ergänzung zu einer konventionellen Therapie eingesetzt werden. Mit ein paar Kügelchen drückt man den Blutdruck bestimmt nicht von hohen 180 zu 100 auf normale 130 zu 80. Es ist einfach physiologisch nicht möglich.

### *Problembewusstsein fehlt*

Die allermeisten Menschen haben einen Arzt. Bei Bluthochdruck empfiehlt er ihnen gegebenenfalls eine Umstellung des Lebensstils, also häufig Gewichtsreduktion, mehr Bewegung und gesündere Ernährung. Er verschreibt wahrscheinlich auch ein oder mehrere blutdrucksenkende Mittel. Vielleicht lösen die Patienten das Rezept in der Apotheke sogar ein. Aber die Schachteln liegen dann in irgendeiner Schublade. Oder mal wird eine Tablette genommen, am anderen Tag wieder nicht. Vergessen, was dazwischengekommen, die ganze Chemie, man fühlt sich nicht so gut und dazu noch eine Tablette, morgen wieder ... Fachsprachlich sagt man, dass die Therapieziele nicht eingehalten werden bzw. es an «Medikamententreue» mangelt. Prinzipiell sind die Leute mit einer Therapie versorgt, aber sie nutzen sie nicht. In einer Studie stellte sich heraus, dass bei der Hälfte derjenigen, deren Blutdruck trotz Medikamente zu hoch blieb, nicht die Arznei wirkungslos war, sondern die Patienten ihre Tabletten nicht regelmäßig eingenommen hatten.[5] Es kann aber nicht jeden Tag, womöglich sogar zweimal täglich, jemand zu Hause neben dem Patienten stehen und aufpassen, dass er seine Pille schluckt. Warum jedoch versagen so viele Menschen, die im Großen und Ganzen mit ihrem Leben klarkommen, bei der regelmäßigen Tabletteneinnahme?

Es gibt viele Gründe. Ein befreundeter niedergelassener Allgemeinmediziner erklärte mir, dass ein «Problem» von hohem Blutdruck die Schmerzfreiheit sei. Es tut einfach über Jahre nichts weh. Deshalb ist kein Leidensdruck vorhanden oder nur in sehr geringem Maße, und deshalb fällt es vielen schwer, etwas gegen ihre Krankheit zu unternehmen. Ihr Fehlschluss lautet: Wenn's auch so geht, brauche ich ja nichts zu unternehmen. Selbst Raucher und regelmäßige Alkoholkonsumenten werden gern «gesundheitsbewusst», wenn ihnen der Arzt Medikamente empfiehlt, und «wollen nichts schlucken». Manche fangen immerhin an, Blutdrucksenker zu nehmen, und fühlen sich zunächst möglicherweise ein bisschen müde. Dann haben sie unter Umständen Sorge, den «Biss» zu verlieren, wie mir ein Vertriebsleiter mal sagte. Manche Patienten bekommen als Nebenwirkung einen unangenehmen Husten. In diesem Fall sollte man mit seinem Arzt über einen Wechsel des Medikaments sprechen und ein wenig probieren. Der Körper ist ja kein Automat, deshalb braucht es manchmal ein bisschen Geduld, bis alles richtig eingestellt ist.

*Unbegründete Abwehrmechanismen*

Viele stellen sich erst mal auf den Standpunkt, dass die schlechten Werte etwas Vorübergehendes seien. Eine Ehekrise, zu viel Stress, zu wenig Zeit. Deshalb seien die hohen Blutdruckwerte auch gar nicht aussagekräftig, sondern Momentaufnahmen, die absolut nicht repräsentativ seien. Aber nach einem halben oder einem Jahr sind die Werte immer noch zu hoch oder sogar noch höher geworden. Dann findet sich leider oft ein neuer Grund, warum es noch nicht so weit sein kann, etwas dagegen zu unternehmen.

Mit Verweigerung bekommt man die Krankheit jedoch nicht in den Griff. Außerdem ist zu bedenken, dass Bluthochdruck häufig nicht allein auftritt, sondern verbunden ist mit Übergewicht und/oder Diabetes. Irgendwo sollte man mal anfangen, meine ich. Wenn schon nicht an allen Baustellen gleichzeitig, dann wenigstens beim Blutdruck.

Ich rede ja prinzipiell für das Herz, doch ein hoher Blutdruck ist für alle Organe schlecht, das habe ich schon ausgeführt und bekräftige es hier noch einmal. Niere, Leber, Gefäße im Augenhintergrund usw., alles leidet unter hohem Blutdruck. Und auch das Gehirn kann betroffen sein. Die größte Gefahr besteht nämlich in einem Schlaganfall. Vielleicht hat man Glück, und es ist nur ein «kleiner», das heißt, die Konsequenzen sind gering und die Einschränkungen vergehen nach einiger Zeit wieder. Wenn es aber ein großer Schlaganfall ist, dann können bleibende Sprachstörungen und Lähmungen zurückbleiben. Wenn man so etwas mit guter Medikation weitgehend verhindern kann, sollte man diese Chance doch wahrnehmen, finde ich. Man erspart sich und seinen Angehörigen eine Menge Leid.

## Richtig Blutdruck messen: eine kleine Kunst

Den Blutdruck sollte man ab seinem vierzigsten Lebensjahr mindestens einmal jährlich messen. Alle zwei Jahre sollten Sie zur Vorsorgeuntersuchung gehen, da misst der Hausarzt sowieso standardmäßig. Schön wäre es, wenn in jedem Haushalt ein Blutdruckmessgerät vorhanden wäre und man damit regelmäßig, zum Beispiel einmal in der Woche, messen würde. Blutdruckmessgeräte für zu Hause gibt es als Oberarm- und als Handgelenkgerät. Im Allgemeinen sind die Oberarmgeräte etwas genauer. Wichtig ist: möglichst immer zur selben Tageszeit messen. Mindestens drei Minuten, besser fünf Minuten vorher schon ruhig am Tisch sitzen und nichts machen. Den Arm während der Messung in der richtigen Höhe halten. Sich möglichst nicht aufregen in der Erwartung, dass der Druck vielleicht schon wieder zu hoch ist (dann wird er mit Sicherheit steigen). Nicht sprechen, nichts nebenbei tun, nicht die Beine übereinanderschlagen. Einfach entspannt sitzen und messen. Die Werte mit Datum und Uhrzeit notieren.

Wenn Sie mit den Messungen beginnen, sollten Sie die Werte aus der ersten Woche nicht verwenden. Man muss sich erst mal an die Messung gewöhnen, anfangs werden die Werte durch die Aufregung sicher zu hoch liegen. Erst ab der zweiten Messungswoche sind die Daten relativ aussagekräftig, diese sollten Sie Ihrem Hausarzt oder Kardiologen zu Ihrem nächsten Termin mitbringen.

Es kann sinnvoll sein, mit dem eigenen Messgerät beim Hausarzt eine Vergleichsmessung zu machen. Dabei kann er auch gleich prüfen, ob Sie das Gerät richtig handhaben. Dann die Kardinalfrage: Welche Werte zeigt Ihr Gerät an, welche das Arztgerät? Kleinere Abweichungen sind normal. Wenn es aber große Unterschiede gibt, und das mehrfach an verschiedenen Tagen, sollten Sie beim Hersteller oder Händler nachfragen.

Bei einer Langzeit-Blutdruckmessung, die häufig zur allgemeinen Diagnostik angeordnet wird, trägt der Patient eine Manschette am Oberarm und ein Gerät über 24 Stunden. Tagsüber alle 15 Minuten und nachts alle 30 Minuten wird automatisch gemessen und aufgezeichnet. So entsteht über die rund 60 Messungen ein aussagekräftiges Blutdruckprofil.

*Warum der Blutdruck so wichtig ist*

Der Blutdruck ist ein Phänomen. Bei einem gesunden Menschen ist er sehr flexibel, er passt sich an die jeweilige Situation an, egal, ob wir sitzen, liegen, stehen, laufen, gelassen sind oder aufgeregt, ob es kalt ist oder brütend heiß. Es ist keine geringe Leistung, meine ich, diesen unterschiedlichen Anforderungen gerecht zu werden, meist sogar sehr schnell.

Was aber ist der Blutdruck überhaupt? Stark vereinfacht gesagt ist er die Kraft, mit der das Blut durch die Arterien und Venen fließt. Er drückt gegen ihre Wände. Der Druck ist notwendig, sonst bewegt sich nichts. Man kennt das von der Dusche: In Häusern mit zu geringem Betriebsdruck ist der Wasserstrahl mickrig, es läuft nicht richtig. Beim Herzen gibt es zwei Drücke, ich hatte das schon angesprochen: Mit dem systolischen Druck bezeichnet man die Kraft, die das Herz aufbaut, um das Blut in den Kreislauf zu pumpen, also wenn sich der Herzmuskel maximal anspannt. Der diastolische Druck drückt die Kraft aus, die wirkt, wenn sich der Herzmuskel entspannt und sich die Herzkammern mit Blut füllen. Dann beeinflussen die Gefäße den Druck. Wenn sie nicht elastisch genug oder verengt sind, erhöht sich der Widerstand.

Bei einer Messung werden die Druckverhältnisse in Millimeter Quecksilbersäule angegeben, abgekürzt mmHg. Umgangssprachlich nennt man die Einheit meist gar nicht mit, man sagt einfach:

«Ich hab 130 zu 80.» Der obere, erstgenannte Wert gibt den Druck der Systole an, der untere, zweitgenannte den der Diastole. Das optimale Ergebnis einer Blutdruckmessung würde lauten: 120/80. Normal wäre zum Beispiel 129/84. Danach kommt man in Regionen, die als «hochnormal» bezeichnet werden. Anschließend folgt Bluthochdruck, der nach Grad 1, 2 und 3 unterschieden wird. Grad 3 wäre ab 180/110. Nach den neuen Leitlinien wurde der Blutdruckzielwert vereinfacht. Jeder Patient zwischen 18 und 79 Jahren sollte unter 140/90 eingestellt sein, über 80-Jährige, wenn sie es vertragen können.

*Schwankungen sind normal*

Die Blutdruckwerte schwanken je nach Tageszeit ein wenig. Der Körper folgt einem sogenannten circadianen Rhythmus des Blutdrucks. Die Rhythmuskurve weist morgens einen Gipfel auf, mittags fällt sie etwas ab, steigt spätnachmittags wieder hoch und sinkt dann für die Nacht. Blutdruck sollte man daher möglichst immer zur selben Tageszeit messen, damit die Werte vergleichbar sind. Auch das Alter beeinflusst den Blutdruck. Die Gefäße werden mit den Jahren starrer, der Druck steigt also, weil der Widerstand höher ist als in elastischen Gefäßen.

**Frauen müssen besonders aufpassen**

Frauen, die «die Pille» nehmen, um nicht schwanger zu werden, sollten ihren Blutdruck regelmäßig kontrollieren lassen. Kombi-Präparate von Östrogen und Progesteron können zu einem Anstieg der Werte führen. Bei Frauen in den Wechseljahren steigt der Blutdruck ebenfalls, mehr als die Hälfte ist davon betroffen. Ursache ist die Abnahme des weiblichen Sexualhormons Östrogen und die Zunahme des männlichen Sexualhormons Testosteron. Insbesondere bei Übergewicht sollte der Blutdruck aufmerksam beobachtet werden.

Auch wenn gute Medikamente zur Verfügung stehen und auch wenn man sie tatsächlich regelmäßig und in der richtigen Dosierung nimmt: Es ist dringend nötig, dass man seinen Lebensstil an die Erkrankung anpasst. Absolut erstaunlich ist, wie viel man mit ein paar Veränderungen erreichen kann, ohne dass man sich kasteien müsste – jedenfalls nicht allzu sehr. Der Anfang ist meist das Schwierigste, danach geht's deutlich besser. Baustelle Nr. 1 ist Übergewicht. Jedes Kilo, das man verliert, ist ein Gewinn an Lebensqualität und -dauer. Arzt und/oder Krankenkassen können Ihnen dabei helfen, dauerhaft abzunehmen. Die Kassen bieten beispielsweise Online-Kurse zur Ernährung an oder bezuschussen Gesundheitskurse und zuweilen auch Ernährungsberatung. Baustelle Nr. 2 ist Passivität: Mit moderater, regelmäßiger Bewegung, etwa Radfahren oder Spazierengehen, erzielt man gute Effekte; Intensivsport ist gar nicht nötig.

### Für jeden Blutdruck das optimale Training

Seit einiger Zeit empfehlen die Fachleute nicht mehr einheitlich Ausdauertraining für alle Bluthochdruckpatienten, sondern differenzieren nach dem Ausgangswert des Blutdrucks. Wer Werte hat, die 140/90 übersteigen, sollte Ausdauertraining betreiben. Dynamisches Krafttraining mit Gewichtheben ist gut für Menschen mit hochnormalem Blutdruck, also 130 bis 139/85 bis 89. Für Menschen mit normalem Blutdruck bis unter 130/84 eignet sich isometrisches Krafttraining am besten, dabei werden die Muskeln statisch angespannt und gehalten.[6]

Baustelle Nr. 3 ist Rauchen: Sie sollten mit dem Rauchen aufhören. Ich glaube, das ist für viele das Schwerste. Aber es würde wirklich sehr viel bringen – für den Blutdruck, das Herz, die Lunge. Und eine Menge Geld spart man auch noch. Wenn Sie es allein nicht schaffen, aber aufhören wollen, können Sie sich Hilfe bei einem Arzt oder Therapeuten suchen. Auch eine medikamentöse Unterstützung ist möglich.

*Fragebögen zur Ersteinschätzung*

Im Internet findet man einige Hypertonie-Tests, also Fragebögen, mit denen man grob sein Bluthochdruckrisiko einschätzen kann. Ich bin mir nicht sicher, wie nützlich die wirklich sind. Für die allererste Einschätzung mögen sie vielleicht hilfreich sein. Aber letztlich geht so eine Befragung sehr schematisch vor, anders ist es ja gar nicht möglich. Wer dann als Ergebnis vielleicht die Auswertung erhält: «Sie haben ein mittleres Hochdruckrisiko, überdenken Sie Ihren Lebensstil» – unternimmt der etwas? Oder macht einen so eine Mahnung eher nervös, und man klappt den Laptop zu, damit man sie nicht mehr sieht? Die Reaktion ist sicher eine Frage des Typs. Generell würde ich aber empfehlen, beherzt das Gespräch mit dem Hausarzt zu suchen. Ist Ihnen unklar, wie hoch das Risiko ist und wie Ihre Werte tatsächlich aussehen, kann er es mithilfe geeigneter Untersuchungen feststellen. Hat er den deutlichen Eindruck, dass aufgrund Ihres Übergewichts oder eines Diabetes Ihr Blutdruck problematisch werden könnte, dann sollten Sie gemeinsam mit ihm einen Schlachtplan entwickeln, wie Sie mithilfe von Sporttherapeuten und Ernährungsberatern dem Problem zu Leibe rücken.

*Bluthochdruck im Schlaf*

Schnarchen kann übrigens auch zu Bluthochdruck führen, insbesondere wenn es sich um eine obstruktive Schlafapnoe handelt. Damit ist ein Atemstillstand während des Schlafs aufgrund erschlaffter Atemmuskulatur gemeint, die den Atemweg im Rachen verengt oder ganz blockiert. Er kann einige Sekunden oder sogar mehrere Minuten dauern. Meist schreckt der Betroffene dann hoch und schnappt mit einem lauten Geräusch heftig nach Luft.

Auf Dauer kann eine solche Apnoe den Blutdruck negativ beeinflussen, weil die Stillstände des Atems und die Unterbrechung des Schlafs dazu führen, dass Stresshormone ausgeschüttet werden. Deren «sinnvolle» Aufgabe besteht ja darin, bei Gefahr oder erhöhtem Leistungsbedarf den Blutdruck und die Herzfrequenz zu steigern. Im Schlaf geht aber normalerweise der Blutdruck runter, damit die Reparaturprozesse im Körper ablaufen können.

Wenn diese Ruhephasen dauerhaft unterbrochen werden, regeneriert der Körper nicht mehr. Eine Folge ist, dass der Betroffene tagsüber häufig müde und erschöpft ist. Die andere besteht in einem dauerhaft erhöhten, quasi «stressbedingten» Blutdruck samt aller schon erwähnten Schäden für Gefäße und Organe. Die normale medikamentöse Therapie bringt in diesen Fällen kaum etwas, weil die Ursache nicht behoben wird, eben der Dauerstressverursacher Atemstillstand. Wenn man also «unerklärlichen» Bluthochdruck hat, sollte man entweder den Bettgenossen bzw. die Bettgenossin fragen, ob man im Schlaf nach Luft ringt. Oder man lädt sich eine Schnarch-App aufs Smartphone und nimmt auf, was man nachts von sich gibt. Falls es richtig laut zugeht, sollte man mit seinem Hausarzt besprechen, ob eine Nacht im Schlaflabor sinnvoll wäre, damit man den Dingen auf den Grund gehen kann.

Zusammengefasst: Der Blutdruck ist ein sehr zuverlässiger Indikator dafür, wie gesund wir sind. Deshalb sollte jeder wissen, welche Werte er aufweist. Insbesondere bei Übergewicht, in höherem Alter und spätestens ab den Wechseljahren sollte man sein Augenmerk auf den Blutdruck richten und aufpassen, dass man ihn unter Kontrolle bekommt. Die gute Nachricht lautet: Hoher Blutdruck ist in den meisten Fällen kein unabwendbares Schicksal, sondern durch ein paar Veränderungen am Lebensstil und mit einer guten Medikation in den Griff zu bekommen. Damit kann man sein Leben um bis zu neun Jahre verlängern.[7] Das ist doch was!

## Der Spitzenreiter: koronare Herzkrankheit

**HÄUFIGKEIT:** 7 von 100 Frauen, 10 von 100 Männern[8]
**TYPISCHE SYMPTOME:** Atemnot, Brustschmerzen, Schweißausbrüche
**DIAGNOSTIK:** unter anderem EKG, Herz-Ultraschall / Echokardiografie, Herz- / Cardio-CT, ggf. Katheteruntersuchung
**THERAPIEMÖGLICHKEITEN:** keine Heilung, aber gute Lebensqualität durch Änderung des Lebensstils, Bewegungstherapie, Medikation; ggf. Stent oder Bypass

Angina Pectoris und Herzinfarkt – davon haben viele Menschen schon mal gehört. Wenn ich aber zu den Patienten sage, dass wir über ihre Herzkranzgefäße oder ihre koronare Herzkrankheit sprechen wollen, dann schauen sie oft verunsichert. Obwohl ihnen der überweisende Kardiologe diese Diagnose schon mitgeteilt haben muss. Sonst säßen sie schließlich nicht vor mir. Mir ist nicht ganz klar, warum der Name für die Krankheit nicht bekannter ist. Schließlich ist sie die häufigste Herzerkrankung und damit Ursache für viele Beschwerden und Einschränkungen. Angina Pectoris, «die Enge der Brust», ist keine Krankheit, sondern ein Symptom der koronaren Herzkrankheit. Und ein Herzinfarkt ist keine Ursache, sondern eine ihrer möglichen Folgen.

Koronare Herzkrankheit bedeutet, dass eine permanente krankhafte Veränderung der Innenwand der Herzkranzgefäße vorliegt, sodass das Herz nicht ausreichend durchblutet wird. Häufig ist auch die Halsschlagader verengt, sodass das Gehirn nicht ausreichend versorgt wird. Symptome können sein Schwindel, Kopfschmerzen, Ohnmacht. Ebenso kann die Beinschlagader betroffen sein, das führt zur sogenannten Schaufensterkrankheit. Aufgrund der Minderdurchblutung schmerzen die Beine so stark, dass der Betroffene selbst bei einem kleinen Gang auf der Straße immer wieder stehen bleiben muss. Er schleppt sich sozusagen von einem Schaufenster zum nächsten.

Rund fünf Millionen Menschen in Deutschland leiden an der koronaren Herzkrankheit. Manche wissen es gar nicht, weil sie (noch) keine Beschwerden haben. Ein Herzinfarkt kommt für sie dann aus «heiterem Himmel». Der Himmel war in der Regel jedoch schon vorher bewölkt, man hat nur nicht hingeschaut. Die koronare Herzkrankheit entwickelt sich schleichend, nicht von jetzt auf gleich. Mit der Zeit verengen sich die Herzkranzgefäße, speziell die beiden Koronararterien, so sehr, dass sie die Herzmuskelzellen nicht mehr mit genügend Sauerstoff und Nährstoffen versorgen können.

*Verengte Arterien*

Die Verengung verursacht Fett- und Kalkablagerungen an den Innenwänden der Gefäße. Man nennt das in der Fachsprache auch «Plaque», was so viel heißt wie «Fleck, Platte». Den Begriff kennt man vielleicht aus der Zahnmedizin, dort bezeichnet man damit einen bakteriellen Zahnbelag. Bei der Schuppenflechte werden die kleinen weißen Schuppen ebenfalls Plaque – oder im Plural Plaques – genannt. In der Herz-Kreislauf-Medizin meinen wir mit Plaques die Ablagerungen in den Gefäßen, die den Blutdurchfluss behindern und Sauerstoffmangel im Herzen verursachen, was sich insbesondere bei körperlicher oder seelischer Belastung bemerkbar macht. Das Krankheitsbild heißt Atherosklerose. Manchmal hört man auch das Wort Arteriosklerose. Das ist aber nicht dasselbe. Arteriosklerose ist der Überbegriff für verschiedene Krankheiten, bei denen die Arterien verhärten.

Wie kommt es zu den Ablagerungen bei der Atherosklerose? Auslöser sind in der Regel kleinste, dauerhafte oder wiederholte Verletzungen der inneren Auskleidung der Arterien. Sie entstehen zum Beispiel durch Bluthochdruck, durch hohes Cholesterin oder

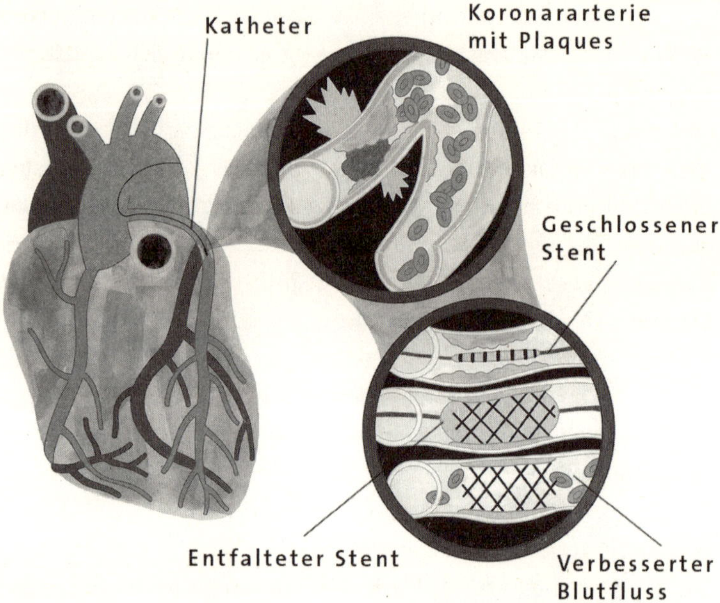


Behandlung der koronaren Herzerkrankung durch interventionelle Therapie. Dabei wird ein Katheter über eine Arterie zum Herzkranzgefäß geführt. Die verengte Gefäßstelle wird mit einem Ballon geweitet, anschließend wird der Stent freigesetzt.

hohen Blutzucker, zum Beispiel bei Diabetes. Oder durch Tabakrauchen, was denselben Effekt wie permanente Entzündungen hat.

Die verletzte Arterieninnenwand schickt chemische Signale los, um einen Reparaturprozess in Gang zu setzen. Bestimmte weiße Blutkörperchen, die im Blut herumschwimmen, werden aktiviert und dringen in die Arterienwand ein. Dort werden sie in sogenannte Schaumzellen umgewandelt und sammeln Cholesterin an. Damit werden Muskelzellen der Arterie angeregt, zu wachsen. Das ist an sich eine sinnvolle Maßnahme, um schwerere Folgen zu vermeiden und Wunden zu schließen. Bei einer Dauerverletzung führt das aber zu Problemen. Die cholesterinbehafteten Schaumzellen häufen sich nämlich zu einer größeren Masse an und bilden Ablagerungen, eben die Plaques. Kalzium lagert sich gleichfalls an. Die Plaques brauchen natürlich Platz, der fehlt aber dann dem Blut beim Durchfließen. Es kommt nicht mehr in genügender Menge dort an, wo es gebraucht wird. Oder die Plaques brechen auf und verursachen ein Blutgerinnsel, das die Arterie verstopfen kann. Das kann zum Beispiel zu Herzinfarkt oder Schlaganfall führen. [9]

*Großteil der Ursachen lässt sich ausschalten*

Es gibt eine höhere Wahrscheinlichkeit, im Alter und als Mann Atherosklerose zu bekommen. Erbliche Belastungen können ebenfalls eine Rolle spielen. Dagegen kann man nichts machen. Aber gegen anderes kann man etwas machen, etwa gegen das Rauchen, den Bewegungsmangel, das Übergewicht, den Bluthochdruck, das hohe Cholesterin, die falsche Ernährung usw.

Die Mangeldurchblutung der Herzkranzgefäße, das sogenannte Koronarsyndrom, kann sich akut oder chronisch äußern. *Akut* wäre zum Beispiel eine Angina-Pectoris-Attacke oder ein Herzinfarkt. Beide machen sich unter anderem durch ein plötzlich auftretendes, starkes Engegefühl in der Brust, Luftnot und Schmerzen hinter dem Brustbein bemerkbar. Zu den Symptomen bei Herzinfarkt später noch mehr.

Bei unklaren Brustschmerzen sollte man unbedingt eine Brustschmerzambulanz (BSA) oder eine *Chest Pain Unit* (CPU) aufsuchen, und zwar möglichst schnell. Diese beiden Einrichtungen sind häufig Einheiten der Notaufnahmen. In der Brustschmerz-Ambulanz werden Patienten ambulant diagnostisch von Spezialisten, also Kardiologen und Internisten, untersucht. Stellt sich der Verdacht auf Herzinfarkt als begründet heraus, werden die Patienten sofort in die *Chest Pain Unit* weitergeleitet und dort behandelt. In manchen Kliniken wird nicht zwischen Brustschmerzambulanz und *Chest Pain Unit* unterschieden, sondern es gibt nur eine Einheit. Eventuell ist es sinnvoll, dass Sie sich prophylaktisch schlaumachen, an welchem Krankenhaus in Ihrem Wohnort eine zertifizierte Brustschmerzambulanz vorhanden ist. Die Deutsche Gesellschaft für Kardiologie bietet dafür eine Suchfunktion an, geben Sie dafür die Suchbegriffe «Deutsche Gesellschaft für Kardiologie» und «Zertifizierte BSAS» oder «Chest Pain Units» ein.

Wichtig: Wenn Sie starke Brustschmerzen haben, sollten Sie sich auf keinen Fall selbst ins Krankenhaus bringen. Sie gefährden sonst möglicherweise sich und Ihre Mitmenschen. Rufen Sie die Notfallnummer an und verlangen Sie einen Rettungswagen oder bestellen Sie sich ein Taxi.

Bei der *stabilen* Angina Pectoris treten die Symptome vor allem unter Belastung auf, also beim Treppensteigen oder Kistenschleppen. Bleibt man stehen oder verringert man die Belastung, geht der Schmerz auch wieder weg. Das führt bei den Betroffenen manchmal zu der irrigen Annahme, dass es dann ja nicht so schlimm sein könne. Doch, das ist schlimm bzw. kann es bald werden, wenn man nichts unternimmt. Gehen Sie also auf jeden Fall zum Arzt und lassen Sie feststellen, wie es um Ihre Herzkranzgefäße bestellt ist.

### *Untersuchungen auf koronare Herzkrankheit*

Wie findet der Arzt nun heraus, ob die Herzkranzgefäße verengt sind? Es gibt verschiedene nichtinvasive Untersuchungen sowie invasive, also beispielsweise eine Herzkatheteruntersuchung. Sehr bedeutend, aber bei vielen Kollegen noch immer unterschätzt, ist meiner Ansicht nach ein dritter Aspekt, nämlich die Sozialanamnese. Man sollte vor jeder körperlichen Untersuchung klären, wie das soziale Umfeld der betroffenen Person ist. Hat sie Probleme in der Familie, leidet sie unter einer ungünstigen beruflichen Situation, gibt es eine erbliche Vorbelastung, liegen andere gravierende Krankheiten vor? Es ist wichtig, sich ein Gesamtbild zu verschaffen, alles hängt schließlich mit allem zusammen. Leider kommt ein solches Gespräch aber häufig zu kurz.

*Ruhe- und Belastungs-EKG*

Meist beginnt die körperliche Untersuchung mit einem Elektrokardiogramm (EKG). Wir messen also die elektrischen Herzströme. Damit lassen sich oft schon gute Erkenntnisse in Bezug auf Herzrhythmus und Herzfrequenz gewinnen. Ehe man weiß, was vorliegt, empfiehlt sich zunächst ein Ruhe-EKG, um das Herz nicht zusätzlich zu belasten. Es könnte allerdings auch bei einem unauffälligen Ruhe-EKG ein sogenannter NSTEMI (Nicht-ST-Streckenhebungs-Myokardinfarkt) vorliegen, das ist meist ein sehr kleiner Infarkt.

Ist ein Belastungs-EKG unauffällig, kann man mit 70-prozentiger Wahrscheinlichkeit davon ausgehen, dass nichts Schlimmes vorliegt. Bei jedem Patienten, der in der CPU aufgenommen wird, nehmen wir parallel zum Ruhe-EKG «das Labor» ab, das heißt, wir entnehmen Blut, um es im Labor untersuchen zu lassen. Wir prüfen unter anderem die Herzenzyme (Myoglobin, Creatinkinase (CK), das infarktspezifische Isoenzym CK-MB, Glutamat-Oxalacetat-Transaminase (GOT) und Laktat-Dehydrogenase (LDH). Wenn wir ein erhöhtes Herzenzym nachweisen, hatte der Betreffende einen Herzinfarkt.

Es kann aber auch vorkommen, dass ein EKG unauffällig ist und eine vorhandene koronare Herzerkrankung (KHK) einfach nicht sichtbar wird. Ein Belastungs-EKG, also eine Messung, während der Patient auf einem stationären Fahrrad strampeln muss, kann aufschlussreicher sein, ist aber nicht ganz risikolos, solange man noch nicht weiß, was Sache ist. Außerdem ist nicht jeder Patient in der Lage, Fahrrad zu fahren. Wir haben manchmal stark übergewichtige Menschen bei uns, die sich kaum noch bewegen können, geschweige denn auf dem Rad strampeln. In so einem Fall belasten wir das Herz medikamentös. Das heißt, wir bringen das Herz dazu, schneller zu schlagen, lassen den Blutdruck steigen und machen währenddessen eine Ultraschalluntersuchung und ein EKG. Sehen wir dabei, dass das Herz Schwierigkeiten hat, kräftig zu pumpen und bestimmte Areale zu durchbluten, bedeutet das: Das Herz braucht viel Energie, schafft es aber trotzdem nicht, alles gleichmäßig zu versorgen, weil das ein oder andere Herzkranzgefäß verengt ist. Das Blut, was noch durchkommt, reicht nicht aus.

Selbst bei einem Belastungs-EKG könnte es aber sein, dass die Ergebnisse nicht eindeutig sind. Insbesondere bei Frauen ist die Aussagekraft geringer. Wenn wir beim Belastungs-EKG einen unauffälligen Befund feststellen, beträgt die Wahrscheinlichkeit, dass keine KHK vorliegt, rund 70 Prozent.

*Herz-Ultraschall bzw. Echokardiografie*

Bei dieser Methode schickt ein spezielles Gerät Schallwellen durch das Gewebe. Das «Echo» wird auf einen Bildschirm übertragen, die Bewegungen des Herzens lassen sich gut beobachten. So sieht man, wie groß die Herzkammern sind, wie die Klappen arbeiten und ob die Pumpfunktion generell störungsfrei abläuft. Sollte Flüssigkeit im Herzbeutel sein, erkennt man das ebenfalls. Die Echokardiografie ist eine ungefährliche, nebenwirkungsfreie Untersuchung, mit der man schnell einen guten ersten optischen Eindruck vom Zustand des Herzens erhält.

*Herz- bzw. Cardio-CT*

Eine weitere nichtinvasive Untersuchung ist eine Herz- oder Cardio-Computertomografie, im Klinik-Alltag kurz Cardio-CT genannt. Das ist eine Schichtaufnahme des Herzens. Der Patient erhält ein Kontrastmittel, außerdem ein Medikament, das die Gefäße erweitert. Mit dieser Untersuchung kann man den Verkalkungsgrad der Herzkranzgefäße feststellen. Ausgedrückt wird er nach einem Maß aus dem Kalk-Score. Zum Beispiel bedeutet ein Kalk-Score bis 10 ein geringes Risiko für koronare Herzerkrankung. Liegt er über 101, ist das Risiko für eine koronare Herzerkrankung deutlich erhöht. Dann ist eine Herzkatheteruntersuchung angesagt, weil diese am besten geeignet ist, um eine Erkrankung festzustellen.

Den Kalk-Score zu bestimmen kann vorteilhaft sein, um im Laufe der Jahre Veränderungen quantifizieren zu können. Ein Cardio-CT ist eine gute Sache, allerdings ist die Aussagekraft eingeschränkt. Wenn man auf den Aufnahmen keinen Kalk sieht, ist es gut. Wenn man Kalk sieht, lässt sich nicht immer sagen, wie relevant die Ablagerungen wirklich sind.

*Herzkatheteruntersuchungen und Stents*

In so einem Fall kann eine Herzkatheteruntersuchung angezeigt sein. Das ist natürlich eine andere Kategorie als Messungen mit dem EKG oder eine Schichtaufnahme. Eine Katheteruntersuchung ist invasiv. Das heißt, wir führen einen dünnen Kunststoffschlauch über eine Arterie in der Leiste oder am Arm in den Körper, bis hin zum Herzen. Das ist der Katheter. Der Patient spürt ihn nicht. Ihm wird ein Kontrastmittel verabreicht, sodass man krankhafte Veränderungen selbst in kleinen Gefäßen gut erkennen kann. Das Ganze wird mit Röntgenstrahlen sichtbar gemacht, und zwar auf einem Bildschirm. Der Schlauch bewegt sich innerhalb des arteriellen Blutsystems, eine Verletzungsgefahr ist nicht ganz auszuschließen. Auch Herzrhythmusstörungen können im Zuge einer Katheteruntersuchung auftreten. Die Wahrscheinlichkeit für solche Komplikationen ist mit 1 bis 2 Prozent sehr gering, dennoch: Invasive Untersuchungen sind mit solchen Risiken behaftet. Komplikationen können neben den genannten Herzrhythmusstörungen auch Blutergüsse oder allergische Reaktionen auf das Kontrastmittel sein.

Manchen Patienten jagt die Vorstellung, bei vollem Bewusstsein mitzubekommen, wie man einen Katheter in ihr Herz schiebt, eine Riesenangst ein. Ich glaube, sie finden es noch schlimmer als eine Herz-OP, obwohl diese beiden Eingriffe wirklich nicht zu vergleichen sind. Aber die Tatsache, live mitzuerleben, wie die Ärzte sich von außen durch die Arterie eines Arms oder der Leiste dem Herzen nähern, wirkt auf sie absolut bedrohlich. Das ist ihnen einfach zu «nah», zu unheimlich, das Innerste nach außen gebracht. Dabei spürt man in der Regel nichts davon, da die Innenwände der Gefäße schmerzunempfindlich sind. Die Einstichstelle wird lokal betäubt.

Ich kann dieses Unbehagen einerseits nachvollziehen, andererseits sind Katheteruntersuchungen tatsächlich oft von Vorteil, weil man sie auch unmittelbar für die Therapie nutzen kann. Stellt man nämlich fest, dass es eine Engstelle, eine sogenannte Stenose gibt, kann man durch den Kunststoffschlauch gleich einen Stent setzen. Ein Stent ist ein dünnes Röhrchen aus einem Metall- oder Kunststoffgeflecht, mit dessen Hilfe man das Gefäß erweitern und stützen kann. Bei einer Ballondilatation setzt man den Stent an der mittels Ballons vorgedehnten Stelle frei. Manche Stents geben kontinuierlich Medikamente ab, die verhindern sollen, dass sich das Gefäß wieder zusetzt. Auch der Einsatz eines kleinen Ballons ohne Stent ist denkbar, damit wird die Engstelle aufgebläht. Der Ballon wird später wieder entfernt, aber die Erweiterung bleibt. Das nennt man «PTCA ohne PCI», übersetzt «Ballondilatation ohne Stenting». Auch die Ballonoberfläche kann mit Medikamenten beschichtet sein, um unerwünschtes Gewebewachstum zu unterdrücken. Der Vorteil einer Katheteruntersuchung besteht darin, dass man eventuell notwendige Maßnahmen direkt mit dem Patienten besprechen kann, er ist ja bei Bewusstsein.

Es ist jedoch auch ein kritischer Blick erforderlich. Herzkatheteruntersuchungen und gegebenenfalls auch therapeutische Maßnahmen wie Stents mittels Katheter sind prinzipiell eine gute Sache. Aber: Wir haben sehr viele Kardiologiepraxen in Deutschland, außerdem sehr viele kardiologische Abteilungen in den Krankenhäusern. Ich sage es mit aller Vorsicht: Wer sich

### Erste Herzkatheteruntersuchung im Selbstversuch

Wer Angst vor einer Herzkatheteruntersuchung hat, kann sich am Beispiel von Werner Forßmann orientieren. Er ist der Erfinder dieser Methode und hat sie an sich selbst erprobt. Das war schon 1929. Allerdings reagierte die Fachwelt auf diese bahnbrechende Methode erst mal nicht. Erst in den 1950er-Jahren änderte sich das, auch weil sie von anderen Medizinern weiterentwickelt worden war. 1956 erhielt Forßmann zusammen mit André Frédéric Cournand und Dickinson Woodruff Richards den Nobelpreis für Physiologie oder Medizin für ihre «Entdeckungen zur Herzkatheterisierung und zu den pathologischen Veränderungen im Kreislaufsystem».

die Ausstattung für Herzkatheteruntersuchungen angeschafft hat, muss natürlich auch darauf achten, dass sie ausgelastet ist, sonst rentiert sich die Investition nicht. Das heißt, es kann gut sein, dass mehr Katheteruntersuchungen durchgeführt und damit verbunden Stents gesetzt werden, als medizinisch unbedingt erforderlich sind. Stents zählen in Deutschland zu den häufigsten Reparaturmaßnahmen am Herzen. Für 2018, das letzte Jahr mit verfügbaren Daten, führt die Deutsche Herzstiftung insgesamt ca. 340 000 Patienten an, die mit einem oder mehreren Stents versorgt wurden.[10] Sie sind allerdings keine Garantie für Beschwerdefreiheit. Außerdem können auch sie wieder verkalken, sind also nicht unbedingt etwas für die Ewigkeit.

Die Nationalen VersorgungsLeitlinien sagen sehr deutlich, dass eine Herzkatheteruntersuchung dazu dient, Stents zu setzen oder eine Bypass-Operation zu planen. Wer sich dazu entschließt, zunächst ausschließlich Medikamente zu nehmen, braucht diese invasive Untersuchung nicht.

### *Medikamente sind in manchen Fällen die bessere Wahl*

Medikamente sind ein wichtiger Faktor der Behandlung. Kein Patient mit koronarer Herzkrankheit kann darauf verzichten. In erster Linie wird ASS (Acetylsalicylsäure) eingesetzt, um die Thrombosegefahr zu verringern, und Statine sollen das Cholesterin senken. Gegebenenfalls ist auch ein blutdrucksenkendes Mittel wie ACE-Hemmer oder Betablocker notwendig. Eine große internationale Studie, an der unter anderem die Harvard Medical School in Boston beteiligt war, ergab, dass die Katheteruntersuchung mit eventueller Erweiterung der Gefäße keine echten Vorteile gegenüber der Medikamententherapie aufwies, solange es sich um eine stabile koronare Herzkrankheit und mäßige bis schwere Angina-Pectoris-Beschwerden handelte.[11] Es gab keine signifikanten Unterschiede bei Herzinfarktzahlen, Krankenhausaufenthalten oder Todesfällen. Wenn man mit der Medikation einer koronaren Herzerkrankung gut zurechtkommt, kann man eine Katheteruntersuchung daher einstweilen verschieben, bis sich die gesundheitliche Situation anders darstellt. Man erhöht also sein Risiko nicht, wenn man medikamentös an die Sache herangeht.

In diesem Zusammenhang erinnere ich nochmals an die sehr guten Ergebnisse, die ein veränderter Lebensstil bewirken kann, also Gewichtsreduzierung, gesunde Ernährung, Bewegung und Tabakverzicht. Das in Verbindung mit guter Medikation ist ein dickes Plus auf dem Weg zu einem langen Leben. Denn heilen lässt sich die koronare Herzkrankheit nicht. Aber man kann die Beschwerden sehr gut lindern und auch einer Verschlechterung seines Zustands entgegenwirken, wenn man sich wie beschrieben ein bisschen ins Zeug legt.

### *Bypass oder Umleitung*

Eine Bypass-Operation ist keine Untersuchung mehr, sondern ein richtiger Eingriff und sollte nur bei einer schweren koronaren Herzerkrankung durchgeführt werden. Ein Bypass ist eine Umleitung, das heißt, ein gesundes, nicht verstopftes Gefäß wird um eine bedrohlich verengte Stelle eines vorhandenen Gefäßes herumgelegt. Das Blut geht dann also an der Engstelle vorbei. Die Operation wird in Vollnarkose durchgeführt und kann bis zu drei oder vier Stunden dauern. Der Brustkorb wird geöffnet. Wenn die Verhältnisse besonders günstig sind, kann man die Umleitung am schlagenden Herzen einrichten. Wenn sie nicht so günstig sind, muss man eine Herz-Lungen-Maschine einsetzen. Das heißt, das Herz wird stillgelegt, und die Maschine versorgt währenddessen den Blutkreislauf mit Sauerstoff. Das neue Gefäß wird zwischen die Hauptschlagader und dem verstopften Herzkranzgefäß eingenäht. Verwendet man eine Brustwandarterie, kann man sie direkt hinter der Engstelle am Herzen anbringen, so fließt das Blut darüber direkt zum Herzen hinter der Engstelle.

Woraus besteht ein Bypass? Wenn es irgendwie geht, aus dem körpereigenen Material des Patienten. Das kann ein Stück aus der großen Beinvene sein, aus der inneren Brustwandarterie, aus der Unterarmarterie oder sehr selten der Magenarterie. Eventuell kommen noch andere Gefäße infrage, aber die genannten sind der Standard. Manchmal gibt es allerdings das Problem, dass wir kein geeignetes körpereigenes Material entnehmen können. Wer beispielsweise schon mal eine Krampfader hat entfernen lassen, hat für einen Bypass möglicherweise nichts mehr übrig. Häufig ist es auch so, dass nicht nur die Herzkranzgefäße verkalkt sind, sondern die infrage kommenden Umleitungsgefäße ebenfalls, wie etwa die Armarterie. Wenn wir also kein ausreichendes Material für Bypässe gewinnen können, beschränken wir uns tatsächlich auf die großen wichtigen Gefäße am Herzen, wenn die Brustwandarterie noch gut ist. In solchen Fällen kann der Patient nicht gut operativ versorgt werden. Manchmal kommt eine Kombinationsversorgung aus Bypass-OP mit Stentversorgung infrage, manchmal auch gar keine Versorgung, weil nichts davon möglich ist.

Oft haben wir bei einer Bypass-OP das Problem, dass ein Patient schon mehrere Stents bekommen hat. Dann können wir keine Umleitung mehr legen, weil es nicht möglich ist, an der Stelle mit dem Stent einen Bypass anzunähen. Außerdem sollte man möglichst hinter einem Stent den Bypass annähen. Wenn aber ein Gefäß «durchgestentet» ist, versorgt der Endabschnitt des Gefäßes kaum noch den Herzmuskel, und es lohnt sich nicht, dort einen Bypass anzubringen. Auch bei sehr stark verkalkten Gefäßen gelingt es manchmal nicht mehr, einen Bypass zu installieren, man kann an so ein steifes, sprödes Gefäß nichts mehr anschließen. Dafür bräuchte es noch eine relativ hohe Elastizität. Da die Patienten immer älter werden, sind auch ihre Gefäße älter und nicht mehr so frisch wie in Jugendzeiten. Ältere Patienten leiden außerdem oft an Begleiterkrankungen, etwa starkes Übergewicht oder Bluthochdruck, das alles macht eine solche Operation nicht einfacher. Nach der OP muss der Patient in die normalerweise dreiwöchige Reha, um zu lernen, wie er sich verhalten soll, solange das durchgesägte Brustbein noch nicht stabil verheilt ist. Er trainiert, sich zu bewegen und den Kreislauf wieder in Schwung zu bringen.

Es ist nicht nötig, nach einer Bypass-Operation Blutverdünner wie Marcumar einzusetzen, allerdings muss man sein Leben lang ASS (zum Beispiel Aspirin) nehmen, um das Thromboserisiko zu reduzieren. Regelmäßige Kontrollen sind notwendig. Eine Bypass-Operation ist also keine Kleinigkeit, sondern schon ein ordentlicher Eingriff.

Übrigens sind 80 Prozent der Bypass-Patienten Männer. Nur jede fünfte Bypass-OP wird an einer Frau durchgeführt. Die Ursache für diese Ungleichverteilung liegt wahrscheinlich darin, dass die Männer generell stärker unter der koronaren Herzerkrankung leiden als Frauen.[12]

Die OP wird in Deutschland sehr häufig durchgeführt, im Jahr 2020 knapp 39 000-mal – in der gesamten EU sind es nur 138 000.[13] Oder in anderen, relativen Werten: Von 100 000 Einwohnern in

Deutschland erhalten 46,7 eine Bypass-OP. In Frankreich sind es nur 24,3, also halb so viele. Trotzdem ist der Prozentsatz der an Herz-Kreislauf-Erkrankungen Verstorbenen in Frankreich mit 23,8 Prozent deutlich niedriger als in Deutschland. Hier bei uns beträgt er 35,3 Prozent.[14] Ich erwähne diese Unterschiede, um klarzumachen, dass anders, als es manchmal in Diskussionen und Gesprächen erscheint, eine Bypass-OP kein Kleinkram ist und Sie gemeinsam mit dem Arzt sehr sorgfältig abwägen sollten, ob Sie sich einen solchen Eingriff zumuten möchten. Sie sollten überzeugt sein, dass der persönliche Gewinn und das Risiko in einem überzeugenden Verhältnis zueinanderstehen.

*Stents, Bypass oder nur Medikamente: wie entscheiden?*

Wenn Sie sich für eine Behandlungsmethode für Ihre koronare Herzkrankheit entscheiden sollen, liegen schon ein oder mehrere Gespräche mit Ihrem Arzt hinter Ihnen. Er wird Ihnen bereits einen Rat gegeben haben. Auch wenn Sie ein gutes Gefühl haben und sich nicht zu einer bestimmten Entscheidung gedrängt fühlen, kann es hilfreich sein, sich noch einmal die Vor- und Nachteile der jeweiligen Behandlung im Vergleich vor Augen zu führen. Die meines Erachtens beste Möglichkeit bietet die «Information für Patientinnen und Patienten» aus dem Programm für Nationale VersorgungsLeitlinien. Es wird getragen von der Bundesärztekammer, der Kassenärztlichen Bundesvereinigung und der Arbeitsgemeinschaft der Wissenschaftlichen Medizinischen Fachgesellschaften. Diese Initiative stellt zu bisher acht häufig vorkommenden Krankheitsbildern Informationen und Entscheidungshilfen zur Verfügung, sachlich, nüchtern und sehr klar. Man findet hier auch eine sehr gute Gegenüberstellung der Vor- und Nachteile einer Herzkatheteruntersuchung mit anschließendem Eingriff, also Stents oder Bypass, und der reinen Medikamenteneinnahme.[15] Sie finden diese Gegenüberstellung auf den beiden folgenden Seiten.

## Übersicht: Behandlungsmöglichkeiten bei stabiler koronarer Herzkrankheit[16]

| | Medikamente | Herzkatheter-Untersuchung mit anschließendem Eingriff (Stents oder Bypass) |
|---|---|---|
| **Wie läuft die Behandlung ab?** | Sie nehmen regelmäßig mehrere Tabletten ein. In der ersten Zeit kontrolliert der Arzt oder die Ärztin: Schlägt die Behandlung an? Wenn nötig, wird die Behandlung angepasst. | Für die **Untersuchung** erhalten Sie ein Kontrastmittel. Eine dünne Sonde (Katheter) wird über einen Einstich in der Leiste oder am Handgelenk ins Herz geführt. Danach entscheidet sich, ob es günstiger ist, Stents zu setzen oder eine Bypass-Operation vorzunehmen. Bei **Stents** wird das verengte Gefäß über einen Katheter mit einem Ballon geweitet und ein Drahtgitter (Stent) eingesetzt. Bei einem **Bypass** werden in einer Operation am offenen Herzen verengte Blutgefäße überbrückt. Meist kommt dabei eine Herz-Lungen-Maschine zum Einsatz. |
| **Lindert die Behandlung Beschwerden?** | Bei 79 von 100 Behandelten lindern Medikamente die Beschwerden dauerhaft. 21 von 100 entschließen sich zu einem operativen Eingriff, weil die Beschwerden nicht nachlassen. | Bei etwa 84 von 100 Behandelten lindern Stents oder Bypass die Beschwerden dauerhaft.<br>Bei etwa 16 von 100 wird ein erneuter Eingriff notwendig. Dann haben sich Stents zugesetzt. Oder es sind neue Engstellen entstanden. |
| **Senkt die Behandlung das Risiko für einen Herzinfarkt?*** | Innerhalb von 5 Jahren kommt es etwa gleich häufig zu Herzinfarkten.<br>Allerdings treten nach einem Herzkatheter-Eingriff im ersten halben Jahr mehr Infarkte auf. Dafür werden es später weniger. Bei Medikamenten ist es genau umgekehrt. | |

<table>
<tr><td>Verlängert die Behandlung mein Leben?*</td><td colspan="2">Für viele Menschen ist die Lebenserwartung etwa gleich. In folgenden Situationen kann eine Bypass-Operation lebensverlängernd wirken:<br>• Sie haben eine Herzschwäche.<br>• Der Hauptstamm der linken Herzkranzarterie ist betroffen (Hauptstammstenose).<br>• Sie haben Diabetes.<br>• Sie haben eine ausgeprägte KHK.<br>Dann kann eine Bypass-OP nach etwa 4 Jahren 3 bis 5 Todesfälle pro 100 Operierten verhindern. Voraussetzung ist, dass Sie körperlich fit genug sind. Ob Stents vorteilhaft sind, wenn eine OP nicht infrage kommt, weiß man nicht.</td></tr>
<tr><td rowspan="2">Welche schweren Komplikationen können auftreten?</td><td colspan="2">Nebenwirkungen der Medikamente können Sie bei jeder Behandlung bekommen. Denn auch nach einem Stent- oder Bypass-Eingriff empfehlen Fachleute, regelmäßig Medikamente einzunehmen.</td></tr>
<tr><td>Keine zusätzlichen Komplikationen</td><td>Stents und Bypass: Innerhalb von 30 Tagen treten bei ungefähr 3 von 100 Behandelten schwere Komplikationen auf, etwa nicht tödliche Herzinfarkte oder Schlaganfälle.</td></tr>
<tr><td>Schränkt mich die Behandlung in meinem Alltag ein?</td><td>Für eine optimale Behandlung ist wichtig, dass Sie regelmäßig Ihre Medikamente einnehmen und Ihre Kontrolltermine wahrnehmen.</td><td>Für eine optimale Behandlung ist wichtig, dass Sie regelmäßig Ihre Medikamente einnehmen und Ihre Kontrolltermine wahrnehmen. Nach dem Einsetzen von Stents können Sie den Alltag nach wenigen Tagen wieder aufnehmen. Nach einer Bypass-OP sind Sie körperlich länger eingeschränkt.</td></tr>
<tr><td colspan="3">* Die regelmäßige Einnahme der verordneten Medikamente kann manchmal Herzinfarkte und Herztode verhindern: Studien haben gezeigt: Innerhalb von 5 Jahren wurden im Vergleich zu einem Scheinmedikament etwa 3 von 100 Menschen durch Blutfettsenker (Statine) vor einem Herzinfarkt oder Herztod bewahrt. Gerinnungshemmer (zum Beispiel ASS) konnten Herzinfarkt oder Herztod nach 2 Jahren bei etwa 4 von 100 Menschen verhindern. Bei stark erhöhtem Risiko für Folgeerkrankungen ist der Nutzen größer.</td></tr>
</table>

Natürlich können solche Leitlinien nicht jeden Einzelfall berücksichtigen. Bei einer Entscheidung für oder gegen eine OP spielen verschiedene Aspekte eine Rolle, unter anderem Ihr Alter, Ihr Allgemeinzustand, eventuelle Begleiterkrankungen, Ihre persönliche Situation und nicht zuletzt Ihre psychische Belastbarkeit. Das alles kann eine Tabelle nicht abbilden. Aber sie kann die wichtigen Kriterien für eine Entscheidung sehr gut darstellen. Das sollten Sie sich zunutze machen und in aller Ruhe überlegen, was das Beste für Sie sein kann.

## Herzinfarkt: Symptome erkennen – richtig handeln

Ein Herzinfarkt kann eine der Folgen der koronaren Herzkrankheit sein. Es platzt dann irgendwo eine Plaque an der Innenseite eines Herzkranzgefäßes auf und verletzt die Arterie. Daraufhin sorgen bestimmte Enzyme und Botenstoffe dafür, dass die Verletzung geschlossen wird. Es bildet sich ein Blutklümpchen. Das ist im Normalfall eine großartige Einrichtung, weil sich Wunden schnell schließen und schädliche Stoffe draußen bleiben. In den Herzkranzgefäßen wird diese natürliche Reaktion aber dann zum Problem, wenn zu viele Gerinnungsfaktoren dazu führen, dass sich ein Blutgerinnsel (Thrombus) bildet, somit das Herzkranzgefäß verstopft und die Blutzufuhr des Herzens unterbricht oder sehr stark behindert. Die Herzmuskelzellen werden nicht mehr ausreichend mit Sauerstoff und Nährstoffen versorgt. Sie arbeiten daher nicht mehr richtig, führen also die Pumpbewegung nicht mehr aus. Es kann sogar durch erhöhte körperliche oder emotionale Belastung ein Herzinfarkt entstehen, weil die Engstellen in den Herzkranzgefäßen so ausgeprägt sind, dass die für die Pumpfunktion des Herzens benötigte Sauerstoffzufuhr nicht geleistet werden kann.

Ist ein kleineres Gefäß betroffen und wird nur eine kleine Region nicht mehr versorgt, können andere Muskelareale den Ausfall eventuell ausgleichen. Wenn es sich um ein Gerinnsel in einem großen Gefäß handelt, ist das nicht möglich. Das Herz pumpt langsamer und schlechter, das Blut aus der Lunge wird nicht mehr richtig abtransportiert, was das Gefühl hervorruft, zu ersticken. Einige Menschen verspüren ein Engegefühl in der Brust und Schmerzen. Das Risiko für plötzlichen Herztod durch Herzinfarkt steigt, weil eventuell bösartige Rhythmusstörungen wie Kammerflimmern auftreten.

Es gibt eine Reihe von typischen Symptomen eines Herzinfarkts. Aber bedenken Sie: Jeder Körper hat seine eigene Sprache. Es kann also sein, dass bei Ihnen oder einem betroffenen Angehörigen manche Symptome ausgeprägter sind als andere, einige ganz fehlen und dafür andere zusätzlich auftreten. Die meisten Abbildungen zu Herzinfarkt in den Medien stellen eine Person dar, die sich an die Brust fasst. Das ist aber nur ein Symptom von mehreren und in vielen Fällen nicht das prägnanteste. Lassen Sie sich nicht in die Irre führen. Es kann auch ein Infarkt sein, wenn die Brust nicht schmerzt. Man sollte also im Verdachtsfall nicht einfach die Liste der üblichen Symptome abhaken, sondern sich bewusst machen, dass Krankheiten nicht immer nach Lehrbuch ablaufen.

Beziehen Sie in Ihre Situationsbeurteilung ein, dass es auch einen sogenannten stummen Infarkt gibt. Das ist vor allem bei Frauen, älteren Menschen, Diabetikern oder Patienten mit Niereninsuffizienz häufiger der Fall. Die Symptome fallen wesentlich schwächer aus oder fehlen ganz. Diabetiker etwa haben oft eine Neuropathie, das heißt, das Nervenleitungssystem ist teilweise so verlangsamt, dass sie Schmerzen in der Brust oder anderswo gar nicht mehr richtig wahrnehmen können.

Versuchen Sie, die Anzeichen in ein Gesamtbild zu integrieren, Sie kennen ja Ihren Zustand und eventuelle Vorerkrankungen. Generell gilt: Warten Sie im Zweifel nicht darauf, dass die Beschwerden «schon wieder vergehen», sondern rufen Sie den Notarzt. Schieben Sie den Gedanken, dass Sie ernsthaft krank sein könnten, nicht beiseite!

**Typische Merkmale eines Herzinfarkts, die zusammen oder allein auftreten können:**

- Schmerzen im Brustkorb, hinter dem Brustbein, möglicherweise Ausstrahlung in den Arm oder den Hals
- Achtung: Je älter, desto weniger Brustschmerz!
- Schmerzen im Rücken, möglicherweise Ausstrahlung in den Arm oder den Hals
- Schmerzen im Oberbauch
- Drückendes Engegefühl in der Brust, Atemnot
- Die Schmerzen halten länger als 5 Minuten an
- Keine punktuellen, sondern flächige Schmerzen
- «Vernichtungsschmerz», also das Gefühl absoluter Hilflosigkeit und Todesangst
- Eventuell Übelkeit, Erbrechen, Schwindelgefühle und starke Müdigkeit, bei Frauen häufiger als bei Männern

*Unbedingt ins Krankenhaus*

Ein Herzinfarkt kann nur im Krankenhaus richtig behandelt werden. Es gibt prinzipiell zwei Möglichkeiten, das Gerinnsel aufzulösen: medikamentös oder per Herzkatheter. Akut kann der Notarzt ein Medikament wie Aspirin geben, das eine hemmende Wirkung auf die Blutplättchenbildung hat. Im Krankenhaus kann eine Thrombolyse durchgeführt werden, das heißt, über die Vene wird ein Medikament gespritzt, das das Gerinnsel auflöst. Beide Methoden wirken nach ca. 30 bis 60 Minuten.

Wenn man schnell genug ein Herzkatheterlabor erreichen

kann, ist jedoch der «Goldstandard» eine sogenannte perkutane koronare Intervention. Damit ist die Einführung eines therapeutischen Katheters gemeint. Das Gerinnsel kann dabei mit einem speziellen Instrument abgesaugt werden. Falls das Gerinnsel größer ist, muss man es erst zerkleinern und dann absaugen. Wenn das Gerinnsel nicht zu groß ist, aber trotzdem nicht abzusaugen, kann man darüber einen Stent setzen, sodass es gegen die Gefäßwand gedrückt wird, somit das Gefäß offen bleibt.

Die Erfolgsrate ist bei dieser Methode sehr hoch. Bis zu 95 Prozent der Verstopfungen können wieder eröffnet werden. Auch bei dieser Behandlung werden begleitend Medikamente gegeben, die die Blutgerinnung herabsetzen.

### *Schnell handeln*

Ein Herzinfarkt kommt plötzlich, obwohl es oft vorher schon Warnzeichen gegeben hat, etwa Atemnot oder Brustschmerzen. Auch unerklärliche Übelkeit und Schweißausbrüche können Alarmzeichen sein. Entscheidend bei einem Herzinfarkt ist, ihn so schnell wie möglich zu behandeln. Jede Minute zählt, um schwere Folgen abzuwenden. Schon nach ungefähr zehn Minuten beginnt der Herzmuskelteil, der vom Infarkt betroffen ist, abzusterben. Nach vier bis sechs Stunden ist er unwiederbringlich verloren. Leider dauert es jedoch oft sehr lange, bis die Patienten im Krankenhaus eintreffen. Das liegt nicht in erster Linie daran, dass es zu wenig Krankenhäuser gibt oder sie zu weit entfernt wären. Vielmehr werden die Betroffenen oder ihre Angehörigen zu spät aktiv. Sie schätzen die Symptome nicht richtig ein – und handeln deshalb falsch oder gar nicht. Bei manchen dauert es bis zu zwei Stunden, ehe sie den Notruf wählen. Bis der Patient dann im Krankenhaus eintrifft und behandelt werden kann (bis dahin braucht es ja auch noch eine gewisse Zeit), vergehen unter Umständen auch noch mal 45 bis 60 Minuten. Erst vier Stunden nach Symptombeginn wird das Gefäß dann geöffnet.[17] Diese lange Verzögerung ist ein

Grund dafür, dass rund ein Drittel der Herzinfarktpatienten das Krankenhaus nicht lebend erreicht.

Deshalb der dringende Appell: Warten Sie nicht, ehe Sie den Notarzt anrufen, vor allem wenn bei Ihnen Risikofaktoren vorliegen, etwa Bluthochdruck oder Diabetes. Und erst recht nicht, wenn Sie bereits einmal Probleme mit dem Herzen hatten. Normalerweise plädiere ich dafür, zuerst den Hausarzt zu befragen, aber in diesem Fall wäre es ein Umweg, der Sie Zeit kostet. Er kann auch nichts anderes machen, als Sie auf den Notarzt zu verweisen. Wenn Sie die Notarztzentrale 112 kontaktieren, sagen Sie auf jeden Fall, dass der Verdacht auf Herzinfarkt besteht. Denn dann wird kein normaler Krankenwagen geschickt, sondern ein Rettungswagen mit Notarzt. Er kann Sie bereits vor Ort erstversorgen und so weit stabilisieren, dass Sie transportiert werden können.

**Im Winter höheres Herzinfarktrisiko**

Je tiefer das Thermometer fällt, desto größer wird das Risiko, einen Infarkt zu erleiden, insbesondere bei älteren Menschen und Menschen mit kardiologischen Vorerkrankungen. Grund dafür ist, dass sich die Gefäße durch die Kälte zusammenziehen. Das Herz muss dann gegen höheren Widerstand arbeiten. Wer schon verengte Herzkranzgefäße hat, läuft Gefahr, dass sich Ablagerungen lösen und ein Gerinnsel verursachen. Ein Herz- oder ein Schlaganfall kann die Folge sein. Unter körperlicher Belastung steigt das Risiko natürlich nochmals. Daher sollten Sie das Schneeschaufeln besser anderen überlassen.

*Ältere Frauen – besondere Aufmerksamkeit geboten*

Frauen über 65 Jahre haben ein Problem: Wenn sie einen Herzinfarkt erleiden, kommen sie im Schnitt erst nach über viereinhalb

Stunden in die Notaufnahme. Männer über 65 Jahre brauchen rund dreieinhalb Stunden. Jüngere Männer schaffen es in etwa drei Stunden, jüngere Frauen in knapp zweieinhalb Stunden. Was ist da los? Ist das ein besonders eklatanter Fall von Altersdiskriminierung bei Frauen? Weisen Frauen ganz andere Symptome auf als Männer? Oder bemerken Frauen ihre Symptome nicht? Das kann es nicht sein, sonst würden jüngere Frauen ja nicht schneller ins Krankenhaus kommen. Nein, der fatale Effekt ergibt sich aus der Kombination von Geschlecht und Alter. Das fanden Forscher in einer Studie namens MEDEA (*Munich Examination of Delay in Patients Experiencing Acute Myocardial Infarction*) heraus, für die sie über vier Jahre die Daten von mehr als 600 Patienten mit Herzinfarkt erhoben. Die Forscher kamen zu dem Schluss, dass zum einen Symptome wie Übelkeit und Erbrechen, die man bisher vor allem Frauen zugeordnet hatte, bei älteren Männern genauso häufig auftraten. Zum anderen gibt es aber einen gravierenden Unterschied im Hinblick auf die psychische und soziale Orientierung, insbesondere von älteren Frauen.[18]

Ältere Frauen stellen sich selbst häufig nicht gern in den Vordergrund, sie wollen «kein Theater» machen. «Geht schon wieder weg.» «Was sollen die Leute sagen, wenn auf einmal der Notarztwagen kommt und mich abholt?» – so etwas hört man häufiger von ihnen. Viele von diesen älteren Frauen leben außerdem allein. Sie können mit niemandem über ihr Befinden sprechen, es fehlt ihnen daher der gute Rat, sich schnellstmöglich ins Krankenhaus zu begeben. Ich selbst habe schon öfter bei Frauen dieses Alters erlebt, dass sie nach einem überstandenen Infarkt nur wenig an sich selbst dachten, sondern sich Sorgen machten um die bettlägerige Nachbarin, die niemanden mehr hatte. Oder wer denn nun auf die Wohnung aufpassen würde, die Blumen, die Katze. Die Verheirateten sorgten sich vor allem um den Ehemann, für den sie nun nicht kochen konnten oder der versorgt werden musste, weil er pflegebedürftig war ...

Ich muss den Damen dann sehr energisch ins Gewissen reden. Es ist ehrenwert, dass sie sich über die Bedürfnisse anderer Gedanken machen, aber das sind in Anbetracht ihrer gesundheitlichen Lage wirklich nur zweitrangige Probleme. Jetzt müssen sie sich darum sorgen, dass sie wieder auf die Beine kommen und weitere Erkrankungen möglichst verhindern. Dann antworten mir einige tatsächlich so etwas wie: «Ach, ich habe schon viel schlimmere Zeiten erlebt.» Ja, so sind sie, jedenfalls viele von ihnen. Ich versuche dann, ihnen klarzumachen, dass das jetzt nicht der Moment für Selbstlosigkeit und Kleinreden ist. Vielmehr ist das energische Angehen der vor ihnen liegenden Aufgaben angesagt. Jetzt muss sich alles mal um sie drehen. Oft habe ich Erfolg mit meinem Appell, aber ich gebe es zu: nicht immer.

Dass Frauen dieser Altersgruppe häufig den Interessen anderer Vorrang vor ihren eigenen zubilligen, bestätigen auch zwei Studien polnischer Wissenschaftler mit über 7000 Patienten. Generell war auffällig: Während Frauen zügig den Notarzt anrufen, wenn bei ihrem Partner Verdacht auf Herzinfarkt besteht, tun sie das bei eigenen Herzproblemen viel zögerlicher. Sie stellen Aufgaben in Haushalt und Familie voran. «Wir hören immer wieder, dass diese Verantwortlichkeiten Frauen davon abhalten, rechtzeitig einen Krankenwagen zu rufen», so Mariusz Gasior vom Polnischen Register für Akute Koronarsyndrome.[19]

Was schließen wir daraus? Wir alle – Mediziner, potenziell Betroffene, Angehörige, Freunde und Nachbarn – müssen stärker darauf achten, dass sich insbesondere ältere Frauen nicht zurückhalten, sondern die Chance auf Genesung wahrnehmen. Ich meine, wir müssen ganz besonders aufmerksam sein und dürfen uns nicht damit abspeisen lassen, dass «schon alles in Ordnung» ist. Auch wenn es für uns bequemer wäre.

*Das richtige Krankenhaus*

Da in der Regel bei einem Herzinfarkt eine Katheterintervention durchgeführt werden sollte, ist ein Krankenhaus mit einer entsprechenden Einrichtung erste Wahl. Es verfügen allerdings nicht alle Kliniken in Deutschland über ein Herzkatheterlabor, das rund um die Uhr besetzt ist. Im Jahr 2020 sind nur 77 Prozent der Herzinfarkt-Patienten in einer solchen Klinik behandelt worden. Kleinere Häuser haben oft eine geringere Bereitschaftszeit. Oder manchmal gar kein Herzkatheterlabor. Auch die Erfahrung in der Behandlung von Herzinfarkten ist in solchen Kliniken nur in geringerem Maße vorhanden. 2020 wurden 7 Prozent der Herzinfarkt-Patienten in Kliniken ohne Herzkatheterlabor eingeliefert, immerhin sind das 14 000 Fälle. Ihre Versorgung lief somit nicht optimal.[20]

Was können Sie also tun? Im Ernstfall haben Sie keine Zeit und keine Kraft dafür, sich um eine gute Klinik zu kümmern. Erkundigen Sie sich daher prophylaktisch durch telefonische Nachfragen oder im Internet, welche Kliniken in Ihrer Nähe über ein Herzkatheterlabor verfügen, das rund um die Uhr besetzt ist. Notieren Sie die Namen und legen Sie sie gut sichtbar in die Nähe des Telefons oder kleben Sie den Zettel innen an die Wohnungstür. Denken Sie auch daran, dass solche Informationen für Ihre Angehörigen oder Betreuungspersonen sehr wichtig sein können. Sprechen Sie im gegebenen Fall den Notarzt darauf an, wenn Sie können. Wenn Sie schon einmal wegen einer koronaren Herzerkrankung in einem Krankenhaus behandelt wurden, teilen Sie ihm das mit. Der Notarzt ist zwar verpflichtet, Sie in das nächstgelegene Krankenhaus zu bringen. Liegt aber eine KHK vor, wird er den Hinweis aufnehmen und Sie in das Krankenhaus fahren, in dem Sie schon behandelt wurden. Ein guter Notarzt fährt bei Verdacht auf Herzinfarkt immer ein Krankenhaus mit Herzkatheterlabor an.

Ich weiß, ich weiß: Wer beschäftigt sich schon gern im Vorhinein mit einem möglicherweise schwerwiegenden Ernstfall? Ich empfehle es Ihnen aber trotzdem, weil Sie damit sich oder

Ihnen nahestehenden Personen vielleicht einen entscheidenden Vorteil verschaffen können.

## Scheinbar ohne Vorwarnung: plötzlicher Herztod

Man könnte als Laie meinen, dass der plötzliche Herztod dasselbe ist wie ein Herzinfarkt, nur dass es halt viel schneller geht. Das ist aber nicht richtig, auch wenn von außen die Vorgänge ähnlich scheinen mögen. Es sind zwei verschiedene Erkrankungen. Die Ursache eines Herzinfarkts ist sozusagen ein mechanisches Problem, eine verstopfte Leitung. Beim plötzlichen Herztod hingegen ist die Elektrik gestört. Der Herzschlag läuft nicht mehr gleichmäßig ab, sondern ist vollkommen aus dem Takt geraten. Der Herzmuskel zuckt und flimmert wie wild, was zur Folge hat, dass kein Blut mehr durch den Körper transportiert wird. Es kommt innerhalb kürzester Zeit zum Kreislaufkollaps, das Herz hört auf zu schlagen. Die normale Atmung setzt aus, und der Betroffene verliert das Bewusstsein.

Ein solcher Vorfall ist so dramatisch, wie er sich anhört. Die Überlebenschancen sind gering, weil das Herz so schnell stehen bleibt. Die einzige Rettung ist eine sofortige Herzdruckmassage, gegebenenfalls mit Einsatz eines Defibrillators, und der schnelle Transport in eine Klinik. Der plötzliche Herztod tritt gar nicht so selten auf, rund 100 000 Menschen jährlich fallen ihm zum Opfer. Männer weisen ein ungleich höheres Risiko auf als Frauen, 90 Prozent der Betroffenen sind männlich. Am häufigsten betroffen sind die 40- bis 50-Jährigen.[21]

Die Gründe dafür, dass die «Elektrik» des Herzens so außer sich gerät, sind vielfältig. Es kann sich um eine Herzkranzgefäßerkrankung handeln, eine Herzmuskelentzündung, eine Herzklappenerkrankung oder eine unentdeckte erblich bedingte Herzschwäche. Letztere sind aber eher selten.

## Erste Hilfe – bei Herzstillstand die einzige Chance

Wenn es zu einem Herzstillstand kommt, kann nur Erste Hilfe helfen. Wird nicht sofort mit einer Herzdruckmassage begonnen, dann sind die Chancen gering, dass der Betroffene einen Herzstillstand überlebt. Manche Menschen haben eine Scheu davor, anderen Menschen auf die Brust zu drücken, speziell wenn Männer das bei Frauen tun sollen. Manche Laien-Ersthelfer befürchten auch, dass sie «irgendwas kaputt machen». Zu dieser Sorge besteht kein Anlass. Wenn jemand einen Herzstillstand hat, müssen Sie diese Bedenken beiseiteschieben. Die Lage ist so ernst, dass man mit entschiedenem schnellem Handeln alles nur richtig machen kann. Es gelten laut Nationalem Aktionsbündnis Wiederbelebung lediglich drei Gebote: Prüfen! Rufen! Drücken!

**Prüfen!**
Sprechen Sie die Person, bei der Sie einen Herzstillstand vermuten, laut an. Rütteln Sie gegebenenfalls ein wenig an der Schulter. Erfolgt keine Reaktion und atmet die Person schwach oder gar nicht, können Sie von einem Notfall ausgehen.

**Rufen!**
Rufen Sie um Hilfe unter der Notfallrufnummer 112. Sie gilt in ganz Europa. Legen Sie erst auf, wenn alle Fragen der Leitstelle beantwortet sind.

**Drücken!**
Beginnen Sie sofort mit der Herzdruckmassage und hören Sie nicht auf, bis der Notarzt da ist. Wechseln Sie sich gegebenenfalls mit anderen Anwesenden ab. Das Drücken wird schnell anstrengend. So geht's:

- Seitlich vom Betroffenen, in Höhe des Brustkorbs, hinknien.
- Den Ballen einer Hand auf das Brustbein legen, in Höhe der Brustwarzen. Die andere Hand darüberlegen.
- Kräftig und gleichmäßig drücken, 100- bis 120-mal pro Minute, ca. 5 bis 6 Zentimeter tief. Arme durchdrücken, damit Sie genug Kraft aufbringen.
- Möglichst mit anderen abwechseln, damit keine Pause entsteht.
- Wenn ein Defibrillator (AED, Automatisierter Externer Defibrillator) vorhanden ist und ein zweiter Helfer zur Verfügung steht, das Gerät einsetzen. Herzdruckmassage nicht unterbrechen, nur während der Schockabgabe.

Die Deutsche Herzstiftung rät übrigens ausdrücklich davon ab, Mund-zu-Mund-Beatmung durchzuführen. Viele Ersthelfer sind überfordert, die sogenannte Atemspende zusätzlich zur Herzdruckmassage anzuwenden. Und Letztere ist für den Betroffenen in aller Regel wichtiger. Nur sehr gut geschulte Personen schaffen es, beide Maßnahmen gleichzeitig und im richtigen Rhythmus anzuwenden. In den ersten Minuten nach dem Kollaps verfügt der Körper auch noch über genügend Sauerstoff, um die Zeit bis zum Eintreffen des Notfallteams zu überbrücken.[22]

Es ist auf jeden Fall sinnvoll, den Erste-Hilfe-Kurs, den man vielleicht beim Führerscheinerwerb absolviert hat, regelmäßig zu wiederholen, damit man fit bleibt und weiß, was im Ernstfall zu tun ist, nicht nur bei Herzstillstand.

*Vor aller Augen: plötzlicher Herztod beim Sport*

Vom plötzlichen Herztod hat man gelegentlich von einem Profi-Sportler gehört. Das sind besonders spektakuläre Fälle. Jung und durchtrainiert, fit – trotzdem fallen sie von jetzt auf gleich tot um.

Bei den Jüngeren bis 35 Jahre ist häufig eine Herzmuskelentzündung der Auslöser, die meist durch eine vernachlässigte Infektion der oberen Luftwege ausgelöst wurde.[23]

Die aufsehenerregenden Ereignisse aus dem Profi-Sport täuschen aber darüber hinweg, dass es statistisch gesehen nur sehr wenige Fälle sind. Die Alltagsfälle sind weit in der Überzahl, insbesondere ambitionierte Freizeitsportler sind gefährdet, am meisten beim Fußball, Laufen und Tennis. Normalerweise schadet Sport der Gesundheit nicht, im Gegenteil. Es kommt jedoch auf das Was und Wie und Wann an. Leistungssport, aber auch Freizeitsport, ist eine kontrollierte Belastung für das Herz-Kreislauf-System. Bleibt sie moderat, kann sie einen guten Trainingseffekt bewirken. Marathons und Triathlons, insbesondere bei extremen Temperaturen, bringen jedoch den Körper an seine Grenzen. Falls sich jemand wundert, dass diverse Studien zu unterschiedlichen Ergebnissen über die Langzeiteffekte von Marathonläufen kommen: Das hängt mit den verschiedenen Untersuchungsdesigns zusammen. Generell gilt aber: Wer regelmäßig trainiert und gesund ist, profitiert. Wer sich jedoch untrainiert Leistungen abverlangt und womöglich nicht mehr ganz jung ist, geht ein hohes Risiko ein.

Alarmierend ist darüber hinaus, dass Profi- und Freizeitsportler offenbar auch dann trainieren, wenn sie nicht ganz gesund sind. Sie ignorieren Erkrankungen wie eine Grippe, weil sie glauben, es sich «nicht leisten» zu können, vorübergehend ein bisschen kürzerzutreten und sich erst mal auszukurieren. Ich hatte selbst einmal zwei Patienten, Vater und erwachsene Tochter, die bei mir auf der Station lagen. Beide hatten eine schwere Herzmuskelentzündung, eine Myokarditis. Warum? Weil sie nach einer Covid-Infektion zu schnell wieder mit dem Lauftraining begonnen hatten. Sie gaben zu, dass ihr Arzt sie gewarnt hatte. Doch da sie sich wieder einigermaßen gesund gefühlt hatten und außerdem ein Wettkampf bevorstand, zogen sie ihre Trainingsschuhe an und legten los. Zu früh!

*Infektionen ernst nehmen*
Laien ist zuweilen nicht klar, dass sich eine Infektion auf andere Organe übertragen und selbst dann noch vorhanden sein kann, wenn die ursprünglichen Symptome nicht mehr auftreten. Bei den beiden Läufern hatten sich die Viren auf dem Herzmuskel festgesetzt und eine Entzündung verursacht. Das Herz war bei beiden sehr geschwächt. Sie haben sich dumm verhalten, aber viel Glück gehabt. Ein plötzlicher Herztod wäre bei so einer Vorgeschichte nicht auszuschließen.

Akute Erkrankungen sind das eine. Das andere sind die unerkannten, bestehenden. Ein großer Faktor für das Risiko, beim Sport einen plötzlichen Herztod zu erleiden, ist die koronare Herzkrankheit. 80 Prozent derjenigen, die über 35 Jahre alt waren und am plötzlichen Herztod verstarben, hatten eine koronare Herzkrankheit.[24] Wahrscheinlich brechen vorhandene Plaques unter der Belastung auf und verursachen in der Folge ein Blutgerinnsel. Es kann auch sein, dass eine bereits vorhandene Engstelle bei starker körperlicher oder emotionaler Belastung relevant und der Herzmuskel nicht ausreichend durchblutet wurde. Ich nehme an, die meisten wussten nichts von ihrer Vorerkrankung. Anders als in anderen Ländern besteht bei uns für Wettkampfsportler keine Verpflichtung, sich jährlich einer Tauglichkeitsprüfung zu unterziehen. Es gibt Empfehlungen, aber wirklich zwingend vorgeschrieben werden bestimmte Untersuchungen nicht. Einzelne Verbände, etwa der Bayerische Leichtathletikverband, weisen in ihren Wettkampfausschreibungen darauf hin, dass die Teilnehmer selbst dafür verantwortlich sind, sich «angemessen sportärztlich untersuchen zu lassen», *und* dass der Wettkampfleiter das am Tag der Veranstaltung überprüfen kann. Wenn jemand mehrmals keinen Nachweis vorlegen kann, darf er von Wettkämpfen ausgeschlossen werden. Da geht man also ein bisschen energischer an die Sache heran, wenngleich es in den Unterlagen sehr viele «Kann»-Formulierungen gibt.[25]

Für normale Breiten- und Freizeitsportler gibt es keine Verpflichtung, sich untersuchen zu lassen. Wie sollte man auch kontrollieren, ob das eingehalten wird? In Sporttherapieeinrichtungen wird häufig eine Untersuchung vorausgesetzt bzw. dort vorgenommen, aber privat oft nicht. Eine Untersuchung sollte man aber auch ohne festgestellte Erkrankung unbedingt durchführen lassen. Leider tragen nur wenige Kassen die Kosten einer sportmedizinischen Untersuchung, einige beteiligen sich aber immerhin daran. Ich meine, diese Möglichkeit sollte man unbedingt wahrnehmen. Der Nutzen ist immens, wenn Sie sich vor Augen führen, was Sie damit gewinnen: Gewissheit über Ihre Sporttauglichkeit unter kardiologischen Gesichtspunkten und vielleicht sogar die Entdeckung von Schwachstellen, die Ihnen bisher nicht bekannt waren und die Sie angehen können.

Ein Sportmediziner oder Sportkardiologe führt normalerweise folgende Untersuchungen durch:

- Anamnese inklusive sportlicher Vorgeschichte,
- körperliche Untersuchung,
- Ruhe-EKG und Belastungs-EKG,
- gegebenenfalls eine Ultraschalluntersuchung des Herzens,
- Kontrolle bestimmter Blutwerte,
- Lungenfunktion.

Auch wenn Sie schon länger und regelmäßig Sport treiben: Lassen Sie sich trotzdem alle ein oder zwei Jahre, spätestens nach größeren Erkrankungen, mal durchchecken.

# Das richtige Maß verloren: Herzrhythmusstörungen

**HÄUFIGKEIT:** ca. 500 pro 100 000 Einwohner

**TYPISCHE SYMPTOME:** je nach Art der Herzrhythmusstörung:

- bei zu schnellem Herzschlag (Tachykardie) Kurzatmigkeit, Schwindel, Benommenheit, Panik, innere Unruhe usw.
- bei zu langsamem Herzschlag (Bradykardie, AV-Blockierung) Kopfschmerzen, Schwindel, Übelkeit, manchmal Bewusstlosigkeit; Achtung: Trainierte Sportler haben oft einen langsameren Herzschlag, ohne Symptome aufzuweisen.
- bei unregelmäßigem Herzschlag (Arrhythmie) Empfinden von Herzstolpern, Aussetzern oder Störschlägen. Je nachdem, ob es sich um eine verlangsamte oder beschleunigte Rhythmusstörung handelt, unterscheiden sich die Symptome.
- Kammerflattern/-flimmern (ventrikuläre Rhythmusstörung) führt innerhalb von Sekunden zu Bewusstlosigkeit; ohne Behandlung tritt ein Krampfanfall auf, danach Erschlaffung, der Patient ist nicht ansprechbar; nach ca. 5 Minuten irreparable Schädigung des Gehirns wegen Sauerstoffmangels

**DIAGNOSTIK:** Ruhe-EKG

**THERAPIEMÖGLICHKEITEN:**

- Bei zu schnellem Herzschlag Betablocker, Volumengabe, Elektrolytenausgleich, gegebenenfalls wird die Schilddrüse überprüft.
- Bei langsamem Herzschlag Medikamente absetzen, die das Herz langsamer machen, Medikamente für höheren Herzschlag einsetzen, eventuell Schrittmacherimplantation. Eine KHK ausschließen.
- Beim Vorhofflimmern Elektrolyten, Volumengabe und Medikamente für Rhythmusstabilisierung, ggf. Blutverdünnung, elek-

trische Kardioversion, Herzklappenerkrankung und KHK müssen ausgeschlossen werden

- bei Kammerflattern/-flimmern Defibrillation und medikamentöse Therapie (Elektrolyten, Betablocker usw.); Herzinfarkt, KHK, Herzinsuffizienz, Myokarditis usw. ausschließen

Das Herz stolpert, es jagt, es legt urplötzlich einen kleinen Stopp ein – Herzrhythmusstörungen, also ein Problem mit den elektrischen Signalen, die das Herz antreiben, sind nicht selten. Prinzipiell ist es normal, dass der Herzrhythmus auf äußere oder psychische Ereignisse reagiert. Dass das Herz bei positiver Aufregung, etwa Verliebtsein, oder bei negativer wie Ärger mit dem Chef schneller schlägt als sonst, kennt man. Das geht jedoch wieder vorbei, und der Auslöser ist klar identifizierbar. Wiederkehrende Unregelmäßigkeiten ohne erkennbare äußere Ursache sind aber ein Problem. Es handelt sich um eine Krankheit, um die man sich kümmern muss.

## Vielfach unterschätzt: Vorhofflimmern

Die häufigste Herzrhythmusstörung ist Vorhofflimmern. Rund zwei Millionen Menschen in Deutschland leiden daran.[26] Wahrscheinlich sind es noch deutlich mehr, denn längst nicht jedes Vorhofflimmern wird diagnostiziert. Je älter man ist, desto wahrscheinlicher wird es, dass man Vorhofflimmern bekommt oder schon hat. Dennoch ist Vorhofflimmern keine Alterskrankheit, auch bei jüngeren Menschen kann sie auftreten. Die bereits mehrfach erwähnten Faktoren wie Übergewicht, Diabetes, Tabak- und Alkoholkonsum sowie vorhergegangene Herzerkrankungen erhöhen die Wahrscheinlichkeit. Für Männer besteht ein höheres Risiko als für Frauen.

### Wahrscheinlichkeitsrechner

Es gibt verschiedene Scores, also Punkterechner, mit denen man sein persönliches Risiko für einen Schlaganfall abschätzen kann. Einer der bekanntesten ist der $CHA_2DS_2$-VASc-Score. Dieser überaus hübsche und hervorragend sprechbare Name ist die Kurzform für die Anfangsbuchstaben der englischen Bezeichnungen von Risikofaktoren (*Congestive Heart Failure, Hypertension, Age, Diabetes mellitus, Stroke / TIA, Vascular Disease, Age, Sex category*). Vergeben werden ein oder zwei Punkte pro Position. Aus der Summe lässt sich das persönliche Risiko ablesen. Bei diagnostizierter Herzschwäche wird beispielsweise ein Punkt vergeben. Haben Sie Bluthochdruck, kommt ein Punkt hinzu. Sind Sie über 75 Jahre alt, sogar zwei, usw. usf. Kommen Sie auf 0–1 Punkt, heißt das, dass für Sie ein nur geringes Risiko besteht, 2 Punkte bezeichnen ein mittleres Risiko, 3–6 Punkte ein hohes Risiko.

Herzschwäche: 1 Punkt
Bluthochdruck: 1 Punkt
Alter > 75 Jahre: 2 Punkte
Diabetes mellitus: 1 Punkt
Vorausgegangener Schlaganfall / TIA*: 2 Punkte
Gefäßerkrankung, z. B. Herzinfarkt: 1 Punkt
Alter 65–74 Jahre: 1 Punkt
Weibliches Geschlecht (> 65 Jahre): 1 Punkt

Bitte beachten Sie: Dieser Score ist nur ein Hilfsmittel, damit lässt sich keine sichere, individuelle Prognose treffen. Er hilft aber bei der Einschätzung Ihres persönlichen Risikos und animiert Sie möglicherweise, sich untersuchen zu lassen.

* TIA = Transitorische Ischämie, eine kurze Durchblutungsstörung des Gehirns

Vorhofflimmern entsteht dadurch, dass die Elektrik des Herzens nicht mehr richtig funktioniert. Normalerweise geht der elektrische Impuls, der dazu führt, dass sich der Herzmuskel zusammenzieht, vom Sinusknoten aus. Er verläuft über die Wände der beiden Vorhöfe bis zur Muskelstruktur. Dieser Ablauf ist gestört, weil auf einmal viele Muskelzellen selbst «eine Welle» machen wollen. Sie produzieren heftige chaotische elektrische Erregungswellen, sodass es in den Vorhöfen anstelle der normalen, regelmäßigen 60 bis 90 Herzschläge pro Minute zu rund 160 Schlägen kommen kann. Es ist eigentlich kein Schlagen mehr, sondern nur noch ein unproduktives Flimmern. Man stellt sich das am besten vor wie in einem Science-Fiction-Film, wenn die Schaltzentrale von einer fremden Macht gekapert wird und alles wie wild blinkt und piept. Ein geordnetes Vorgehen ist nicht mehr möglich. So auch bei den Vorhöfen. Sie können ihre Aufgabe – sich gleichmäßig zusammenzuziehen – nicht mehr ausführen, das Herz beginnt, unregelmäßig zu schlagen.

### Psychisch sehr belastend

Einige Menschen kommen halbwegs klar mit ihrem Vorhofflimmern, aber für andere ist es wirklich schlimm. Ohne Vorwarnung, oftmals ohne identifizierbaren Anlass dreht das Herz quasi durch, mitten im Vortrag, in der Straßenbahn, beim geselligen Kaffeetrinken oder nachts im Bett. Die Betroffenen wissen nicht, wie lange es dauern wird, geraten in Panik und können nichts mehr von dem tun, womit sie gerade beschäftigt waren, als der Anfall losging. Sie haben Angst, Auto zu fahren oder zu verreisen. Der Leidensdruck ist sehr groß und bleibt bestehen, auch wenn die Attacke vorbei ist, was manchmal allerdings erst nach Stunden der Fall ist. Die Befürchtung, dass jederzeit ein neuer Anfall auftreten kann, beeinträchtigt die Lebensqualität extrem.

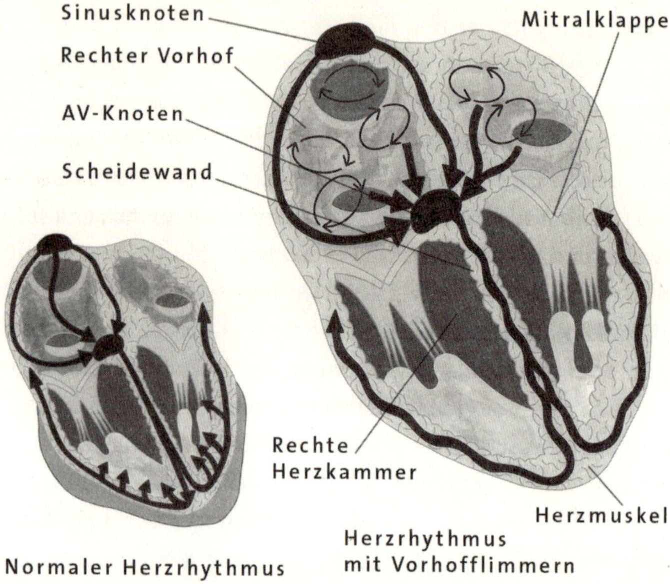


Ein durch Vorhofflimmern gestörter Herzrhythmus

Beim Vorhofflimmern unterscheidet man drei Varianten:

1. Die Symptome wie heftiges Herzklopfen, Luftnot, Angstzustände, Brustschmerz, Schwindel treten anfallartig auf. Sie verschwinden von selbst nach wenigen Minuten oder Stunden, in einigen Fällen erst nach ein paar Tagen. Diese Variante heißt in der Fachsprache «paroxysmales Vorhofflimmern».
2. Die Symptome bzw. das Vorhofflimmern hält länger als sieben Tage an. Das ist die persistierende Variante. Mit einem (kleinen) Elektroschock kann der normale Rhythmus wiederhergestellt werden.
3. Das Vorhofflimmern wird chronisch und lässt sich weder durch Medikamente noch durch Elektroschocks wieder normalisieren. Es handelt sich um permanentes Vorhofflimmern.

*Vorhofflimmern unbedingt behandeln lassen*

Viele Menschen bemerken gar nicht, dass sie Vorhofflimmern haben. Das ist zwar für den Augenblick erfreulich, aber auf Dauer nicht gut, denn Vorhofflimmern muss behandelt werden, auch wenn es keine oder nur geringe Beschwerden verursacht. Diese Krankheit kann nämlich auf Dauer zu Herzschwäche führen, außerdem ist sie einer der Hauptverursacher des Schlaganfalls. Man schätzt, dass 20 bis 30 Prozent aller Schlaganfälle darauf zurückzuführen sind.[27] Wie kommt das? Im Grunde nur dadurch, dass das Blut nicht mehr in Bewegung bleibt bzw. nicht richtig durchmischt wird. Blut besteht aus einer Menge Komponenten, die im Zusammenspiel großartige Arbeit leisten, ich habe es schon mehrfach angesprochen. Aber: Die einzelnen Faktoren, insbesondere Blutkörperchen und Blutplättchen, müssen stets gut durchmischt werden. Das Blut darf nicht zur Ruhe kommen, sonst wird es «dick». Wenn sich die Vorhöfe nicht mehr richtig bewegen, sondern nur noch flimmern, fließt auch das Blut nicht mehr gleichmäßig. Speziell in den kleinen, an den Innenwänden stark zerklüfteten Vorhofohren entstehen «Restpfützen», die verklumpen und Thromben bilden können. Sie lösen sich irgendwann ab und verstopfen ein Gefäß, was dann zum Schlaganfall im Gehirn oder einem Organ führt.

Vorhofflimmern lässt sich mit einem EKG und einer Ultraschalluntersuchung des Herzens feststellen. Es ist allerdings manchmal gar nicht so einfach zu identifizieren, insbesondere wenn es anfallartig auftritt. Dass sich das Flimmern gerade dann bemerkbar macht, wenn man sich untersuchen lässt, ist nicht gesagt. Man muss also ein wenig Geduld aufbringen. Wiederholte Langzeit-EKGs über mehrere Tage führen häufig zu einer sicheren Diagnose. Eventuell ist auch eine Überprüfung der Schilddrüsenfunktion angebracht. Eine Überfunktion kann am Entstehen von Vorhofflimmern beteiligt sein.

### Einfacher Selbsttest

Ob das eigene Herz regelmäßig schlägt, kann man auch selbst untersuchen, indem man einfach den Puls fühlt. Dazu legt man zwei Fingerspitzen der einen Hand auf die Innenseite des Gelenks der anderen Hand. Eine gut tastbare Stelle ist meist nicht in der Mitte, sondern an der Daumenseite des Innenarms, kurz vor dem Handgelenk. Dort können Sie relativ deutlich fühlen, ob der Schlag gleichmäßig ist. Ein gelegentlicher Stolperer ist noch kein Grund zur Sorge. Ist der Schlag aber durchgehend unregelmäßig, sollten Sie baldmöglichst Ihren Arzt aufsuchen. Und noch ein Hinweis: Eigenes Pulsfühlen ist gut, ersetzt aber keine regelmäßigen kardiologischen Untersuchungen.

*Invasive Untersuchung durch den Elektrophysiologen*

Die Untersuchung durch einen Elektrophysiologen, ein auf die elektrischen Strömungen des Herzens spezialisierter Mediziner, ist ebenfalls eine Option. Allerdings handelt es sich um eine invasive Maßnahme. Mit mehreren Kathetern, die bis zum Herzen geführt werden, vermisst der Elektrophysiologe aus den verschiedensten Winkeln die Rhythmusstörungen und lokalisiert ihre Herkunft. Es ist eine anspruchsvolle Untersuchung, die sich über mehrere Stunden hinziehen kann. Ganz ohne Risiko ist sie auch nicht, in den dünnen Vorhofwänden kann schnell ein Loch entstehen, und Blutungen können auftreten. Sie sollten invasive Untersuchungen am besten in einem Krankenhaus durchführen lassen, das über eine Herzchirurgie verfügt. Komplikationen sind so besser beherrschbar. Diese treten zwar selten auf, aber sicher ist sicher.

*Behandlung mit Medikamenten*

Man kann mit Vorhofflimmern hundert Jahre alt werden – vorausgesetzt man nimmt die Medikamente, die die Blutgerinnung weitgehend unterdrücken, und lässt seine Herzfrequenz regelmäßig kontrollieren. Die Medikamente sind sogenannte Antikoagulanzien. Dazu gehören unter anderem die Vitamin-K-Antagonisten. Vitamin K wird in der Leber gebildet und für die Blutgerinnung benötigt. Setzt man einen Antagonisten ein, einen Gegenspieler, der die Produktion von Vitamin K stark einschränkt, sinkt entsprechend die Blutgerinnungsneigung. Zu den Vitamin-K-Antagonisten gehört auch Marcumar. Wer Vitamin-K-Antagonisten nimmt, muss auf vieles achten, unter anderem auf zahlreiche Lebensmittel, die Vitamin K enthalten und die man deshalb meiden sollte. Auch muss der Arzt regelmäßig die Werte kontrollieren und gegebenenfalls die Dosis anpassen.

Heparin-Spritzen kommen ebenfalls infrage. Heparine sind Vielfachzucker, die der Körper selbst bildet und die sich auf die Gerinnung auswirken. Viele Menschen haben aber eine Abneigung dagegen, sich selbst Spritzen zu setzen, deshalb ist diese Behandlung weniger verbreitet. Steht eine OP bevor und muss man deshalb eine Weile mit Marcumar aussetzen, sind Heparinspritzen eine Option. Auch im Krankenhaus bekommt man dann Heparin, weil es sehr gut zu kontrollieren ist und schnell vom Körper abgebaut wird.

Seit kurzer Zeit ist glücklicherweise eine neue Wirkstoffgruppe auf dem Markt, die vieles vereinfacht. Es handelt sich um die sogenannten direkt wirkenden oralen Antikoagulanzien (DOAK; auch NOAK «Neue orale Antikoagulanzien» genannt). Sie werden ein- bis zweimal täglich eingenommen, weisen kaum Nebenwirkungen auf und sind deutlich unkomplizierter in der Handhabung als Marcumar und Co. Heutzutage müssen sich die meisten Menschen daher nicht mehr mit den Vitamin-K-Antagonisten herumschlagen.

### «Blutverdünner» – ein Missverständnis

Die Gerinnungsneigung des Blutes zu vermindern ist etwas anderes, als es zu verdünnen. In der Alltagssprache wird das aber nicht immer richtig auseinandergehalten. Deshalb entsteht auch häufiger das Missverständnis, man könne Vorhofflimmern mit ASS, also Acetylsalicylsäure wie etwa in Aspirin, selbst in den Griff bekommen. Das ist nicht der Fall! ASS kann hilfreich sein nach einem Herzinfarkt oder nach einem Schlaganfall, der eine andere Ursache hatte als Vorhofflimmern. Als Behandlungsmittel gegen Vorhofflimmern ist ASS aber nicht geeignet.

*Gezielter Schock: mit Elektrokardioversion*

Beruhigt sich eine Arrhythmie nicht, also eine Rhythmusstörung, kann man versuchen, mit einer Elektrokardioversion einen Anfall zu beenden. Dabei wird ein Stromstoß durch Brust und Herz geschickt, der den normalen Rhythmus wiederherstellen soll. Das geht nur unter Vollnarkose im Krankenhaus und wird von einem Elektrophysiologen (oder Kardiologen) durchgeführt. Das Gerät sieht aus, wie man es aus Krankenhausfilmen kennt, wenn jemand einen Herzstillstand hat und wiederbelebt werden soll. Zwei Paddles werden auf der Brust angesetzt, ein Stromstoß durch den Herzmuskel von der einen Elektrode zur anderen geschickt, um das Vorhofflimmern zu beenden. Die Elektrokardioversion eignet sich nicht für jeden Patienten, weil die Gefahr einer Embolie, also eines Gefäßverschlusses, erhöht ist, wenn sich innerhalb des Herzens Blutgerinnsel befinden.

*Oft erfolgreich: Verödung*

Wenn das Vorhofflimmern sehr spät erkannt wird oder wenn aus irgendwelchen Gründen die Medikation nichts (mehr) bringt, kann eine Katheterablation (aus dem lateinischen «ablatio» für

## Digitale Helfer: mit der Smartwatch oder dem EKG-Ring kontrollieren

Die moderne Elektronik macht's möglich: Mit sogenannten Wearables («Tragbaren») kann man seinen Herzrhythmus überwachen. Man trägt sie wie eine Uhr am Handgelenk. Seit Kurzem gibt es sie auch als Fingerringe, die auf kleinstem Raum ein Diagnose- und Aufzeichnungszentrum bieten. Sie melden hohe oder niedrige Herzfrequenz, unregelmäßigen Rhythmus, zeichnen ein EKG auf, messen den Sauerstoffgehalt des Blutes, erkennen, wenn der Träger gestürzt ist, und können Alarm auslösen, Schlafdaten erfassen, an regelmäßige Bewegung erinnern und vieles mehr. Die Funktionen dieser Geräte sind sehr vielfältig und werden immer ausgefeilter, was vielleicht auch zu einer gewissen Unübersichtlichkeit führt. Gemeinsam mit dem Arzt sollte man klären, was für das eigene Problem wirklich nützlich ist. Man benötigt auf jeden Fall ergänzend ein Smartphone und die zum Gerät gehörige App.

Auch wenn Wearables eine Menge leisten: Sie ersetzen nicht den Besuch beim Arzt, sondern liefern ergänzende Informationen. Das ist zum Beispiel von Vorteil, wenn Vorhofflimmern nur gelegentlich auftritt und sich bei den medizinischen Untersuchungen nicht bemerkbar macht. Die Geräte können dem Träger auch ein Gefühl der Sicherheit vermitteln. Manche Menschen hingegen belastet die Dauerkontrolle. In bestimmtem Rahmen sind die Wearables auf jeden Fall nützlich. Ohne eine gewisse digitale Kompetenz der Nutzer geht es jedoch nicht. Zu den Nachteilen gehört, dass man damit rechnen muss, gelegentlich falsche bzw. unnötige Warnungen zu erhalten. Die gesetzlichen Krankenkassen bezahlen die Wearables bisher nicht. Je nach Funktionen und Hersteller kostet eine solche Smartwatch ab ca. 450 Euro aufwärts. Die EKG-Ringe liegen ungefähr in derselben Preisklasse, je nachdem, ob man Stahl oder Gold oder eine andere Ausführung möchte.

«Ablösung, Abtragung») Abhilfe schaffen. Dabei handelt es sich um einen minimalinvasiven Eingriff am Herzen. Ziel ist etwas, das man bei anderen Eingriffen tunlichst zu vermeiden versucht: Man will Narben erzeugen, und zwar durch Verödung. So soll das Gewebe, das falsche Impulse sendet, stillgelegt oder die Ausbreitung falscher Impulse verhindert werden. In der Regel befinden sich die Störquellen im linken Vorhof, an den Einmündungen der Lungenvenen.

Ganz neu sind ultraschnelle Stromstöße, die keine Hitze erzeugen, was für das umliegende Gewebe schonender ist. Auch Kälte wird eingesetzt, nämlich bei der Kryoablation. Das Gewebe wird zwei bis vier Minuten lang bei –40 bis –60 Grad Celsius vereist. Welche Methode angewendet wird, hängt von der Art des Vorhofflimmerns ab. Nicht immer ist es mit einer einzigen Ablation getan, manchmal muss der Eingriff ein oder mehrmals wiederholt werden.

Bis vor wenigen Jahren hat man die Ablation als die letzte Möglichkeit angesehen, wenn man alle konventionellen Mittel ausgereizt und keinen Erfolg erzielt hatte. Heute wird deutlich eher zu einer Ablation geraten, weil sich in verschiedenen Studien herausgestellt hat, dass es in der Regel einfacher und erfolgreicher ist, wenn das Vorhofflimmern schon in einem frühen Stadium ausgeschaltet wird und sich nicht verstetigt hat. Auch deshalb ist es sehr wichtig, dass jeder selbst ein Auge darauf hat und sich bei Verdacht auf Vorhofflimmern so früh wie möglich Gewissheit verschafft, damit die richtige Behandlung eingeleitet werden kann. Eine Ablation sollte man nur in einem Krankenhaus durchführen lassen, das Erfahrung damit hat. Erkundigen Sie sich vorher, wie viele Fälle pro Jahr behandelt werden. Es gibt Listen, zum Beispiel Klinikradar, der zertifizierten Ablationszentren, die mehrere hundert Eingriffe dieser Art durchführen.[28] Wenn Sie generell nicht sicher sind, ob eine Ablation das Richtige für Sie ist, sollten Sie auf jeden Fall eine Zweitmeinung einholen. Die Zahl der elektrophysiologischen Herzkatheteruntersuchungen und Verödungen von Herzgewebe ist zwischen 2008 und 2018 stark angestiegen, nämlich um gut 190 Prozent.[29] Das ist sicher auf die gute Diagnostik und verbesserte Methoden zurückzuführen, ebenso auf das zunehmende Alter der Bevölkerung. Nicht auszuschließen ist aber, dass auch Patienten zu einer solchen Verödung geraten wird, bei denen es noch andere Möglichkeiten gäbe.

Der Gemeinsame Bundesausschuss hat deshalb 2022 beschlossen, dass diese Behandlung in den Katalog der Eingriffe aufgenommen wird, zu denen eine Zweitmeinung eingeholt werden kann. Die Krankenkassen übernehmen die Kosten. Zu beachten ist: Nicht jeder Kardiologe darf eine Zweitmeinung abgeben, sondern er muss über eine Genehmigung als «Zweitmeiner» verfügen. Man findet die entsprechenden Ärzte über die Webseite des ärztlichen Bereitschaftsdiensts unter dem Punkt «Zweitmeinung»[30] oder kann sich auch telefonisch unter der bundesweiten Telefonnummer 116 117 erkundigen. Es macht ein bisschen Arbeit und kostet sicher auch Zeit, möglicherweise findet man einen Zweitmeiner auch nur außerhalb des eigenen Wohnorts. Aber ich meine, es lohnt sich, vor solch einem Eingriff noch eine andere Meinung einzuholen und dann erst zu entscheiden.

## Ventrikuläre Rhythmusstörung oder: Kammerflimmern

Ähnlich wie das Vorhofflimmern führt auch eine ventrikuläre Arrhythmie, das ist ein unregelmäßiger Schlag der Ventrikel, also der Herzkammern, zu massiven Problemen. Hierbei wird das Muskelgewebe durch ebenfalls irreguläre elektrische Impulse so stark und dauerhaft erregt, dass es nicht mehr zur Ruhe kommt. Die Folge: Das Herz schlägt zwar, arbeitet jedoch quasi ohne Ergebnis. Die Kammern sollen eigentlich das Blut aus den Vorhöfen aufnehmen und weiterverteilen. Besonders wichtig ist die linke Kammer, denn von hier aus werden die Organe mit Sauerstoff versorgt. Wenn sich aber die Muskeln der Kammern zu schnell anspannen und lösen, sammelt sich dort zwischen den Schlägen nicht mehr genug Blut.

Wer Kammerflimmern hat, hat keinen Kreislauf mehr, weil es durch das Flimmern keine mechanische Pumpleistung mehr gibt. Man könnte sagen, es ist ein Stillstand des Herzens. Die Therapie besteht in einer sofortigen Herzdruckmassage und einer notfallmäßigen Defibrillation, um das Flimmern zu durchbrechen. Bei der ventrikulären Tachykardie (VT) kann Herzrasen bis zur Bewusstlosigkeit führen, es muss aber nicht unbedingt ein Herzstillstand sein. Wenn man bei einem Betroffenen Bewusstseinsstörungen feststellt, ist ein sofortiger Anruf in der Notrufzentrale erforderlich. Aber auch wenn geringere Symptome wie Herzrasen oder Schwindel anhalten oder über mehrere Tage immer wieder auftreten, sollte man unbedingt zum Arzt gehen und abklären lassen, worum es sich handelt.

Viele Ursachen kommen für so eine Störung infrage. Medikamente beispielsweise können der Auslöser sein oder Schädigungen am Herzmuskelgewebe, etwa Entzündungen oder Narben, die durch einen Herzinfarkt entstanden sind. Ich hatte aber auch schon einmal eine junge Frau nach Kammerflimmern in der Notaufnahme, die am Abend zuvor etliche Energydrinks getrunken hatte und gleichzeitig Antidepressiva einnahm. Da bestand keine Lebensgefahr, und die Sache ging schnell vorbei. Bei den «ernsten Fällen» ist das aber ganz anders.

### *Drei Stufen unterscheiden*

Der Schweregrad der Kammernprobleme variiert. Als «Kammertachykardie» bezeichnet man ein regelmäßiges Herzrasen. Die Frequenz beträgt 100 bis 250 Schläge / Minute. Geht die Frequenz höher, bis zu 320 Schläge / Minute, spricht man von «Kammerflattern». Beim «Kammerflimmern» ist gar kein Schlag mehr vorhanden, das Herz zuckt nur noch unregelmäßig mit hoher Frequenz. Dann kann gar kein Blut mehr weitergepumpt werden, was zu Herz-Kreislauf-Stillstand führt. Ein plötzlicher Herztod ist wahrscheinlich. Ich erinnere noch einmal an den normalen Ruhepuls von 60 bis 90 Schlägen / Minute. Dafür leistet das Herz auch schon eine Menge, jede Sekunde bis jede halbe Sekunde ein Schlag. Wenn man sich vorstellt, dass die Frequenz über 300 Schläge gehen kann, braucht man kein Kardiologe zu sein, um die Gefahr zu erkennen.

Auch wenn die erste Stufe akut nicht extrem gefährlich ist, muss unbedingt ärztlich abgeklärt werden, worum es sich genau handelt und welche Ursache ausschlaggebend ist. Damit sollte man auch nicht lange warten, denn eine Tachykardie kann sich jederzeit beschleunigen und zu Herzstillstand führen, insbesondere wenn bereits eine andere Herzkrankheit besteht.

Im akuten Fall kann auch hier eine Kardioversion, also die gezielte Abgabe eines Stromstoßes, den außer Rand und Band geratenen Rhythmus wieder normalisieren. Taucht das Problem öfter oder gar dauerhaft auf, muss man zu anderen Maßnahmen greifen. Ähnlich wie beim Vorhofflimmern kann auch hier eine Katheterablation hilfreich sein. Dann werden mittels eines Katheters die Gewebestellen am Herzmuskel zerstört oder verödet, die ursächlich für die Fehlimpulse sind. Oft, insbesondere wenn andere Herzkrankheiten vorliegen, kann ein Defibrillator, abgekürzt Defi, eine Hilfe oder sogar lebensrettende Maßnahme sein. Es gibt verschiedene Arten, je nach Vorerkrankung und Schwere des Problems.

### *Können Leben retten: Defis*

Wenn man davon ausgehen kann, dass die Störung eher vorübergehender Natur ist oder lediglich die Zeit bis zu einer OP überbrückt werden soll, ist eine Defibrillator-Weste ausreichend. Die

Weste darf man sich jedoch nicht wie eine Anglerweste vorstellen, mit vielen Taschen für alle möglichen Utensilien und in einer davon eben der Defi. Der Defi ist vielmehr in die Weste integriert, und man trägt sie direkt auf der Haut. Das Gerät erfasst mit den Elektroden den Herzrhythmus, erstellt sozusagen eine Art EKG. Wenn sich plötzlich der Rhythmus beschleunigen sollte, gibt der Defi einen Schock ab, der wieder zum normalen Takt führt. Ein Defi ist nicht ganz preiswert, die Kosten belaufen sich auf rund 3000 Euro – im Monat. Darin sind die Kosten für die 24-Stunden-Bereitschaft des Herstellers enthalten, möglichst auch Schulungen. In der Regel übernimmt die Krankenkasse die Kosten.

Es gibt immer wieder Debatten, ob solche Westen ihren Zweck erfüllen. Manchmal lösen die Geräte Schocks aus, wenn es nicht nötig ist. Die Patienten bekommen allerdings eine kleine Vorwarnung und können die Schockabgabe dann noch unterdrücken. Einige empfinden es als Belastung, überhaupt damit rechnen zu müssen, auch nachts. Oder halten es ganz allgemein für unangenehm, ständig in so einer Weste zu stecken. Aber: Sie muss 24 Stunden am Tag getragen werden, sonst bringt es nichts. Der Ernstfall richtet sich nicht nach dem persönlichen Stundenplan.

### *Implantationen als Dauereinrichtung*

Dauerhaft implantiert wird ein ICD, ein Implantierbarer Cardioverter Defibrillator. Er wird vor allem bei ausgeprägter Herzschwäche empfohlen, das wäre die Primärprophylaxe. Aber auch wenn man bereits einmal ein Kammerflimmern hinter sich hatte, das ist die Sekundärprophylaxe. Es gibt ihn als Einkammer- oder Zweikammern-Defi, je nachdem, ob eine Elektrode nur in der rechten Herzkammer oder eine weitere auch noch in der rechten Vorkammer angebracht werden soll. Die Defis werden unter dem Schlüsselbein oder hinter dem Brustmuskel eingesetzt, befinden sich also dauerhaft im Körper. Sie messen ebenfalls den Rhythmus und können bei Bedarf einen Stromstoß zur Normalisierung eines aus dem Takt geratenen Herzschlags abgeben. Sehr fortgeschrittene Geräte mit Zusatzfunktionen können auch Daten aufzeichnen und an eine Praxis oder das Krankenhaus übermitteln, das nach der Auswertung bestimmte Untersuchungen vorschlagen kann. Geheilt werden kann die Ursprungskrankheit mit dem Gerät nicht, aber man kann gefährliche Situationen damit in vielen Fällen vermeiden. Begleitend müssen immer Medikamente eingenommen werden, und eine – Sie ahnen es – Veränderung des Lebensstils wie Tabakverzicht, Gewichtsreduktion und Bewegung trägt viel zur Lebensqualität bei.

Nach fünf bis zehn Jahren ist die Batterie des Defis leer. Sie einfach zu wechseln ist nicht möglich. Weil sie fest mit dem Gerät verbunden ist, muss die komplette Einheit ausgetauscht werden. Dafür ist eine erneute Operation notwendig. Viele Patienten überlegen sich aus diesem Anlass, ob sie überhaupt noch einen Defi brauchen. Mehr als zwei Drittel bekommen nie einen Stromschlag.[31] Aber man weiß eben nie, wie es in der Zukunft sein wird. Als Patient sollten Sie sich selbst befragen, wie Sie Ihre aktuelle Situation beurteilen. Hat sich das Herzproblem verschlechtert? Sind neue Krankheiten dazugekommen? Ist die Vorstellung, einen Defi im Körper zu haben, so unangenehm, dass Sie dafür ein höheres Risiko in Kauf nehmen? Ist Ihnen der Gedanke, am plötzlichen Herztod zu versterben, vielleicht sogar angenehm? Das sind schwierige Fragen, die Sie offen und ehrlich mit Ihrem Arzt und vertrauten Menschen besprechen sollten. Und mit dem eigenen Ich sollten Sie sich ebenfalls intensiv beraten. Denn die Antwort auf diese Fragen können Sie sich nur selbst geben.

Außer dem Zweikammern-ICD steht auch ein Dreikammern-ICD zur Verfügung, genannt «CRT», das bei bestimmten Herzerkrankungen besser wirkt als ein ICD. Dabei wird eine dritte Elektrode in die linke Herzkammer eingelegt. Alle CRT- und ICD-Systeme verfügen automatisch über eine Schrittmacherfunktion.

## Wenn das Herz zu langsam schlägt

Herzrhythmusstörungen können auch zu einem stark verlangsamten Herzschlag führen. Oft ist dafür eine AV-Blockade verantwortlich. Der Atrioventrikular(Vorhof)-Knoten soll die elektrischen Impulse des Sinusknotens vom rechten Vorhof zu den Herzkammern weiterleiten. Wenn er das nicht tut, spricht man von einem «Block». Ein AV-Block kann viele Ursachen haben. Medikamente können eine Rolle spielen, hormonelle Probleme oder auch Infektionskrankheiten können die ordnungsgemäße Weiterleitung der elektrischen Reize stören.

Die Auswirkungen hängen davon ab, wie stark der AV-Knoten blockiert und ob vielleicht noch andere Erkrankungen dazukommen. Wir unterscheiden drei Grade:

**Grad 1** bezeichnet eine verzögerte Weiterleitung, die die Frequenz und die «Schlagkraft» des Herzens nicht beeinträchtigt.

**Grad 2** bedeutet, dass die Weiterleitung teilweise unterbrochen wird und das Herz gelegentlich einen Schlag aussetzt. Symptome können Herzklopfen oder -stolpern sein, Schwäche und Schwindel, bei körperlicher oder psychischer Belastung auch Luftnot und Brustschmerzen.

**Grad 3** ist eine komplette Unterbrechung, die Kammern erhalten keine Signale mehr. Eine Art Notsystem übernimmt dann die Aussendung der elektrischen Impulse, sodass noch immerhin bis zu 40 Schläge pro Minute stattfinden. Das reicht aus, um das Herz nicht absterben zu lassen. Doch das Blut kann nicht genügend Sauerstoff an die Organe liefern, auch das Gehirn wird unterversorgt. Ein Herzstillstand ist nicht auszuschließen. Ein normales Leben kann man so nicht führen, man benötigt einen Schrittmacher.

*Schrittmacher immer kleiner und leistungsfähiger*

Die ersten Schrittmacher wurden in Deutschland in den 1960er-Jahren implantiert, sie wogen damals noch rund 300 Gramm. Heutzutage sind sie nicht größer als ein Teebeutelchen, die allerneueste Generation erreicht den Umfang einer großen Tablette. Der Schrittmacher gibt, wie der Defi, elektrische Impulse ab. Er schlägt quasi den Takt: Mit jedem elektrischen Impuls zieht sich der Herzmuskel zusammen, in einem gleichmäßigen Rhythmus. Man kann die Geschwindigkeit programmieren. Manche Schrittmacher verfügen über Sensoren, die das Herz, je nach Aktivität des Patienten, schneller zum Schlagen bringen.

Ein Schrittmacher wird unterhalb des Schlüsselbeins subkutan (unter die Haut) eingepflanzt. Vom Impulsgeber führen ein oder mehrere Elektroden von dort bis zum Herzen. Es gibt auch hier Ein-, Zwei- oder Dreikammergeräte, je nachdem, wie viele Elektroden an welchen Stellen eingesetzt werden. Ein Dreikammerschrittmacher ist operativ sehr anspruchsvoll. Es müssen drei Sonden positioniert werden, eine davon über die Hauptvene des Herzens, damit sie die Impulse auf die linke Herzhälfte schicken kann.

*Dauernd aktiv oder nur bei Bedarf*

Ein Schrittmacher befindet sich im Dauereinsatz. Entweder stimuliert er permanent oder er überwacht durchgehend, ob das Herz ausreichend schlägt, und springt erst dann an, wenn die Frequenz unter den eingestellten Wert fällt. So ein Schrittmacher leistet Erstaunliches. Es hilft ja nichts, ihn fest auf 60 oder 70 Schläge einzustellen. Wenn der Träger körperlich anstrengende Arbeit ausführt, muss das Herz beschleunigen, damit alle Zellen des Körpers mit Sauerstoff versorgt werden. Das heißt, man muss den Schrittmacher so programmieren, dass er auch «selbstständig» den Takt bestimmen kann. Schrittmacher können zudem die Herztätigkeit als EKG-Kurve aufzeichnen, sodass sich der Arzt täglich oder bei

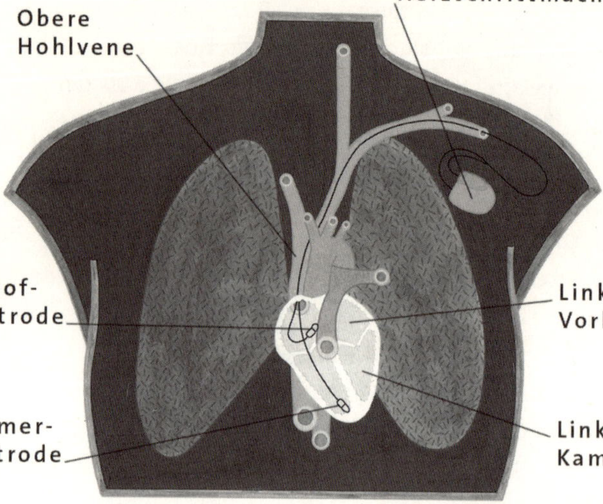


Der Herzschrittmacher sorgt für einen stabilen Herzrhythmus. Zwei Sonden – eine führt zum Vorhof und eine zur rechten Herzkammer – übermitteln an den Schrittmacher die Impulse des Herzens. Im Falle eines zu langsamen Takts stimuliert der Schrittmacher das Herz.

der nächsten Kontrolle ein Bild verschaffen kann. In spezialisierten Zentren ist sogar eine Fernüberwachung möglich. Um die Programmierung zu verändern, muss man den Schrittmacher nicht aus dem Körper holen, das kann man von außen erledigen.

Die Energie für den Schrittmacher liefert eine Batterie, die heutzutage über zehn Jahre halten kann. Wenn der Schrittmacher pausenlos im Einsatz sein muss, ist die Batterie nach fünf bis sechs Jahren erschöpft.

Wer einen Herzschrittmacher in sich trägt, kann ein weitgehend normales Leben damit führen. Aufpassen muss er allerdings bei elektromagnetischen Energiequellen, etwa am Induktionsherd, beim mobilen Telefonieren oder bei der Sicherheitskontrolle am Flughafen. Hier muss man sich mit dem Personal in Verbindung setzen bzw. Abstand von den Geräten halten. Ob Untersuchungen mit einem MRT durchgeführt werden können, hängt vom Schrittmachertyp ab. Mit manchen ist es möglich, mit anderen nicht.

*Erstaunliche Zahlen*

Rund 73 000 Schrittmacher wurden 2021 in Deutschland neu eingesetzt, bei 15 000 musste die Batterie gewechselt werden. Dazu kommt die Zahl der «Revisionen», die nicht ganz gering ist, sie beträgt über 9400.[32] Das heißt, in diesen Fällen muss erneut operiert werden, weil Komplikationen auftraten, etwa weil die Sonde verrutschte. Manches Weitere wird bei den Routinekontrollen entdeckt, die anfangs alle vier Wochen stattfinden, dann ein- bis zweimal im Jahr. Was ich auffällig finde: Ähnlich wie bei anderen Operationen liegt Deutschland auch bei der Zahl der implantierten Schrittmacher weit vor anderen Ländern. 2020 erhielten in Deutschland 879 Menschen pro 1 Million Einwohner einen Schrittmacher, in Schweden zum Beispiel waren es 689 und in der Schweiz 666.[33] Eine plausible Erklärung für diesen großen Unterschied gibt es nicht. Die Altersstruktur der Bevölkerung ist ähnlich, auch der sozioökonomische Rahmen vergleichbar.

Bemerkenswert ist außerdem, dass hier in Deutschland die Zahl der Krankenhäuser zunimmt, die nur selten, also weniger als 20-mal im Jahr, eine Schrittmacher-OP durchführen. Das ist bedenklich. Denn die Qualität solcher OPs steigt mit der Erfahrung und Routine, kurzum mit der Kompetenz des Personals. Kliniken mit mehr als 200 Implantationen im Jahr machen aber nur 9 Prozent aus.[34] Wie schon bei anderer Gelegenheit empfehle ich auch für eine Schrittmacher-OP dringend, sich Häuser zu suchen, die eine große Anzahl dieser Eingriffe durchführen. Man kann davon ausgehen, dass die über Jahre gesammelte Kompetenz des Teams Gold wert ist.

Sowohl der Einsatz von Defibrillatoren als auch der von Schrittmachern steht auf der Liste des Gemeinsamen Bundesausschusses für Zweitmeinungen. Das heißt, Sie können von einem anderen Arzt, der nicht im selben Krankenhaus arbeitet, Ihre Unterlagen und die Empfehlung des behandelnden Arztes beurteilen lassen.[35]

### Helmut Schmidt: Kanzler mit Schrittmacher

Bundeskanzler Helmut Schmidt bekam 1981 im Alter von 62 Jahren einen Schrittmacher – den ersten von insgesamt fünf. Er war zu Hause in Hamburg plötzlich zusammengebrochen, Atem und Bewusstsein setzten sekundenlang aus. Am nächsten Tag wiederholten sich die Vorfälle. Schmidt wurde ins Bundeswehrkrankenhaus nach Koblenz gebracht. Herzchirurgen aus Frankfurt wurden eingeflogen und setzten dem Kanzler einen Schrittmacher ein. Seine Zusammenbrüche waren Symptome des Adam-Stokes-Syndroms. Das ist eine Herzrhythmusstörung aufgrund der Unterbrechung des Reizleitungssystems, die zum sekundenlangen Stillstand der Pumpleistung führt.

Die Ursache war klar. Schmidt hatte zuvor eine eitrige Mandelentzündung gehabt, die sich aufs Herz niedergeschlagen hatte. Die Folge war eine handfeste Myokarditis, also Herzmuskelentzündung, die sich auf das Reizleitungssystem ausgewirkt hatte. Normalerweise hätte er einige Wochen pausieren müssen, davon wollte Schmidt aber nichts wissen und ackerte weiter. An sich lebensgefährlich, aber Schmidt war unbelehrbar. Sein Pflichtbewusstsein war extrem ausgeprägt, und auf seine kräftige Konstitution hielt er sich eine Menge zugute («wie ein belgischer Ackergaul»[36], so seine Frau Loki über ihn). Insgesamt fünf Schrittmacher erhielt Helmut Schmidt. Er starb 2015 im Alter von 96 Jahren.

## Herzschwäche: wenn die Kraft nachlässt

**HÄUFIGKEIT:** 5000 von 100 000 Menschen (etwa 5 Prozent der Gesamtbevölkerung)
**TYPISCHE SYMPTOME:** Luftnot, Leistungsminderung, beschleunigter Puls, Wassereinlagerung und Gewichtszunahme, kalte Finger, Füße oder Beine, nächtlicher Harndrang, Schwindelgefühl
**DIAGNOSTIK:** Herz-Ultraschall, Belastungs-EKG, Röntgen, Labordiagnostik, Kardio-MRT
**THERAPIEMÖGLICHKEITEN:** Behandlung der Ursache, Herzinsuffizienz-Medikamente, angepasste Bewegungstherapie, Herzschrittmacher-Therapie, LVAD bzw. Herztransplantation als Ultima Ratio

Auch wenn ich die Herzschwäche oder Herzinsuffizienz hier im Kapitel «Herzkrankheiten» behandele: Systematisch gesehen handelt es sich nicht um eine eigenständige Krankheit, sondern sie ist immer die Folge einer anderen, etwa dauerhaft verengter Herzkranzgefäße. In der Regel entwickelt sich die Herzschwäche schleichend. Das ist auch oft ein Problem für die Diagnose. Viele Menschen, insbesondere die älteren, nehmen Symptome wie abnehmende Leistungsfähigkeit, Luftnot, Erschöpfung und Herzrhythmusstörungen, Wassereinlagerungen durchaus wahr. Aber sie schieben sie aufs Alter, «meine Mutter hatte auch immer dicke Beine», und finden sich damit ab, dass manches «eben nicht mehr so geht wie früher». Prinzipiell kann das stimmen, aber es muss nicht so sein. Und wenn es tatsächlich eine Herzschwäche ist, könnte man auch etwas dagegen unternehmen, meistens jedenfalls.

Drei bis vier Millionen Menschen leiden in Deutschland an einer Herzschwäche, es dürften jedoch noch viel mehr sein, weil das Problem eben nicht immer erkannt wird. Rund 35 000 starben im Jahr 2020 daran. Auch hier liegt die tatsächliche Zahl vielleicht noch höher, weil möglicherweise mehr Menschen mit Herzschwäche an Covid-19 starben, aber nicht zu entscheiden ist, ob die Infektion oder die Herzschwäche die Todesursache war. Fehldeklarationen könnten ebenfalls eine Rolle spielen.[37]

Eine Herzschwäche kann mehrere Ursachen haben. Eine ist zum Beispiel eine ischämische Kardiomyopathie (ICM), eine lang andauernde Minderversorgung des Herzens mit Sauerstoff, weil die Herzkranzgefäße verengt sind. Stichwort koronare Herzkrankheit, die ich am Anfang dieses Kapitels beschrieben habe. Eine andere Ursache könnte eine dilatative Kardiomyopathie (DCM) sein, die durch eine nicht erkannte oder verschleppte, unbehandelte Herzmuskelentzündung entstanden ist, eine Myokarditis. Auch angeborene Herzfehler, entzündete Herzklappen, eine genetisch vererbte DCM oder ein Übermaß an Alkohol und Drogen kommen als Verursacher infrage. Sie machen aber nur 20 bis 30 Prozent aus. Der Hauptfaktor ist die koronare Herzkrankheit. Sind damit außerdem Übergewicht, ein hoher Blutdruck und möglicherweise noch Diabetes verbunden, steigt die Wahrscheinlichkeit überproportional an, eine Herzschwäche zu entwickeln.

Der Schaden entsteht dadurch, dass Herzmuskelzellen nicht mehr genügend Sauerstoff bekommen und entweder weitgehend inaktiv werden oder sogar ganz absterben. Keine Muskelkraft – keine Bewegung – kein Pumpen. Auch ein Herzinfarkt und die folgende Narbenbildung können eine solche partielle Inaktivität hervorrufen.

Man unterscheidet die verschiedenen Arten von Herzschwäche nach der Art der Funktionsstörung, nach der Dauer und dem genauen organischen Ort. Es kann das ganze Herz oder die linke Seite oder die rechte Seite betroffen sein. Bei einer Rechtsherzinsuffizienz pumpt die rechte Herzkammer das sauerstoffarme Blut nicht mehr in ausreichender Menge in die Lunge, damit es dort wieder angereichert wird. Liegt eine Linksherzinsuffizienz vor, reicht der

Druck nicht mehr aus, um genügend sauerstoffreiches Blut zu den Organen zu transportieren. In den weitaus meisten Fällen handelt es sich um eine chronische Erkrankung, es gibt aber auch akute Erscheinungsformen, etwa nach einem Herzinfarkt.

Bei der Linksherzinsuffizienz unterscheidet man außerdem noch danach, ob sie systolisch oder diastolisch ist. Diese Differenzierung ist erst vor einigen Jahren aufgekommen und im Hinblick auf die unterschiedliche Gesundheit und Behandlung von Männern und Frauen interessant. Zur Erinnerung: Systolisch heißt die Phase, in der sich das Herz zusammenzieht, um die Pumpleistung zu vollbringen. Diastolisch ist die Phase, in der sich das Herz entspannt, damit sich das «verbrauchte» Blut in den Herzkammern sammelt. Männer leiden eher an einer systolischen Herzschwäche, also einer schwachen Pumpleistung, Frauen eher an einer diastolischen. Für Letztere ist übrigens Bluthochdruck der Hauptverursacher. Der Herzmuskel wird steifer, die Herzkammern füllen sich nicht mehr mit genügend Blut. Entsprechend weniger geht auch in Umlauf. Man bezeichnet das als «Herzschwäche mit erhaltener Pumpfunktion» oder auch «Füllungsstörung».

### *Problem bei der Diagnose: das männliche Maß für weibliche Herzen*

Interessant wird die Unterscheidung, wenn es um eine Diagnose und die daraus folgende Therapieempfehlung geht. Ein Maß für die Pumpleistung des Herzens ist die «Auswurffraktion». Damit wird ausgedrückt, wie viel Prozent des Bluts, das sich aktuell im Herzen befindet, mit einem Schlag «ausgeworfen» wird. Die Herzen von Männern sind größer als die von Frauen, auch proportional zur Körpergröße. Man geht davon aus, dass Frauenherzen diesen Nachteil ausgleichen, indem sie mit einem Schlag mehr Blut pumpen, ihr Auswurf also prozentual gesehen höher ist als der von Männern. Im klinischen Alltag gilt eine Auswurfleistung von mindestens 50 Prozent als gesund. Aber: «Bei gesunden Frauen dagegen liegt die Auswurffraktion bei 60 Prozent. Es werden mindestens 60 ml von 100 ml bei jedem Schlag ausgeworfen. Im Lehrbuch orientiert sich die Untergrenze des Normalwerts an dem Wert der Männer. Das heißt, eine Auswurffraktion von 50 bis 60 Prozent wird bei Frauen als normal bezeichnet, obwohl sie eigentlich unterhalb des Normwerts für Frauen liegt. Die Unterschiede verstärken sich im Alter», führt Vera Regitz-Zagrosek aus, eine der führenden Forscherinnen der Gender-Medizin, der geschlechterdifferenzierenden Medizin.[38] Man kann daraus schließen, dass bei Frauen eine Herzschwäche oft nicht früh genug erkannt wird. Sie bringen schließlich noch die «normgerechte Auswurffraktion». Das stimmt, aber nur die, die für Männer normal wäre. Für eine Frau ist das schon zu wenig und ein Hinweis auf eine akute Herzschwäche. Was Frauenherzen sonst noch von denen der Männer unterscheidet, lesen Sie ab Seite 206.

*Heilung ausgeschlossen – Erleichterung möglich*

Für Patienten mit Herzinsuffizienz gibt es mehrere Möglichkeiten der Behandlung. Welche infrage kommt, hängt vom Allgemeinzustand und von der Vorgeschichte ab. Im Krankenhaus führen wir eine MRT-Untersuchung durch, um festzustellen, ob Areale übriggeblieben sind, in denen die Zellen noch ein bisschen aktiv sind. Wenn ja, könnte es sein, dass sie mit verbesserter Sauerstoffzufuhr wieder stärker zur Pumpleistung beitragen können. Dann schlagen wir vor, einen bzw. mehrere Stents einzusetzen oder einen Bypass zu legen. Das hängt immer von der individuellen Situation ab. Wenn das nicht möglich ist, weil die Insuffizienz schon zu weit fortgeschritten ist, bleibt nur noch die Medikation, die allerdings umfangreich ist. Infrage kommen ACE-Hemmer, Betablocker, Diuretika, also Entwässerungshilfen, und einiges mehr. Bei einigen wenigen Patienten kann auch ein Schrittmacher unterstützend wirken. Wenn gar nichts mehr geht, muss man ein Kunstherz bzw. eine Transplantation in Betracht ziehen. Letztere ist angesichts der wenigen Spenderorgane eine nicht besonders aussichtsreiche Option. Zu den Operationen lesen Sie mehr ab Seite 169.

Und was kann man noch tun? Der Betroffene selbst kann seine Situation verbessern, indem er eventuell vorhandenes Übergewicht reduziert. Man muss sich nur mal vorstellen, wie schwer das arme Herz, das eh schon so erschöpft ist, rackern muss, um die vielen Kilos zu durchbluten. Jedes Kilo, das man ihm erspart, hilft ihm, durchzuhalten. Auch im Hinblick auf eine eventuelle

### NYHA: der Schweregrad einer Herzschwäche

Den Grad der Erkrankung bestimmen wir nach der NYHA-Klassifikation (*New York Heart Association*). Zugrunde liegt die Leistungsfähigkeit des Patienten, das heißt, die Zuordnung zu einem Grad kann wechseln, wenn das Befinden besser oder schlechter wird.

**NYHA I (asymptomatisch)** Herzerkrankung ohne körperliche Einschränkung. Alltägliche körperliche Belastung verursacht keine übermäßige Erschöpfung, Rhythmusstörungen, Luftnot oder Angina Pectoris.

**NYHA II (leicht)** Herzerkrankung mit leichter Einschränkung der körperlichen Leistungsfähigkeit. Keine Beschwerden in Ruhe und bei geringer Anstrengung. Stärkere körperliche Belastung (zum Beispiel Bergaufgehen oder Treppensteigen) verursacht Erschöpfung, Rhythmusstörungen, Luftnot oder Angina Pectoris.

**NYHA III (mittelschwer)** Herzerkrankung mit höhergradiger Einschränkung der körperlichen Leistungsfähigkeit bei gewohnter Tätigkeit. Keine Beschwerden in Ruhe. Geringe körperliche Belastung (zum Beispiel Gehen in der Ebene) verursacht Erschöpfung, Rhythmusstörungen, Luftnot oder Angina Pectoris.

**NYHA IV (schwer)** Herzerkrankung mit Beschwerden bei allen körperlichen Aktivitäten und in Ruhe, Bettlägerigkeit.[39]

Operation wäre es vorteilhaft, wenn Sie kein oder ein nur geringes Übergewicht haben. Die Risiken für Komplikationen sind bei sehr beleibten Menschen immer höher und die Operationen sind schwieriger, einfach weil man schwerer Zugang zum Herzen findet. Ich kann nachvollziehen, dass Essen ein Trost sein kann, wenn man nur wenig Erfreuliches erlebt und sich keine großen Aktivitäten mehr zutraut. Doch das ist vom falschen Ende her gedacht. Je dicker ein Mensch ist, desto weniger beweglich ist er und desto weniger kann er etwas erleben, das ihm potenziell Freude bereitet. Positiv ausgedrückt: Mit niedrigerem Gewicht verschafft man sich neue Möglichkeiten.

*Schonung nicht immer der richtige Weg*

Wir Mediziner ermutigen in der Regel Patienten mit einer Herzschwäche der Grade NYHA I und II (s. Seite 115) ausdrücklich dazu, sich zu bewegen und am Leben teilzunehmen. Früher war das anders. Da lautete das oberste Gebot: «Schonen Sie sich, um Gottes willen! Am besten legen Sie sich öfter mal hin.» Aber im Grunde förderte man damit nur den schleichenden Niedergang der Kräfte. Eine moderate, auf die Herzschwäche abgestimmte Bewegungstherapie kann die Funktion der Blutgefäße verbessern, außerdem dazu beitragen, dass sich der Ruhepuls verbessert und die Muskulatur wieder leistungsfähiger wird. Das heißt, der Alltag wird weniger beschwerlich, Treppensteigen oder kleine Einkäufe sind (wieder) möglich. Und wer seinen Bewegungsradius vergrößert, der tut auch der Psyche etwas Gutes. Begegnungen mit anderen Menschen bringen Freude und holen einen raus aus der Isolation, aus trüben Gedanken. Wichtig ist, dass man sich nicht verausgabt, medikamentös gut eingestellt ist und das Bewegungsprogramm auf jeden Fall unter fachlicher Anleitung beginnt, zum Beispiel in einem Herzzentrum oder in einer Reha-Einrichtung. Auch für Patienten mit NYHA-Grad III stehen speziell entwickelte Programme zur Verfügung.

## Herzmuskelentzündung: Gefahr auch für junge Menschen

Im Zuge der Covid-19-Pandemie war die Herzmuskelentzündung oder Myokarditis öfter ein Thema. Vielfach wurden Vermutungen geäußert, dass die Impfung mit einem mRNA-Impfstoff eine solche Erkrankung auslösen würde, insbesondere bei jungen Männern. Soweit ich weiß, ist das nicht der Fall. Es gab im Zusammenhang mit der Covid-Impfung 18 Fälle von Myokarditis auf eine Million Geimpfte. Das entspricht aber dem Anteil bei einer normalen Grippeimpfung und ist niedriger als bei der Impfung gegen Pocken. Was genau der Auslöser bei dem mRNA-Impfstoff gewesen sein könnte, ist noch nicht klar. Bei jeder Impfung bestehen Risiken, die möglichen Nebenwirkungen sind aber insgesamt viel, viel geringer als die Auswirkungen einer Infektion.[40] Interessant und sehr nützlich an der Debatte war aus meiner Sicht jedoch, dass Herzmuskelentzündung in Verbindung mit jugendlichem Alter stärker in die Aufmerksamkeit geriet.

Eine Myokarditis ist nämlich eine Herzerkrankung, die relativ häufig jüngere Menschen betrifft. Da viele eine Herzkrankheit aber eher mit älteren Leuten in Verbindung bringen, liegt sie bei den Jungen oft unter dem Aufmerksamkeitslevel. Dabei sind genau sie gefährdet, sogar vom plötzlichen Herztod bedroht. Insgesamt sind 22 pro 100 000 Einwohner von einer Myokarditis betroffen, und bei zehn Prozent aller jungen Menschen, die daran versterben, ist eine Myokarditis der Grund.[41] Es gibt verschiedene Auslöser für diese Krankheit, häufig sind es Infektionen. Das können Viren sein, gelegentlich Bakterien, Pilze oder Parasiten.

### *Auch «harmlose» Infekte können aufs Herz gehen*

Bei Virusinfektionen, etwa Masern, Herpes, einer Erkältung, einem Magen-Darm-Infekt, denkt man zunächst nicht ans Herz. Die Symptome der Hauptkrankheit stehen im Vordergrund. Doch es kann sein, dass die Viren über die Blutbahn zum Herzen gelangen und sich dort festsetzen. Dort lösen sie eine Entzündung der Herzmuskelzellen aus, die zu einer verminderten Pumpleistung führt. Zunächst bemerkt man wahrscheinlich nur, dass man noch Wochen nach dem Ende einer Grippe müde und abgeschlagen ist, dass die Gliederschmerzen nicht weggehen wollen, und vielleicht bleiben auch Husten und Schnupfen länger als normal. Wenn man sich konsequent schont und auch sonst eine gute Konstitution hat, bestehen gute Chancen, dass die Herzmuskelentzündung von selbst weggeht, ohne Folgen zu hinterlassen. Das körpereigene Immunsystem tut seine Arbeit und wird aller Wahrscheinlichkeit nach den Feind aus dem Feld bzw. Herzen schlagen.

Wer sich aber ein Anti-Schlappheits-Training verordnet oder denkt, dass in der Werkstatt ohne ihn alles zusammenbricht, und wieder zur Arbeit geht, der tut genau das Falsche und riskiert, dass aus einer akuten Herzmuskelentzündung eine chronische Herzschwäche wird. Er überlastet sein Herz, und es wird im wahrsten Sinne des Wortes schwach. Besonders gefährdet sind leistungsorientierte junge Menschen, speziell Jogger, Langstreckenläufer und Profi-Sportler, die stolz darauf sind, möglichst kein Training auszulassen, und auf Strecke gehen, sobald sie nach ihrer Erkältung wieder halbwegs durchatmen können. Sie denken wahrscheinlich, dass sie es sich nicht leisten können, zu pausieren, weil sie sonst an Kondition verlieren und womöglich wieder ganz von vorn anfangen müssen. Aber das stimmt ja nicht, ein trainierter Körper kommt nach einer Pause sehr schnell auf sein altes Niveau zurück.

Doch irgendwie steckt man in einer selbst gesteckten Erwartungshaltung. Ich habe es an mir selbst festgestellt, als ich meine Covid-19-Erkrankung hinter mir hatte. Ich musste mir selbst regelrecht einbläuen, dass ich noch nicht so viel leisten konnte wie vorher. Ich brauchte mehr Schlaf, und es war mühsamer für mich, die Treppen hochzukommen, als vorher – aber meine Laufschuhe standen schon im Flur. Ich gab mir einen Ruck, packte sie weg und sagte zu mir: «Umes, du merkst, dass du noch nicht fit bist, also gehst du diese Woche noch nicht zum Sport. Und in der nächsten am besten auch nicht.» Es fiel mir schwer, aber ich habe mich an meine Ermahnung gehalten und bin nicht zum Laufen raus, sondern ging spazieren. Und zwar zunächst gar nicht lang und immer nur schön flach am Ufer der Weser entlang. Insgesamt habe ich fast drei Monate ausgesetzt – sicher ist sicher. Es war genau richtig so, von der Infektion ist nichts zurückgeblieben, zum Glück. Ich hätte den Patienten, die ich wortreich ermahne, sich zu schonen, ja sonst nicht mehr in die Augen schauen können.

Gegen eine infektiöse Myokarditis kann man leider nicht viel unternehmen. Man kann nur versuchen, die Ursachen zu erledigen. Pilze, Bakterien und Parasiten lassen sich mit Medikamenten bekämpfen, Viren nicht. Bei einer virusbedingten Herzmuskelentzündung bleibt im Grunde nur, die Entwicklung aufmerksam zu beobachten, sich zu erholen, gut zu ernähren und nicht zu belasten. Und Geduld zu haben. Alles andere bringt nichts oder nur Übles.

Das sind zum Glück relativ seltene Folgen einer Herzmuskelentzündung, allerdings: In 30 Prozent[42] der Fälle hinterlässt sie Spuren, zum Teil eben gravierende.

*Autoimmunkrankheiten – auch ein Auslöser*

Zu den nicht infektiösen Auslösern von Herzmuskelentzündungen gehören Autoimmunkrankheiten. Dabei handelt es sich um Krankheiten, bei denen sich das Immunsystem aufgrund einer Fehlsteuerung gegen den eigenen Körper richtet. Dazu zählen zum Beispiel Rheuma, entzündliche Darmerkrankungen wie Morbus Crohn oder eine rheumatische Arthritis. Insbesondere Rheuma, eine Volkskrankheit, sollte man in Verbindung mit dem Herzen sehen. Es handelt sich um entzündliche Prozesse von Gelenken und Weichteilen, die auch auf die Gefäße übergreifen können. Vor allem die Herzkranzgefäße sind häufig betroffen – und wie Sie wissen, sind die extrem wichtig für ein gesundes Herz. Wenn man an einer Autoimmunkrankheit leidet, sollte man immer darauf achten, das Herz regelmäßig untersuchen zu lassen, und wenn Symptome wie unerklärliche Müdigkeit, Brustschmerz und Kraftlosigkeit auftreten, unbedingt zum Arzt gehen.

## Herzklappen: im Alter häufig Probleme

**HÄUFIGKEIT:** Männer 3-mal häufiger betroffen als Frauen; bei über 75-Jährigen erkranken ca. 13 von 100
**TYPISCHE SYMPTOME:** Schwäche, Leistungsknick, Wassereinlagerungen, unregelmäßiger Herzschlag, Atemnot, Husten, Engegefühl bis hin zu Schmerzen in der Brust, Bewusstlosigkeit
**DIAGNOSTIK:** Abhören mit Stethoskop, Herz-Ultraschall, EKG, Labordiagnostik, bildgebende Verfahren wie CT, MRT
**THERAPIEMÖGLICHKEITEN:** Medikamente, Herzklappenersatz oder Reparatur durch Operation

Die Reparatur und der Ersatz von Herzklappen sind ein großes Thema, zum einen, weil es viele Menschen betrifft. Zum anderen, weil es sehr komplex ist. Wir haben vier Herzklappen, die unterschiedliche Aufgaben erfüllen. Außerdem können prinzipiell zwei Arten von Erkrankungen auftreten: Eine Klappe kann verengt sein, dann sprechen wir von einer Stenose. Das Blut staut sich vor der Klappe. Oder die Klappe schließt nicht ganz dicht, das Blut strömt wieder zurück. Das nennen wir Klappenschwäche oder -insuffizienz. Eine Verengung tritt wesentlich häufiger auf. Es kann natürlich auch sein, dass beide Erkrankungen an einer oder mehreren Klappen auftreten.

Die Pulmonalklappe macht nur selten Probleme. Sie sitzt zwischen der Pulmonalarterie, die das Blut zur Lunge transportiert, und dem rechten Herzen. Meistens sind die Klappen des linken Herzens betroffen, besonders häufig die Aortenklappe, was logisch ist, weil sie dauerhaft einem starken Druck standhalten muss. Sie muss verhindern, dass Blut aus der Aorta in die linke Herzkammer zurückläuft. Bei der Aortenklappe sehen wir oft eine Stenose, meist durch Verkalkung. Je älter ein Mensch wird, desto höher ist die Wahrscheinlichkeit, dass er ein Problem mit der Aortenklappe bekommt. Auf der Rangliste der häufigsten Klappenerkrankungen steht die Mitralklappe an zweiter Stelle. Sie fällt eher durch eine Undichtigkeit als durch eine Verengung auf. Im Vergleich zu Europäern leiden Menschen aus dem arabischen und asiatischen Raum häufiger unter einem Defekt an der Mitralklappe. Ihnen machen die Folgen des rheumatischen Fiebers zu schaffen, das bei uns so gut wie gar nicht mehr existiert.

**Ungleich verteilt**

**Deutlich mehr Männer entwickeln ein Herzklappenproblem als Frauen, das Verhältnis ist ungefähr zwei Drittel zu ein Drittel.[43] Pro 100 000 Einwohner sterben gut 20 an Herzklappenerkrankungen.[44]**

*Unterschiedliche Symptome*

Wie bemerkt man, dass man einen Klappenfehler hat? Oft gar nicht, zumindest anfänglich nicht. Der Fehler ist noch gering ausgeprägt, und das Herz kann durch erhöhte Aktivität die Minderleistung einer verkalkten oder undichten Klappe ausgleichen. Auf

Dauer ist das jedoch ungünstig, weil sich das Herz ziemlich plagen muss, wenn die Klappen nicht gut funktionieren. Der Herzmuskel muss über Gebühr arbeiten, er wird größer, verhärtet vielleicht sogar. Er wird dauerhaft geschädigt und kann nicht mehr repariert werden. Eine mögliche Folge ist Herzschwäche.

Ist das Herzklappenproblem schon weiter fortgeschritten, machen sich Symptome wie etwa Schwindel bemerkbar. Das liegt daran, dass das Herz eben nicht genügend Volumen pumpen kann, um alle Organe ausreichend zu versorgen. Oder man ist dauernd müde und nicht mehr so belastbar, das Treppensteigen fällt schwer. Die Fitteren wundern sich, dass sie die üblichen Strecken beim Fahrradfahren oder Laufen nicht mehr schaffen oder sich wie nie zuvor anstrengen müssen, um das Pensum zu bewältigen. Bläuliche Lippen, Schwellungen in den Beinen oder Luftnot aufgrund eines Blutstaus in der Lunge können als Symptome ebenfalls auftreten. Einige Betroffene empfinden sogar Brustschmerzen wie bei einem Infarkt. Dabei sind die Herzkranzgefäße vielleicht ganz in Ordnung. Aber da sie nicht ausreichend durchblutet werden, schmerzen sie. Oft verstärken andere Erkrankungen wie etwa Vorhofflimmern die Beschwerden, und es stellt sich erst im Zuge dieser Diagnose heraus, dass ein oder mehrere Klappen nicht in Ordnung sind.

### *Gute Akustik*

Wenn ich meine Patienten untersuche, erkenne ich anhand der Herztöne, um welche Klappe und welche Erkrankung es sich handelt. Das funktioniert schon mit einem einfachen Stethoskop. Ich konzentriere mich bei der Untersuchung zunächst auf akustische Aspekte: Wann hörte ich den stärksten Ton – wenn die Klappe zugeht oder wenn sie öffnet? Gibt es noch weitere Geräusche zwischen den Schlägen? Wenn ich zum Beispiel ein Geräusch an der Aortenklappe während der Auswurfphase höre, also wenn das Blut durch den Körper gepumpt werden soll, dann ist sie sehr wahrscheinlich verengt. Habe ich einen solchen Verdacht, sichere ich die Vermutung durch eine Ultraschalluntersuchung, eine Echokardiografie, ab. Damit lassen sich alle vier Klappen untersuchen. Weitere Untersuchungen wie ein EKG kommen dazu. Gegebenenfalls wird auch eine Herzkatheteruntersuchung notwendig, mit der wir im Krankenhaus prüfen, ob die Herzkranzgefäße ebenfalls verengt sind.

### Echokardiografie: äußerlich oder geschluckt

Die kurz «Echo» genannte Untersuchung kann jeder Kardiologe oder Internist durchführen. Der Patient liegt auf der linken Seite, der Arzt führt den Untersuchungskopf seines Ultraschallgeräts zu verschiedenen Positionen an der Brust. Es werden (unhörbare) Schallwellen ausgesendet, die die verschiedenen Gewebe und Bestandteile des Herzens in unterschiedlicher Art zurückwerfen. So ergibt sich ein relativ plastisches Bild auf einem Monitor. Der Patient kann oft mitschauen, er sieht sein eigenes Herz als Schwarz-Weiß-Darstellung. Manchmal ist ein Herz nicht gut schallbar, entweder wenn der Patient sehr beleibt ist oder wenn das Herz ein bisschen ungünstig liegt. Dann kommt ein Schluck-Echo infrage. Dabei handelt es sich allerdings um eine invasive Untersuchung. Über die Speiseröhre wird ein flexibler Schlauch eingeführt, an dessen Spitze sich der Schallwellenkopf befindet. Man kommt mit dieser Methode näher an das Herz heran als von außen. Allerdings besteht auch das Risiko, die Speiseröhre, andere Weichteile oder die Zähne zu verletzen.

Defekte an der Trikuspidalklappe, die zwischen der rechten Kammer und dem rechten Vorhof sitzt, treten vor allem bei Menschen in sehr hohem Alter auf. Meist haben sie auch schon andere Herzerkrankungen. Ist bei jüngeren Menschen die Trikuspidalklappe entzündet, dann ist das oft eine Folge von Drogenmissbrauch, insbesondere wenn gespritzt wird. Über unsaubere Spritzen gelangen Bakterien in die Blutbahn. Die erste Klappe, durch die sie durchmüssen, ist die Trikuspidalklappe. Deshalb entsteht dort häufig eine Infektion, auf der anderen Herzseite jedoch selten, weil dann das Blut schon eine Menge Filter in Form von diversen Geweben durchlaufen hat.

### *Viele verschiedene Verfahren denkbar*

Wie behandelt man Herzklappenprobleme? Pauschal lässt sich das nicht beantworten, weil die Ursachen sehr unterschiedlich sein können und weil das Alter, die Konstitution und weitere Erkrankungen des Betroffenen eine große Rolle spielen. Generell gilt dieser Grundsatz: Medikation vor Reparatur vor Ersatz. Das wäre die wünschenswerte Therapiefolge, aber im Einzelfall muss man eventuell anders entscheiden.

Medikamente kommen nur infrage, wenn es sich um eine entzündliche Klappenerkrankung handelt. Dann kann man Antibiotika einsetzen, um die Erreger aus dem Feld zu schlagen. Andere Ursachen lassen sich nicht mit Medikamenten behandeln. Man kann jedoch Arzneien einsetzen, um die Symptome zu lindern. Das können je nach Klappe und ihrem Problem beispielsweise gefäßerweiternde Medikamente, ACE-Hemmer oder Diuretika sein, also harntreibende Mittel. Man darf darüber jedoch nicht vergessen: Die Krankheit selbst, also der Defekt in der Klappe, wird damit nicht behoben, weder lang- noch kurzfristig. Eher ist zu erwarten, dass mit der Zeit die Funktionsfähigkeit der Klappe weiter abnimmt. Wie schnell diese Entwicklung voranschreitet, lässt sich nicht vorhersagen, eine regelmäßige Kontrolle beim Kardiologen ist absolut notwendig.

Die diversen OP-Verfahren für Klappenreparatur oder -ersatz sind sehr komplex, sie hier detailliert zu beschreiben bringt wenig. Auch lässt sich nicht schematisch entscheiden, welche Methode für welchen Fall am besten ist. Es spielen einfach zu viele Faktoren hinein. Deshalb beschränke ich mich auf einen Überblick der gängigsten Verfahren. In der Regel ist eine Klappenoperation ein geplanter Eingriff. Es sollte deshalb genügend Zeit zur Verfügung stehen, um sich die Empfehlungen in aller Ruhe zu überlegen und gegebenenfalls weitere Informationen einzuholen.

### *Gemeinsame Entscheidung*

Für den Betroffenen wohl am interessantesten ist, dass nach den neuen Leitlinien (2021) nicht mehr ein einzelner Spezialist, sondern ein Herzteam die Entscheidung trifft, welches Verfahren individuell das beste ist, und dieses dem Patienten vorschlägt. Zum Team gehören mindestens ein Kardiologe und ein Herzchirurg, bei Bedarf kann man einen Anästhesisten dazuholen. Auch wichtig zu wissen: Die Sterblichkeit der Patienten liegt bei 1 bis 3 Prozent.[45] Das persönliche Risiko hängt stark vom Alter und von eventuellen Begleiterkrankungen ab. Nach der OP mit einer biologischen Herzklappenprothese nimmt der Patient in der Regel für rund drei Monate gerinnungshemmende Medikamente (Antikoagulanzien), um zu verhindern, dass eingesetzte Fremdmaterialien wie etwa künstliche Sehnenfäden zu einer Gerinnselbildung beitragen. Danach haben sich so viele körpereigene Zellen an den fremden Materialien angelagert, dass die Gefahr sehr gering ist und man auf die Gerinnungshemmer verzichten kann. Man muss aber ein Leben lang Aspirin nehmen. Bei einer mechanischen Klappe müssen es jedoch Antikoagulanzien sein, für immer.

### *Reparatur einer undichten Aortenklappe*

Wenn möglich, repariert man eine undichte Klappe, ehe man sich zum Einsatz einer fremden entschließt. «Klappenrekonstruktion» nennen wir das. Auch wenn die heutigen künstlichen oder biologischen Ersatzklappen von sehr guter Qualität sind:

An die natürlichen, körpereigenen reichen sie nicht heran. Eine neue Herzklappe, egal aus welchem Material, ist und bleibt ein Fremdkörper. Deshalb besteht grundsätzlich immer ein gewisses Infektionsrisiko. Auch die manchmal schwierige Integration eines fremden Teils in ein laufendes System muss berücksichtigt werden. Deshalb versuchen wir, wenn möglich die vorhandene Klappe zu erhalten und zu reparieren. Für die Reparatur kommen rein technisch gesehen verschiedene Vorgehensweisen in Betracht, je nach Ursache. Die Klappentaschen können gerafft, die Verbindung zwischen den Klappentaschen kann verbessert werden, und noch einige andere Verfahren sind denkbar. Ist die Aortenwurzel, also die Stelle, an der die Aorta mit der Klappe verbunden ist, durch Bluthochdruck oder Verkalkung erweitert, können wir ein Stück Aorta durch eine Prothese ersetzen.

*Reparatur einer undichten Mitralklappe*

Für undichte Mitralklappen stehen ebenfalls verschiedene Verfahren zur Verfügung, je nach Defekt. Häufig kommt es vor, dass der Halteapparat der Mitralklappe nicht mehr funktioniert. Die Sehnenfäden sind gerissen oder überdehnt. Mittels Schlüssellochtechnik lassen sich neue künstliche Fäden einsetzen oder die vorhandenen kürzen. Für den Eingriff setzt man in der rechten Brustwand einen wenige Zentimeter langen Schnitt zwischen den Rippen, zieht sie ein wenig auseinander und operiert videoassistiert direkt am Herzen. Die Herz-Lungen-Maschine wird über die Leistengefäße angeschlossen. Eine weitere Möglichkeit für die Mitralklappenreparatur ist der MitraClip. Damit lassen sich die beiden Segel der Mitralklappe dort zusammen «tackern», wo sie undicht sind. Auch das lässt sich minimalinvasiv mit einem Katheter bewerkstelligen.

*Offene Operation*

Die Alternative zu diesen minimalinvasiven Verfahren ist eine offene OP, das heißt, der Brustraum wird geöffnet, indem man das Brustbein durchsägt. Der Vorteil einer minimalinvasiven OP besteht darin, dass der Patient nicht einen so gravierenden, lang andauernden Wundheilungsprozess mit all seinen Risiken durchstehen muss. Außerdem ist die Narbe sehr klein. Ein Pluspunkt der großen, offenen OP ist – flapsig gesagt – der sehr gute Blick, den man hat. Das heißt, das Herz sowie der komplette Raum darum herum liegen gut sichtbar vor den Operateuren. Das ist insofern von Vorteil, weil Unregelmäßigkeiten auffallen können, die man durchs «Schlüsselloch» nicht sieht, die aber relevant werden können. Bei beiden OP-Methoden muss mit einer Herz-Lungen-Maschine gearbeitet werden, das Herz wird vorübergehend «stillgelegt».

Die Trikuspidalklappe lässt sich häufig mit einem Ring stabilisieren. Dass man an der Pulmonalklappe operieren muss, ist bei Erwachsenen selten. Häufiger handelt es sich um eine Erkrankung, die von Geburt an vorhanden ist und schon im Kindesalter repariert wird.

*Klappenersatz: mechanisch oder biologisch?*

Wenn keine Reparatur hilft, dann muss man Ersatz schaffen, das heißt, eine neue Klappe einsetzen. Meistens ist das etwa bei der häufigsten Klappenerkrankung erforderlich, der Aortenklappenstenose. Grundsätzlich gibt es zwei Möglichkeiten: eine mechanische Klappe oder eine biologische Klappe einzusetzen. Die mechanische besteht meistens aus Pyrolytcarbon, das ist gehärteter Grafit, die biologische aus einer Schweine-Aortenklappe oder aus Rinderperikard, also dem Herzbeutel eines Rinderherzens. Die Leitlinien geben als Standardempfehlung vor, dass man bei jüngeren Menschen eine mechanische Klappe einsetzt, bei älteren eine biologische. Warum? Die mechanische Klappe hat eine nahe-

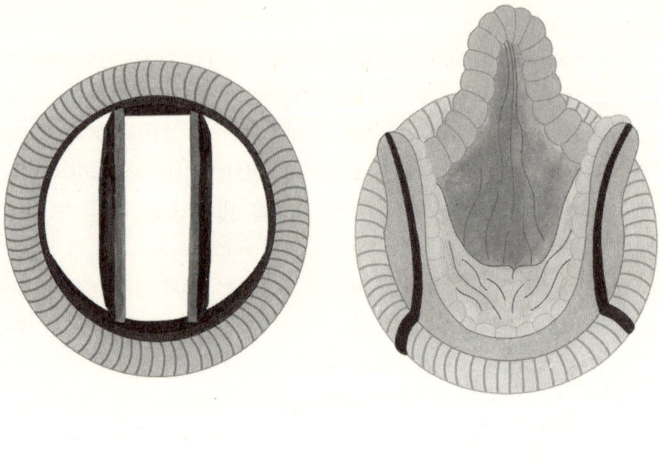


Eine mechanische (links) und eine biologische Herzklappe (rechts). Die biologische Klappe hat drei Taschen, die mechanische zwei Flügel.

zu unbegrenzte Haltbarkeit, man kann davon ausgehen, dass sie ewig ihren Dienst tun wird, wenn keine Entzündung oder Sonstiges dazwischenkommt. Die biologische jedoch nicht, sie hält zehn bis fünfzehn Jahre. Danach funktioniert sie in der Regel nicht mehr gut, weil sie verkalkt oder einfach Materialermüdung eingetreten ist. In einer weiteren OP muss die alte Klappe dann gegen eine neue ausgetauscht werden. Das ist der Standardrahmen. Entscheiden kann man im individuellen Fall aber auch ganz anders, denn bei der Wahl der Klappe ist vieles zu berücksichtigen. Seit es neue interventionelle Klappenersatzverfahren gibt, entscheiden sich immer mehr Menschen für eine biologische Herzklappenprothese. Sollte eine neue fällig werden, aber eine OP zu riskant sein, etwa aufgrund fortgeschrittenen Alters, kann man kathetergesteuert eine neue Herzklappe in die alte einsetzen. Das bezeichnet man als Valve-in-Valve-(Klappe-in-Klappe)-Verfahren.

*Mechanische Klappe*
Die mechanische Klappe ist das Arbeitspferd, sie ist sehr stabil und langlebig. Der Nachteil: Der Patient muss Blutgerinnungshemmer wie Marcumar nehmen, und zwar für immer bzw. solange er die Klappe hat. Marcumar ist ein Vitamin-K-Antagonist, das heißt, dass man auf viele Lebensmittel achten muss, die Vitamin K enthalten, etwa Grünkohl, Spinat und Brokkoli. Außerdem muss der Betroffene häufig und sehr regelmäßig die Gerinnungswerte des Bluts kontrollieren. Dafür gibt es Geräte, ähnlich wie Diabetiker sie für die Blutzucker-Messung benutzen. Je nach Ergebnis muss er seine Dosis Marcumar entsprechend anpassen. Sonst besteht das Risiko einer Embolie (Blutgerinnselbildung). Viele Patienten kommen mit diesen Anforderungen sehr gut klar und können sich ihre Dosis über die ganze Woche einteilen. Wenn sie zum Beispiel in Norddeutschland leben und im Winter viel Grünkohl mit seinem hohen Vitamin-K-Gehalt verspeisen, wissen sie, dass sie öfter und genauer kontrollieren müssen. Anderen fällt es dagegen schwer, ihre «Aufsichtspflicht» zu erfüllen.

Ein weiterer Nachteil der mechanischen Klappe besteht darin, dass sie bei fast allen Menschen Geräusche macht. Man hört ihr Öffnen und Schließen. Und zwar nicht nur als Betroffener selbst, sondern auch als Sitznachbar oder Bettgenosse. Die allermeisten Patienten kommen damit zurecht. Meine ehemalige Nachbarin hat seit über 35 Jahren eine künstliche Mitralklappe. Sie hatte anfangs Schwierigkeiten, kam aber darüber hinweg und ist einfach froh, dass sie sich auf diesen Ersatz verlassen kann. Manche Menschen jedoch können sich partout nicht an das Geräusch gewöhnen, im Gegenteil. Das Problem wird sogar immer größer. Es ist vor allem eine psychische Belastung. Die Betroffenen horchen beständig in sich hinein, sind ganz und gar auf das Klappengeräusch fokussiert. Wenn sie, aus welchem Grund auch immer, mal ein oder zwei Schläge nichts hören, geraten sie in Panik, weil sie befürchten, dass ihr Herz stehen bleibt.

### «Das Klappengeräusch macht mich verrückt!»

Ich betreute vor ein paar Jahren eine relativ junge Patientin, die sich, wie es die Leitlinien für ihr Alter empfehlen, für eine mechanische Prothese entschieden hatte. Stärkstes Motiv für sie war, dass sie sich auf keinen Fall nochmals einer so großen Operation unterziehen wollte, und das wäre bei einer biologischen Klappe nach voraussichtlich 15 Jahren der Fall gewesen. «Das will ich nicht, ich mache das Ganze nur ein einziges Mal. Und die Marcumar-Anforderungen bekomme ich in den Griff.» Doch es funktionierte nicht. Nach einem Jahr war sie wieder da, vollkommen verzweifelt: «Ich schaffe es nicht. Ich halte das nicht mehr aus. Ich höre immer auf diese verfluchte Klappe. Und denke nur noch daran. Die Vorstellung, Schlaf zu finden, ist illusorisch. Dieses Ding beherrscht mich. Vor allem nachts, da kommt mir das Klappern doppelt so laut vor wie am Tag.»

Das war eine schwierige Situation. Mit der zweiten Operation verdoppelt sich das Risiko, dass Komplikationen eintreten. Wir haben dann schon vernarbtes Gewebe vor uns, eventuell Verwachsungen. Damit ist auch die Gefahr größer, das Herz zu verletzen, wenn wir die alte Klappe herausholen und eine neue einsetzen wollen. Muss man sich erst um die Narben kümmern, dauert die OP außerdem länger, also auch die Narkose. Die Wundfläche ist größer als beim ersten Mal, die Blutungsgefahr steigt. Das wollte also alles wohl gegen das psychische Leid abgewogen werden, das die junge Frau verspürte. Letztlich gab es aber keine Wahl. Wer dauerhaft nicht schlafen kann, erleidet dermaßen gravierende Einbußen an Lebensqualität, dass man darauf Rücksicht nehmen muss. Wir haben also die mechanische Klappe gegen eine biologische ausgetauscht, und die junge Frau war, trotz der damit verbundenen Anstrengungen, sehr glücklich.

*Biologische Klappe*
Eine biologische Klappe besteht aus biologischem Material. Das hat den großen Vorteil, dass es elastisch ist, anders als das Pyrolytcarbon der mechanischen Klappe. Somit klappert auch nichts. Die biologische Klappe wird entweder aus der Aortenklappe von Schweinen oder aus Rinderperikard gefertigt. Diese Haut des tierischen Herzbeutels ist natürlich nicht wie beim Menschen beschaffen, aber sie hat sehr ähnliche Eigenschaften. Das Material reicht physiologisch sehr nah an das der menschlichen Herzklappe heran. Andere Körperteile kommen nicht infrage, es muss ein Gewebe aus dem Herzen mit seinen besonderen Zellen sein. Es handelt sich übrigens um speziell gezüchtete Tiere, die Klappen bzw. der Herzbeutel sind also nicht die «Reste» eines Schweins oder Rinds, das zum Verzehr vorgesehen ist. Die Gewebe werden chemisch behandelt, bevor sie verwendet werden, um eine Abstoßungsreaktion des Körpers zu vermeiden.

Ein weiterer großer Vorteil der biologischen Herzklappe besteht darin, dass man kein Marcumar nehmen muss, außer in der ersten Zeit unmittelbar nach der Implantation. Die spätere Emboliegefahr ist gering, weil sich nach einer Weile eine Bioschicht aus körpereigenem Material über die Klappe legt, sodass sich keine Gerinnsel bilden können. Ohne Blutgerinnungshemmer auszukommen ist für viele eine große Erleichterung. Deshalb empfehlen wir unter Umständen auch Menschen, die statistisch gesehen noch eine Lebenserwartung von ungefähr 25 oder mehr Jahren haben und eigentlich für eine mechanische Klappe infrage kommen, sich für eine biologische zu entscheiden. Denn man muss berücksichtigen, dass sich die körperlichen und geistigen Fähigkeiten im höheren Alter verändern werden. Es ist nicht gesagt, dass ein disziplinierter Mitsechziger auch mit Ende siebzig seine Medikation noch voll im Griff hat. Außerdem ist zu bedenken, dass die Sturzgefahr im Alter steigt. Dann kann die Blutungsneigung eines Marcumar-Patienten ein echtes Problem verursachen.

*Keine Schwangerschaft mit Marcumar*

Jungen Frauen, die noch Kinder bekommen möchten, raten wir immer zu einer biologischen Klappe. Man kann zwar mit Marcumar schwanger werden, die Gefahr für das Kind ist allerdings sehr groß, weil ein starkes Blutungsrisiko besteht. Es kommt häufig zu einer Fehlgeburt. Marcumar für die neun Monate der Schwangerschaft abzusetzen würde jedoch für die Mutter ein immenses Schlaganfall- oder Herzinfarktrisiko darstellen.

Insgesamt überwiegen für die meisten Menschen die Vorteile einer biologischen Klappe. Deshalb – und weil natürlich auch der Anteil der Älteren unter den Patienten steigt – werden mittlerweile deutlich weniger mechanische Klappen implantiert als biologische. Der Anteil beträgt nur noch rund 10 Prozent.[46]

*TAVI: Ersatz der Herzklappe mittels Katheter*

TAVI ist die Abkürzung für Transkatheter-Aortenklappen-Implantation (englisch *Transcatheter Aortic Valve Implantation*). Es handelt sich um ein Verfahren für den Ersatz einer verkalkten Aortenklappe, das erst vor rund fünfzehn Jahren entwickelt wurde. Eine biologische Klappe wird sehr klein zusammengefaltet, bis auf 5 Millimeter, in ein Drahtgeflecht eingenäht und mit einem Katheter an die Stelle der defekten eigenen Klappe gebracht. Meist wird der Katheter über die Arterie in der Leiste eingeführt. Falls das nicht möglich ist, nehmen wir den Eingriff über die Schlüsselbeinarterie, die Körperschlagader oder direkt über die Herzspitze mit einem minimalen Schnitt im linken Brustkorb vor. Wenn der Katheter mit der neuen Klappe im Gepäck an Ort und Stelle ist, zieht man die Hülle, in der sie «transportiert» wurde, zurück. Die neue Klappe entfaltet sich und drückt die alte beiseite, gegen die Gefäßwand. Sie beginnt sofort zu arbeiten. Es handelt sich um sehr feine Prothesen, auch deshalb ist der Eingriff relativ teuer, die Kosten belaufen sich für die Krankenkassen auf 30 000 bis 40 000 Euro. Eine tiefe Vollnarkose ist meist nicht nötig, die

## Unterschiedliche Qualität von TAVI-Eingriffen

Das wissenschaftliche Institut der AOK hat die Daten von 23 000 ihrer Versicherten ausgewertet, bei denen ein TAVI-Eingriff durchgeführt wurde. Es zeigt sich, dass die Qualitätsunterschiede zwischen den Kliniken sehr groß waren. Ein Beispiel: Die Sterblichkeitsrate nach TAVI liegt bei 2,8 Prozent – im Durchschnitt. In den Kliniken mit den besten Ergebnissen bleibt sie bei 2,1 Prozent, in denen mit den schlechtesten steigt sie auf 3,8 Prozent.[47] Für den individuellen Patienten kann sich das Risiko in einer schlechteren Klinik also nahezu verdoppeln. Die Vorstandsvorsitzende des AOK-Bundesverbands, Carola Reimann, kritisiert: «Was bei vielen planbaren Operationen gilt, bestätigt sich auch bei den Eingriffen zum Herzklappen-Ersatz: Es gibt deutliche Unterschiede bei den Behandlungsergebnissen der einzelnen Krankenhäuser – selbst wenn die Versorgung bereits auf relativ wenige Kliniken konzentriert ist wie bei den TAVIs. Daher lohnt es sich für einweisende Ärztinnen und Ärzte und betroffene Patientinnen und Patienten, sich vorab über die Ergebnisse zur Behandlungsqualität und über die Fallzahlen der Kliniken in ihrer Umgebung zu informieren.»[48]

Patienten wachen nach dem Eingriff in der Regel im OP-Saal noch auf. Der Eingriff dauert ein bis zwei Stunden.

Die Vorteile von TAVI liegen auf der Hand: Es gibt keine große OP mit Brustkorböffnung, der Patient muss nicht an die Herz-Lungen-Maschine, er erholt sich schneller von dem Eingriff. Diese Methode eignet sich deshalb vor allem für Menschen, die durch vorhergegangene Herz- oder andere Operationen ein besonderes Risiko für eine offene OP aufweisen. Außerdem natürlich für ältere Menschen, für die die Belastung einer Operation möglicherweise zu groß wäre. Deshalb ist der größte Teil der TAVI-Patienten auch älter als 80 Jahre. Über 61 Prozent der TAVI-Eingriffe finden in dieser Altersgruppe statt.[49] Insgesamt wurden 2021 über 23 000 TAVI-Eingriffe in Deutschland durchgeführt.[50]

Trotz aller Vorteile: Ein Spaziergang ist der TAVI-Eingriff keineswegs. Als unerwünschte Folge gibt es außerdem manchmal Blockierungen des Reiz-Leitungssystems. Auch ein Schlaganfall kann eintreten. Das liegt daran, dass kleine Teilchen der verkalkten alten Herzklappe oder der Schlagader bei dem Eingriff abgelöst werden können und mit dem Blut ins Gehirn geschwemmt werden. Dort blockieren sie einen Durchfluss und lösen einen Schlaganfall aus. Deshalb kann man meiner Ansicht nach auch mit einem durchaus kritischen Auge auf die steigende Zahl von TAVI-Eingriffen blicken.

*Selbst recherchieren*

Die AOK hat einen Online- Gesundheitsnavigator erstellt, der auch allen zur Verfügung steht, die bei anderen Kassen versichert sind. Dort können Sie sich sehr gut über die Anzahl der in einem Krankenhaus durchgeführten TAVI-Eingriffe und ihre Qualität informieren. Auch die Zufriedenheit der Patienten mit der Pflege und anderen Aspekten wird in einer Prozentzahl ausgedrückt. Wichtiger für Sie ist aber die Anzahl der Behandlungsfälle. Eine Einordnung, ob die Zahl als niedrig, mittel oder hoch zu werten ist, steht im Navigator direkt daneben. Außerdem wird die Qualitätsbewertung anhand von zwei Qualitätsindizes dargestellt. Sie sehen mit einem Blick anhand von Symbolen, wie Sie die Institution einordnen können. Ich halte das für ein sehr nützliches Instrument und empfehle dringend, sich vor einem Eingriff auf der Webseite der AOK mithilfe des Gesundheitsnavigators kundig zu machen.[51]

*Vor der Entscheidung: Lassen Sie sich nicht zu etwas drängen!*

Ob man einen Klappenersatz in Erwägung ziehen sollte und wenn ja, welchen, hängt von sehr vielen Faktoren ab. Es gibt die Europäischen Leitlinien und die Leitlinien der Deutschen kardiologischen Gesellschaft, an die wir uns halten. Aber sie bilden nur den Rahmen. Man muss immer den Einzelfall betrachten, die individuelle Situation. Damit meine ich nicht nur die rein gesundheitlichen Parameter, sondern auch die persönlichen Umstände. Ich bin der Ansicht, dass Sie sich, wenn Sie es nicht schon längst getan haben, spätestens vor einer möglichen Herz-OP Gedanken darüber machen sollten, wie Sie leben möchten, was Ihnen wichtig ist und was Sie dafür bereit sind zu tun oder zu lassen.

Ich vergleiche das oft mit einem nicht mehr ganz neuen, beschädigten Auto. Ist die Reparatur des Motors sinnvoll, wenn außerdem das Getriebe Geräusche macht und man sich auch mal um den Rost kümmern müsste? Übertragen auf einen herzkranken Menschen: Wie viel Lebensqualität gewinne ich mit einer neuen Herzklappe, und welches Risiko gehe ich dafür ein? Es sollte natürlich niemand unter Luftnot leiden müssen. Aber wäre das Leben arg eingeschränkt, wenn man sich etwas schont und dadurch auch mit einem schwächeren Herzen ohne OP noch lange zurechtkommen wird? Wenn die Leistung des Herzens, trotz einer nicht optimal funktionierenden Klappe, für die individuelle Lebensführung noch ausreicht, warum dann operieren? Anders gefragt: Muss man eine Maßnahme ergreifen, nur weil sie prinzipiell möglich ist? Entscheidend ist doch, was für ein Leben ich führe und was ich davon erwarte. Wenn ich einen anstrengenden Beruf habe, mich viel sportlich betätigen will, dann ist eine andere Entscheidung angesagt, als wenn ich jemand bin, der ein ruhiges Leben pflegt und nur mal eine halbe Stunde spazieren geht. So jemand sollte sich überlegen, ob er die Risiken eingeht, die mit jeder OP und auch jedem kathetergestützten Eingriff verbunden sind: Eventuell kann es zu einer Infektion kommen, oder eine Komplikation tritt auf. Auch wenn ich ein Bewunderer des medizinischen Fortschritts bin und immer wieder selbst darüber staune, dass wir heute Dinge tun können, die während meines Studiums noch im Reich der Utopien angesiedelt waren – man muss nicht alles machen. Und Sie sollten sich von niemandem, weder von der kompetenten Tochter noch von dem fürsorglichen Ehemann, zu irgendetwas drängen lassen, von dessen Nutzen Sie selbst nicht hundertprozentig überzeugt sind: «Tu's für uns.» Nein, tun oder lassen Sie es für sich!

Verstehen Sie mich richtig: Jedem, der den Entschluss fasst, sich operieren zu lassen, zolle ich meinen Respekt. Aber ebenso demjenigen, der entscheidet: Ich möchte es nicht. Ich komme so zurecht. Ich bin wie ein Auto, das nicht mehr brandneu ist. Den Motor tausche ich nicht aus, doch sicherheitshalber nehme ich die Landstraße, nicht die Autobahn.

## Endokarditis: eine tückische Krankheit

Menschen mit einem Herzklappenersatz oder einer Herzerkrankung müssen besonders aufpassen, aber auch für alle anderen gilt: Entzündungen, die durch Bakterien verursacht werden, können aufs Herz gehen. Der Innenraum des Herzens ist von drei Schichten ausgekleidet, Endokard, Myokard und Epikard. Das Endokard ist die innerste Schicht, die auch die Herzklappen überzieht. Wenn eine Klappe, meistens Mitral- oder Aortenklappe, von einer Entzündung befallen ist, nennt man das Endokarditis. Ursache sind meistens bakterielle Infektionen. Außer der infektiösen gibt es auch eine nicht infektiöse Variante, sie hängt zusammen mit angeborenen Herzfehlern, rheumatischem Fieber oder einer Autoimmunerkrankung wie zum Beispiel Rheuma. Sowohl die eine wie die andere Art kann dazu führen, dass die betroffene Herzklappe undicht wird oder sich Gerinnsel bilden, die zu einem Gefäßverschluss führen können. Die Folgen eines solchen Vorfalls habe ich vorn schon beschrieben.

*Aufs Immunsystem kommt es an*

Bei einer infektiösen Endokarditis schaffen es Bakterien, häufig Staphylokokken, in die Blutbahn einzudringen und sich bis zum Herzen spülen zu lassen. Per se sind Staphylokokken nichts Schlimmes, sie befinden sich ständig auf der Haut und der Schleimhaut, häufig in der Nase, und wenn das Immunsystem fit ist, hält es diese Bakterien in Schach. «Ist das Immunsystem seines Trägers jedoch geschwächt, wird aus dem unauffälligen Begleiter ein Krankheitserreger. Die Bandbreite der Infektionen reicht von Wundinfektionen über Muskelerkrankungen bis zur tödlichen Sepsis», erläutert das Helmholtz-Institut.[52] Ein Viertel bis ein Drittel der Menschen lebt mit dem Keim, ohne etwas davon zu merken. Gefährdet sind Menschen, die gerade eine OP hinter sich haben, insbesondere wenn sie am Herzen stattgefunden hat. Auch Menschen, die häufig venöse Zugänge haben, etwa weil sie zur Dialyse müssen. Oder weil sie verunreinigte Spritzen für den Drogenkonsum benutzen. Es können aber auch ganz «banale» Dinge zu einer Endokarditis führen, etwa ein länger andauernder Durchfall, bei dem Bakterien durch Schleimhautverletzungen im Darm eingedrungen sind. Oder eine offene Wunde, die nicht gut versorgt war. Oder eine Zahnwurzelentzündung oder, oder, oder.

*Durch die Hintertür*

Bei Infektionen mit Streptokokken kann es anders laufen, nämlich auf indirektem Weg. Dann kommt es zu einer nicht infektiösen Endokarditis. Streptokokken verursachen etwa eine eitrige Halsentzündung, und das Immunsystem überreagiert. Es wendet sich gegen den eigenen Körper und attackiert Gelenke und Herz. In der Folge leidet der Betroffene an Rheuma oder eben an einer Entzündung der Herzinnenhaut.

Ob die eine oder die andere Gruppe von Bakterien: Bei beiden Arten ist die Gabe von Antibiotika unerlässlich, häufig auch über einen längeren Zeitraum, bis zu zwei Monate.

**Entzündungsherde beseitigen**

**Bevor wir eine Herzklappe austauschen, sei es aufgrund von Verengung oder Undichtigkeit, empfehlen wir dem Patienten immer, den Zahnstatus genau prüfen zu lassen und alle möglichen Entzündungsherde zu beseitigen. Denn eine Endokarditis ist eine gefährliche Krankheit. Trotz sorgfältiger Behandlung sterben rund 30 Prozent der Erkrankten daran.**

*Gut getarnt*

Eine Endokarditis ist nicht ganz einfach zu erkennen, weil sich die Symptome nicht scharf von denen anderer Infekte wie Erkältungen unterscheiden lassen. Typisch für eine *akute* Endokarditis sind plötzliches hohes Fieber, Schüttelfrost, Herzrasen, Abgeschlagenheit. Handelt es sich um eine rheumatische Form, schmerzen vor allem die Gelenke. Eine *langsame* Endokarditis entwickelt sich über Wochen und Monate. Das macht es noch schwieriger, den vielleicht schon längst vergessenen Auslöser zu identifizieren. Das ist unter anderem dann ein Problem, wenn die Herzklappe schon so in Mitleidenschaft gezogen ist, dass sie ausgetauscht werden muss. Kann man den Verursacher nicht ausschalten, dann ist das Risiko sehr groß, dass sich auch die neue Herzklappe entzündet.

Im Blut lassen sich die Endokarditis-Erreger nachweisen. Auch mit einer Herzultraschalluntersuchung oder einem Herz-MRT lassen sich die Anzeichen einer Endokarditis aufspüren. Um danach zu suchen bzw. die Untersuchungen überhaupt durchzuführen, muss man aber natürlich schon einen Verdacht haben.

Weil die Endokarditis eine nicht einfach zu erkennende, unter Umständen sogar tödliche Krankheit ist, ist das Beste: sie gar nicht erst zu bekommen. Das heißt, Sie sollten, insbesondere bei

Vorerkrankungen, potenzielle Infektionsherde genau beobachten. Zum Beispiel hatte ich schon öfter Endokarditis-Patienten, die an einem diabetischen Fuß litten, also offene, schlecht heilende Wunden aufgrund ihrer Krankheit aufwiesen. In höherem Alter fällt die Pflege dieser Wunden schwerer, sie können sich entzünden, und die Erreger verbreiten sich im Körper, häufig setzen sie sich eben auch aufs Herz.

Wenn Ihnen etwas seltsam vorkommt, sollten Sie nicht lange warten, ehe Sie es ärztlich abklären lassen. Ich weiß, dass unsere Leistungsgesellschaft diesem Vorgehen oft im Wege steht. Vielfach bekommt man nicht genügend Zeit, um sich auszukurieren. Ich nehme meine Kollegen in der Klinik und mich da überhaupt nicht aus. Sehr oft gehen wir mit einer Erkältung zur Arbeit – weil es nicht genügend Personal gibt oder man seine Karriere nicht gefährden möchte.

## Immer ein Notfall: Riss eines Aortenaneurysmas

**HÄUFIGKEIT:** rund 10 000 Fälle pro Jahr, hohe Dunkelziffer (3 von 100 000 pro Jahr)
**TYPISCHE SYMPTOME:** plötzlich einsetzende heftige Brust-/Rückenschmerzen, die auch in die Bauchregion ausstrahlen können, Lähmungen wie bei einem Schlaganfall, Symptome wie Herzinfarkt
**DIAGNOSTIK:** Herz-Ultraschall, Computertomografie mit Kontrastmittel
**THERAPIEMÖGLICHKEITEN:** Typ A nach Stanford: Notoperation; Typ B nach Stanford: individuell konservativ/Operation

Aneurysma bezeichnet die Ausstülpung eines Gefäßes. Gelegentlich hört man auch den Begriff «Aussackung». Dass die Aorta irgendwo eine Ausstülpung aufweist, ist gar nicht so selten. Meistens bemerkt man gar nichts davon, und es wird eher zufällig im Rahmen der CT- oder Röntgenuntersuchung einer anderen Erkrankung entdeckt. Die Aorta ist die Hauptschlagader und verläuft durch den ganzen Körper. Aneurysmen können daher auch in der Bauchregion, im Gehirn, im Knie oder anderswo entstehen. Befindet es sich in der Brust bzw. am Herzen, nennt man es «thorakales Aortenaneurysma» (aus dem lateinischen «thorax» für «Brustharnisch, Panzer»).

Ist eine solche Aussackung klein, passiert zunächst noch nicht viel. Wird sie größer, beansprucht sie Platz und drückt auf umgebende Organe, Muskeln oder Gewebe. Manche Menschen empfinden diffuse Schmerzen, Husten oder Atemnot, wenn sich das Aneurysma im Brustbereich der Aorta befindet. Es kann aber auch absolut unauffällig sein, selbst wenn es schon den Durchmesser eines Bierdeckels erreicht hat. Man darf sich jedoch nicht täuschen lassen: Ein Aneurysma ist ein Problem, auch wenn es keine Beschwerden verursacht. Es kann größer werden, außerdem verkalken und dadurch auch verhärten. Ist ein Aneurysma also einmal diagnostiziert, muss regelmäßig, zum Beispiel ein- oder zweimal im Jahr, kontrolliert werden, ob es größer wird. Eine der Hauptursachen für die Erkrankung ist Bluthochdruck. Deshalb verordnen die Ärzte häufig Mittel zur Blutdrucksenkung. Ist das Aneurysma zu groß, muss man operieren und den kranken Anteil der Aorta durch eine künstliche Rohrprothese ersetzen; in der Bauchaorta kann man eventuell auch einen Stent setzen. Je größer, desto gefährlicher wird das Aneurysma. Es kann platzen, «Ruptur» genannt.

Zu dieser äußerst gefährlichen Situation kommt es, wenn sich infolge eines Risses die innere Schicht der Aortenwand, die Intima, von der mittleren Schicht löst, was eben Folge von Bluthochdruck und Verkalkung sein kann. Das Blut wird nicht mehr komplett weitergeleitet, sondern es bildet sich ein regelrechter See in dem Raum zwischen der inneren und der mittleren Aortenschicht. Es läuft immer mehr Blut nach, und durch den Druck vergrößert sich auch der Riss. Die Aorta wird in Längsrichtung quasi auseinandergerissen, wie wenn man das Innenfutter einer Jacke mit einem Ruck abzieht. In der Fachsprache heißt dieser Vorgang Aortendissektion.

Betroffene merken das in der Regel daran, dass in der Brust und/ oder im Rücken plötzlich stechende, sehr starke Schmerzen auftreten. Das heißt: Hier handelt es sich um einen Notfall, also sofort den Notarzt alarmieren oder direkt ins Krankenhaus! Wird der Riss nicht behandelt und die Blutung nicht rasch gestoppt, kann es zu schweren Schädigungen des Herzens oder auch anderer Organe kommen. Der anschwellende Hohlraum zwischen den beiden Schichten kann dazu führen, dass andere Gefäße, die für die Versorgung von Leber, Niere, Lungen usw. zuständig sind, nicht mehr liefern können. Eine unzureichende Versorgung führt, wie Sie wissen, zum Absterben von Gewebe, was nicht mehr rückgängig gemacht werden kann. Je nachdem, wo sich die Blutansammlung befindet und wie hoch der Druck dort ist – direkt am Herzen ist er besonders hoch –, kann es auch passieren, dass die mittlere und die äußere Aortenwand nicht mehr standhalten und ebenfalls reißen. Das Blut verbreitet sich im Körper. Anders gesagt: Man verblutet innerlich und stirbt.

### *Notfall-OP: immer riskant*

Auch wenn die mittlere und die äußere Schicht bei einer Aortendissektion noch intakt sind, handelt es sich um eine Notfall-Operation. Und die ist immer sehr anspruchsvoll. Wir schneiden dann den defekten Abschnitt der Aorta heraus und ersetzen ihn durch eine Prothese, das heißt einen Kunststoffschlauch. Wenn die

Schädigung noch nicht zu umfangreich ist, kann das gut funktionieren. Das große Problem besteht darin, dass alles sehr schnell gehen muss.

Als Student in Lübeck war ich einmal in der Notaufnahme, als eine ältere Frau mit starken, plötzlich aufgetretenen Rückenschmerzen eingeliefert wurde. Zunächst dachten die Kollegen an einen Bandscheibenvorfall. Als jedoch bei der Blutdruckmessung links und rechts unterschiedliche Werte auftraten, machte man eine Computertomografie. Die diensthabende Herzchirurgin entdeckte tatsächlich eine Aortendissektion und ordnete eine sofortige Operation an. Sie klärte die Patientin auf, doch noch während des Gesprächs kippte die Frau nach hinten und wurde sehr bleich. Uns war klar, dass die Aorta geplatzt war. Eine Reanimation hätte ihr nicht mehr helfen können, ebenso wenig eine Notoperation. Es war ein tragisches Ereignis und wirkte auf mich als Student noch lange Zeit nach. Ich habe höchsten Respekt vor dieser Erkrankung.

### Hohe Sterblichkeitsrate

Männer sind dreimal so häufig von einer Aortendissektion betroffen wie Frauen. Die Gefahr ist insbesondere bei Männern im Alter von 50 bis 65 Jahre groß. «Etwa 20 Prozent der Patienten mit einer Aortendissektion versterben, bevor sie das Krankenhaus erreichen. Ohne Behandlung liegt die Sterblichkeit bei 1 bis 3 Prozent / Stunde in den ersten 24 Stunden, bei 30 Prozent in der ersten Woche, bei 80 Prozent in der zweiten Woche und bei 90 Prozent nach einem Jahr.»[53]

Viele Patienten erreichen die Klinik erst spät. Eine Studie für Berlin und Brandenburg hat ergeben, dass nach den ersten Symptomen im Schnitt acht Stunden vergehen, bis die Patienten operiert werden. Außerdem ist die Dunkelziffer der Sterbefälle hoch, weil viele Patienten versterben, bevor sie ins Krankenhaus kommen.[54]

Zu den Vorbeugungsstrategien, die Sie anwenden sollten, gehören die üblichen Dinge wie Blutdruck gut einstellen, Übergewicht reduzieren und möglichst mit dem Rauchen aufhören. Und wenn Risikofaktoren vorliegen, insbesondere wenn schon Aneurysmen vorhanden sind: Lassen Sie diese regelmäßig kontrollieren und beschäftigen Sie sich mit dem Gedanken, dass die vorbeugende Reparatur eines Aneurysmas hilfreich sein kann.

## Entzündungen des Herzbeutels: Perikarditis

**HÄUFIGKEIT:** 1 Fall pro 1000 Einwohner im Jahr
**TYPISCHE SYMPTOME:** Brustschmerzen, Luftnot, Fieber, schneller Puls oder schnelle Atmung; stechende Schmerzen beim Husten oder bei der tiefen Atmung
**DIAGNOSTIK:** Abhören mit Stethoskop, EKG, Labordiagnostik, Herzultraschall, Herz-MRT
**THERAPIEMÖGLICHKEITEN:** Medikamente (Schmerzmittel, Antibiotika, Kortison usw.), ggf. Operation

Das Herz ist von einer dünnen Hülle umgeben, die aus zwei Schichten oder Blättern besteht. Das ist der sogenannte Herzbeutel, das Perikard. Zwischen den beiden Blättern befindet sich eine Art Gleitflüssigkeit, die für die Elastizität des Herzbeutels sorgt. Der Herzbeutel schützt das Herz vor Infektionen, normalerweise. Manchmal ist er aber auch selbst entzündet. Die Ursachen sind vielfältig. Infektionen mit Viren, zum Beispiel aus der Gruppe der Herpesviren oder der Rötelnerreger, sind häufig. Seltener treten Infektionen aufgrund von Bakterien oder Pilzen auf. Manchmal ist eine stumpfe Verletzung im Brustkorb der Auslöser, etwa nach einem Schlag oder einem Autounfall. Auch ein Herzinfarkt, Nierenversagen oder die Bestrahlung im Rahmen einer Krebstherapie kann zu einer Herzbeutelentzündung führen. Bei einer Krebserkrankung können Metastasen in den Herzbeutel eindringen.

*Symptome manchmal schwer zu deuten*

Die Symptome einer akuten Perikarditis sind oft ähnlich wie bei einem Herzinfarkt. Der Betroffene empfindet starke Brustschmerzen, die manchmal in die linke Schulter und den Arm ausstrahlen. Anders ist allerdings, dass der Schmerz stärker wird, wenn man sich hinlegt, und dass das Atmen, erst recht das Husten, besonders wehtut. Hohes Fieber kann ebenfalls ein Symptom sein. Als Laie – und gegebenenfalls als Betroffener – könnte man eine Perikarditis mit einer schlimmen Bronchitis verwechseln.

Wenn der Auslöser eine Infektion mit Viren und Ähnlichem ist, behandeln wir eine akute Perikarditis mit entzündungshemmenden Mitteln. Bei Bakterien setzen wir Antibiotika ein. Es kann bis zu drei Wochen oder länger dauern, ehe die Entzündung beseitigt ist. Liegen andere Ursachen wie Nierenversagen oder Herzinfarkt vor, kümmert man sich um diese Grunderkrankungen. Bis man weiß, welche infrage kommen, sind allerdings manchmal viele Untersuchungen nötig.

*Notfall-OP nicht auszuschließen*

Nicht jeder Patient mit einer akuten Perikarditis muss ins Krankenhaus. Wenn jedoch jemand ein hohes Risiko aufgrund von Begleiterkrankungen hat oder zum Beispiel Immunsuppressiva nimmt, also Medikamente, die die Immunreaktion unterdrücken, sollte er in der Klinik überwacht werden. Es kann nämlich zu Komplikationen wie einer Herzbeuteltamponade kommen. Damit bezeichnet man eine größere Ansammlung von Blut oder anderer Flüssigkeit zwischen den beiden Schichten oder Blättern des Herzbeutels. Der Beutel dehnt sich aus und quetscht das Herz regelrecht ein. Das Herz pumpt zwar, aber es kann sich in der Diastole nicht entspannen, weil es nicht genügend Raum dafür gibt. Es ist mechanisch eingeschränkt und kann dadurch nicht den nötigen Druck aufbauen.

In der Folge wird der Körper nicht mehr ausreichend versorgt. Der Blutdruck sinkt, der Patient bekommt Panikgefühle, verliert eventuell das Bewusstsein. Es tritt ein Kreislaufschock ein. Eine Perikardtamponade ist ein Notfall, der sofort behandelt werden muss. Unser Ziel ist dann, die Flüssigkeit aus dem Herzbeutel zu entfernen. Dafür punktieren wir, das heißt, wir führen mit Röntgenkontrolle einen Herzkatheter in den Herzbeutel ein, sodass die Flüssigkeit darüber abfließen kann. Wenn nach ca. zwei Tagen keine Flüssigkeit mehr ausläuft, kann man den Katheter herausziehen. Wenn diese Maßnahme nicht ausgereicht hat, öffnen wir die Brustwand und schneiden in den Herzbeutel, um die Flüssigkeit abzuleiten. Das ist eine sogenannte Perikardfensterung. Die eventuell verbliebene Flüssigkeit wird vom Körper abgebaut.

Der Erfolg einer Not-OP hängt entscheidend davon ab, wie schnell sie durchgeführt werden kann. Je mehr Zeit bis zur OP vergeht, desto schlechter sind die Aussichten. Bei einer akuten Perikarditis liegt die Sterblichkeit bei ungefähr einem Prozent. Bei einer unbehandelten Herzbeuteltamponade aber bei 100 Prozent, weil das Herz ohne die Entlastung des Herzbeutels nicht in der Lage ist, den Kreislauf aufrechtzuerhalten.

### Keine Reanimation möglich

Wer einen Kreislaufschock aufgrund einer Herzbeuteltamponade erleidet, kann nicht reanimiert werden. Warum? Die Herzdruckmassage funktioniert nicht, weil der Beutel so voll ist, dass der Druck gar nicht bis zum Herzen durchdringt. Selbst wenn, würde es nichts nützen, weil das Herz, solange es von der vielen Flüssigkeit bedrängt wird, nicht genügend Druck aufbauen kann, um das Blut durch den Körper zu pumpen.

*Chronifizierung möglich*

Außer der akuten Perikarditis gibt es auch die chronische Variante. Wir sprechen davon, wenn die Entzündung über mehr als sechs Monate anhält. Die Flüssigkeit sammelt sich langsam an, die Symptome sind dementsprechend anfangs nicht besonders ausgeprägt. Mit der Zeit macht sich außer Husten und Kurzatmigkeit vor allem Erschöpfung bemerkbar. Weil das Herz nicht mehr genügend pumpt, sammelt sich auch häufig Wasser in den Beinen oder im Oberbauch an. Die Ursachen lassen sich oft nicht identifizieren. Krebs, Probleme mit der Schilddrüse oder der Niere können eine Rolle spielen.

Die milden Formen der Herzbeutelentzündung klingen oft von selbst oder mit medikamentöser Unterstützung ab – und wenn man sich ausreichend schont. Das heißt, kein Sport, keine Anstrengungen, keine häuslichen Umräumaktionen. Erst wenn im Blut keine Entzündung mehr nachgewiesen werden kann, ist volle Aktivität wieder möglich. Wichtig zu wissen: Man entwickelt keine Immunität. Eine Herzbeutelentzündung kann man immer wieder bekommen.

# 5

# Heilung, Reparatur, Operation: So treffen Sie eine gute Entscheidung

Die Medizin leistet heutzutage unendlich viel. Das macht es manchmal für Patienten schwierig, eine Entscheidung zu treffen. Müssen sie alles in Anspruch nehmen, was geboten wird, und muss es immer die neueste Methode sein? Es ist nicht einfach, sich zu orientieren und eine fundierte Einschätzung zu treffen. Deshalb gebe ich Ihnen im Folgenden einen Überblick über die wichtigsten Verfahren, die im Falle einer Herzerkrankung zur Auswahl stehen. Pauschale Empfehlungen, was wann sinnvoll ist, kann ich nicht aussprechen, jeder Einzelfall muss individuell betrachtet werden. Es ist aber vorteilhaft für Sie als Patient oder als Angehöriger, wenn Sie eine grobe Vorstellung von den häufigsten Diagnoseverfahren haben, damit Sie noch informierter und gut vorbereitet sind. Die Gespräche mit den Ärzten laufen besser ab, wenn Sie mit den Namen von Diagnoseverfahren und ihrem grundsätzlichen Ablauf einigermaßen vertraut sind. Sie können dann einfach besser beurteilen, was Sie plausibel finden und wo Sie lieber noch mal gründlich nachfragen sollten.

## Diagnostik: die gängigen Verfahren einfach erklärt

Einige diagnostische Verfahren habe ich schon beschrieben. Damit Sie sich gut orientieren können, führe ich die wichtigsten hier auf. Grob gesagt lassen sich die verschiedenen Möglichkeiten nach der Art ihrer Anwendung unterscheiden, also ob sie invasiv oder nichtinvasiv sind, oder nach der Art der Ergebnisse, zum Beispiel ob sie bildgebend sind oder nicht. Für den Patienten spielt gegebenenfalls noch die Strahlenbelastung eine Rolle.

### Elektrokardiografie (EKG)

Das ist eine der Standarduntersuchungen, absolut ungefährlich und unschädlich. Die meisten Menschen ab mittlerem Alter haben wahrscheinlich bereits Erfahrungen damit. Ein EKG können alle Kardiologen und die meisten Internisten erstellen. Das Verfahren misst die Ausbreitung der Stromstöße im Herzmuskel. Dafür werden Elektroden, meistens sechs auf der Brust sowie jeweils eine an den Unterarmen und Waden, auf der nackten Haut befestigt. Die Elektroden leiten die Messungen an das EKG-Gerät weiter. Dieses rechnet die verschiedenen Daten in Kurven um. Wenn es Störungen im Rhythmus gibt, sieht man das an dem von der Ideallinie abweichenden Verlauf.

Mithilfe eines EKGs kann man den Herzrhythmus auch in verschiedenen Belastungszuständen messen, also zum Beispiel ein Ruhe-EKG anfertigen, ein Belastungs-EKG beim Fahrrad-Ergometerfahren oder ein Langzeit-EKG über 24 Stunden.

Die Informationen zu Herzfrequenz und -rhythmus, die wir mithilfe des EKGs gewinnen, lassen Rückschlüsse auf den Zustand der Herzkranzgefäße, Rhythmusstörungen oder einen Herzinfarkt zu.

### Blutdruckmessung

Das Prinzip der Blutdruckmessung habe ich schon an anderer Stelle, auf Seite 54, im Zusammenhang mit der häuslichen Blutdruckmessung erklärt. Im Krankenhaus messen wir manchmal auch invasiv. Dann wird ein Gefäß, häufig die Speichenarterie am Unterarm (Arteria radialis) oder die Oberschenkelarterie (Arteria femoralis), punktiert und ein Katheter eingebracht. Das ist meist bei einer Herzoperation oder bei der Intensivüberwachung der Fall.

### Echokardiografie, auch Herzecho genannt

Die transthorakale Echokardiografie gehört zu den wichtigsten Routineuntersuchungen. Dabei setzt der Arzt einen Ultraschallkopf von außen an die Brust. Bei dieser Untersuchung entsteht ein bewegtes Schwarz-Weiß-Bild des Herzens, das auf einem Monitor zu sehen ist. Das heißt, man schaut dem eigenen Herzen dabei zu, wie es pumpt, sieht die Bewegungen des Herzmuskels und den Blutfluss. Die Schallwellen sind absolut unschädlich, und die Untersuchung ist ohne großen Aufwand durchzuführen.

Ein Herzecho wendet man an, um die Arbeit der Herzklappen zu beobachten, eventuelle Veränderungen der Herzwand und Herzkammern zu entdecken, bei Verdacht auf Herzbeutelentzündung oder Aneurysma und anderem. Ein Echo kann auch unter Belastung, also auf dem Fahrradergometer durchgeführt werden.

Die invasive Form des Herzechos ist die transösophageale Echokardiografie (TEE). Dabei wird der Ultraschallkopf nicht mehr außen auf der Brust angesetzt, sondern an der Spitze eines Schlauchs durch die Speiseröhre bis in Herzhöhe geführt. So erhält man noch genauere Bilder, insbesondere von den Vorhöfen und den Klappen. Ein Herzecho anzufertigen ist nahezu risikolos. Bei der invasiven Form können Verletzungen an der Speiseröhre oder im Mund entstehen, das ist aber selten der Fall.

### Myokardszintigrafie

Eine Myokardszintigrafie wird meist, wie bei einem Belastungs-EKG, auf einem Fahrrad-Ergometer vorgenommen, wenn Verdacht auf eine Erkrankung der Herzkranzgefäße besteht. Auf der höchsten Belastungsstufe wird eine gering strahlende, radioaktiv markierte Substanz in eine Armvene gespritzt, die sich mit dem Blutfluss im Herzmuskel anreichert. Nach einer Stunde werden dann spezielle Szintigramme, also eine Art Bilder, mit einer Gamma-Kamera aufgenommen. Sie zeigen, wie viel Blut in den einzelnen Arealen des Herzmuskels angekommen ist. Diese Aufnahmen dauern etwa 30 Minuten. Es entstehen dreidimensionale Bilder des Herzmuskels, sodass der Arzt die Durchblutung in den einzelnen Herzmuskelarealen genau erkennen kann. In Verbindung mit einem EKG lässt sich die Herzfunktion bzw. Belastbarkeit beurteilen. In der Regel wird die Aufnahme ein oder zwei Wochen später unter Ruhebedingungen wiederholt. Bei unauffälligem Befund kann man davon ausgehen, dass keine koronare Herzkrankheit vorliegt. Bei auffälligem Befund wird der Arzt eine invasive Diagnostik wie Linksherzkatheter anordnen, um die Minderversorgung des Herzmuskels auszuschließen.

### Magnetresonanztomografie (MRT), auch «Kernspintomografie» genannt

«Ich komm in die Röhre», so heißt es umgangssprachlich oft, wenn eine Untersuchung mittels MRT bevorsteht. Der Betroffene bezieht sich damit auf die Größe des Geräts und die Art, in der man untersucht wird: liegend, in einer röhrenförmigen Apparatur, die an beiden Enden offen ist. Trotzdem bezeichnet man das als «geschlossene MRT», weil sich der Patient, je nach zu untersuchendem Körperteil, ganz in der Röhre befindet, der Kopf aber gegebenenfalls außerhalb. Mittlerweile gibt es MRTs, die auch seitlich offen sind und mehr Raum bieten. Besonders für Patienten mit Platzangst sind diese modernen Geräte ein großer Fortschritt.

Viele Menschen empfinden es als äußerst bedrängend, in einer relativ engen Röhre zu liegen, ohne sich bewegen zu können bzw. zu dürfen. Zumal auch noch ein ordentlicher Lärm herrscht. Aber für den guten Zweck sollte man das schon in Kauf nehmen. Eine MRT liefert nämlich ausgezeichnete dreidimensionale Bilder vom Herzen, insbesondere feinste Details vom Zustand des Gewebes. Man kann damit Entzündungen sehr zuverlässig erkennen. Außerdem spürt man mit der MRT Durchblutungsstörungen im Herzmuskel auf, Defekte an den Herzklappen oder anderes.

Eine MRT kann in vielen Fällen eine Herzkatheteruntersuchung ersetzen, insbesondere wenn ein Verdacht auf Herzkranzgefäßverengung besteht. Bei vielen Untersuchungen mit Herzkatheteruntersuchungen stellt sich nämlich im Nachhinein heraus, dass die Herzkranzgefäße in Ordnung sind, die Untersuchung also im Grunde umsonst getätigt wurde, unter Inkaufnahme der Risiken einer invasiven Maßnahme. Eine MRT hingegen weist kaum Risiken auf und ist etwa im Hinblick auf Strahlung vollkommen unbedenklich. MRTs führen Radiologiezentren und Krankenhäuser durch.

### Koronare CT-Angiografie (CTA)

Der Computertomografie (CT) liegt die Röntgentechnik zugrunde, die für dieses Verfahren jedoch enorm weiterentwickelt wurde. Sie ermöglicht zum Beispiel Aufnahmen von Herzkranzgefäßerkrankungen und liefert dreidimensionale Bilder, die von außerordentlicher Qualität sind. Man kann sogar Informationen über die Menge der Ablagerungen in den Gefäßen gewinnen. Das geschieht, indem verschiedene Schnittbilder zu einem großen Bild zusammengefügt werden. Der große Vorteil: Es handelt sich um eine nichtinvasive Untersuchung. Die Strahlendosis ist gering, und das Ganze dauert nicht viel länger als eine halbe Stunde. Ein Nachteil: Bisher werden die Kosten nur von einigen gesetzlichen Krankenkassen übernommen. Wenn Ihre Kasse es nicht tut, müssen Sie die Rechnung von 400 bis 500 Euro selbst begleichen. Eine CTA setzt man entsprechend den Leitlinien vor allem für die Erstdiagnostik ein, wenn noch unklar ist, ob überhaupt eine Herzkrankheit vorliegt.

### Linksherzkatheteruntersuchung (Coronarangiografie)

Bei der Linksherzkatheteruntersuchung schiebt man einen feinen Schlauch durch ein Blutgefäß, entweder von der Leiste oder vom Arm aus, bis zum Herzen. Wenn Kontrastmittel gespritzt wird, lassen sich Verengungen der Herzkranzgefäße oder Klappenprobleme erkennen. Der Vorteil: Man kann mit einem Linksherzkatheter nicht nur «gucken», sondern in einem Rutsch auch Gewebeproben entnehmen, einen Stent setzen oder ein verengtes Gefäß mit einem Ballon weiten. Der Nachteil: Es handelt sich um eine invasive Untersuchung. Der Schlauch kann auf seinem Weg durch das Gefäß kleine Verletzungen verursachen, Ablagerungen können sich lösen und in der Blutbahn herumschwimmen, vorübergehend können Herzrhythmusstörungen entstehen. Komplikationen treten immerhin bei einer von hundert Untersuchungen auf.[1] Eine gute Entscheidungshilfe, ob eine Linksherzkatheteruntersuchung nötig ist, finden Sie online in den Patientenblättern der Nationalen VersorgungsLeitlinien.[2]

Linksherzkatheteruntersuchungen können spezialisierte Zentren oder Krankenhäuser durchführen. Ich empfehle für alle Arten von invasiven Untersuchungen, sich eine Institution zu suchen, die eine Herzchirurgie im Haus hat. Nur für alle Fälle.

### Rechtsherzkatheteruntersuchung

Bei der Rechtsherzkatheteruntersuchung werden das rechte Herz und die Lungengefäße genauer untersucht. Man setzt sie ein, wenn Verdacht auf Lungenhochdruck, angeborenen oder erworbener Herzfehler, etwa Defekt der Herzscheidewand oder eine Erkrankung der Herzklappen, besteht. Über eine Vene im Ellenbogen, am Hals oder in der Leiste wird ein dünner Plastikschlauch eingeführt. Der Katheter wird über das rechte Herz bis in die Lungengefäße vorgebracht. Man kann so die korrekte Lage über eine Röntgenbildkontrolle überprüfen und Messungen in den Lungengefäßen, der rechten Herzkammer, dem rechten Vorhof usw. durchführen. Außerdem lassen sich Blutproben entnehmen, um den Sauerstoffgehalt an den verschiedenen Stellen zu überprüfen. Auch die Entnahme einer Probe des Herzmuskels ist möglich, etwa um zu klären, ob eine Herzmuskelentzündung, eine rheumatische Erkrankung oder anderes vorliegt.

**Elektrophysiologie des Herzens**

Hierbei handelt es sich ebenfalls um eine invasive Untersuchung. Sie kommt dann infrage, wenn man Störungen der Elektrik des Herzens, also Rhythmusstörungen, auf die Spur kommen will. Der Elektrophysiologe ist ein darauf spezialisierter Herzmediziner. Er führt über ein Gefäß Elektroden in verschiedene Bereiche des Herzens ein und misst dort aus verschiedenen Winkeln die elektrischen Ströme, ihre Konstanz und Stärke. Über die Elektroden kann er auch Impulse senden, um gegebenenfalls einen unregelmäßigen Schlag wieder in Takt zu bringen.

Bei hartnäckigen Rhythmusstörungen, etwa Vorhofflimmern, besteht die Möglichkeit einer Ablation, einer Verödung von Faserbereichen des Herzmuskels. Der Elektrophysiologe führt dafür einen Katheter über die Leiste bis zum Herzen ein, versucht, die Stelle zu identifizieren, wo das Flimmern entsteht, und schickt dann über den Katheter hochfrequenten Strom an die betreffende Stelle. Er versucht so, auf künstlichem Wege Narbengewebe zu produzieren, damit der unregelmäßige Rhythmus nicht weitergeleitet wird.

Untersuchung und Ablation sind anspruchsvoll, sie können viele Stunden dauern. Manchmal sind mehrere Sitzungen nötig. Wie jede invasive Maßnahme ist auch die Elektrophysiologie durchaus mit Risiken behaftet. Die Wände der Vorhöfe sind sehr fragil, wie eine Eierschale, es kann schnell ein Loch entstehen und zu Blutungen kommen. Es handelt sich um ein sehr ambitioniertes Verfahren, das nur von erfahrenen Elektrophysiologen durchgeführt wird.

Das sind im Großen und Ganzen die wichtigsten apparativen Diagnosemethoden, die wir für Untersuchungen des Herzens anwenden. Wenn die Patienten wegen einer geplanten Operation bei mir im Krankenhaus sind, haben sie meistens schon eine Menge davon hinter sich. Manche müssen wir jedoch wiederholen, entweder weil die Aufnahmen zu alt sind, weil sie nicht gut genug angefertigt wurden (das gibt's leider auch!) oder weil sie nicht genau das Areal abbilden, um das es (mittlerweile) geht. Oft haben wir auch gar keine Aufnahmen, zum Beispiel wenn es sich um einen Notfall handelt. Wir müssen dann aufwendige, auch zeitraubende Untersuchungen durchführen, um zu erfahren, was Sache ist. Selbst wenn Angehörige dabei sind, wissen sie manchmal nicht, wie die Krankheit heißt, an der der Patient leidet. Sie sind zu aufgeregt, oder sie haben vergessen, was der behandelnde Arzt – sofern es einen gibt – ihnen gesagt hat.

Es ist auf jeden Fall sinnvoll, dass Sie Informationen über eventuelle Erkrankungen, Dauermedikamente, Blutgruppe und behandelnde Ärzte an einer zentralen Stelle sammeln und auch Ihren Angehörigen sagen, wo sie diese Angaben finden können. Möglicherweise erleichtert die elektronische Patientenakte demnächst diese Aufgabe (s. dazu auch Seite 261), aber bis es so weit ist, sollten Sie eine Mappe oder eine Datei in Ihrem Smartphone dafür anlegen. Der Blutgruppenausweis gehört sowieso in jedes Portemonnaie.

Blutuntersuchungen müssen wir vor allem im Notfall machen, beispielsweise um nach Markern für einen Infarkt oder eine Entzündung zu suchen. Aber ganz banal müssen wir auch die Blutgruppe bestimmen, damit wir während der OP die richtigen Blutkonserven in Reserve haben.

*Immer mehr Apparate*

Was ich oft bedaure: Wir Ärzte und Patienten sind mittlerweile sehr auf die apparative Diagnostik konzentriert. Wir benutzen meiner Ansicht nach zu oft die großen Gerätschaften, obwohl wir auch auf anderem Wege viele Informationen von unseren Patienten erhalten können. Patienten etwa, die an Herzschwäche leiden, haben meistens einen schlechten Allgemeinzustand. Sie sind müde und zu schwach, um Belastungen auszuhalten, selbst geringfügige. Im Gespräch macht sich schon nach kurzer Zeit bemerkbar, dass ihnen das Atmen schwerfällt. Mittels Abhören mit dem Stethoskop kann man schon viel erfahren, etwa ob es Herzschwäche ist oder ein Herzklappenproblem.

Wenn der Patient ins Sprechzimmer kommt, kann ich häufig schon an der Haut erkennen, mit welchem Herzproblem er zu kämpfen hat. Ist die Haut blass, geradezu fahl statt rosig? Ist die Haut kalt, hat er insbesondere kalte Hände? Dann liegt sicher eine Herzschwäche vor. Ein junger Mensch und schon Wassereinlagerungen, insbesondere an den Beinen? Aller Wahrscheinlichkeit nach eine undichte Klappe. Eine ältere Frau in schlechtem Allgemeinzustand und mit heftigem unregelmäßigem Husten? Sieht nach einer Lungenentzündung aus, bedingt durch den Blutrückstau, der durch eine undichte Herzklappe oder Herzschwäche verursacht wird. Oder ein 40-Jähriger, dem man auf den ersten Blick schon unter den etwas hochgerutschten Hosenbeinen die Wassereinlagerungen ansieht. Und auf den zweiten Blick winzig kleine Hauteinblutungen an den Handflächen: zu 99 Prozent eine Herzklappenentzündung. Wir klären solche augenscheinlichen Diagnosen natürlich noch ab, aber wir müssen nicht immer das ganz große Besteck auspacken und ins Blaue hinein untersuchen, wenn wir einen genauen Blick auf den Patienten richten.

### Gut hingehört!

Ein deutscher Freund von mir lebte mit Familie längere Zeit in Nairobi. Wenn sie auf Heimaturlaub in Berlin waren, stellten die Eltern ihre kleine Tochter regelmäßig beim Arzt vor, um die üblichen Früherkennungsuntersuchungen durchführen zu lassen. Nie irgendetwas Besprechenswertes. In Nairobi fiel aber auf, dass das Mädchen oft sehr blass war und im Kindersitz mehr hing als saß. Die Familie suchte eine dortige Kinderärztin auf, die in einer für europäische Verhältnisse einfachen, um nicht zu sagen primitiv ausgestatteten Praxis ihre kleinen Patienten versorgte. Sie sprach mit dem Kind, strich über die Haut, ließ sich ein paar kleine Turnübungen vorführen und hörte das Mädchen sorgfältig mit dem Stethoskop ab. Ihr Rat an die Eltern: «Wenn ihr wieder in Deutschland seid, geht zum Spezialisten. Da stimmt etwas nicht mit dem Herzen, man hört ein Rauschen, das nicht da sein sollte. Es ist leise. Aber ich bin sicher, dass ich es mir nicht einbilde. Ihr solltet das abklären lassen.» Kurze Zeit später stellte sich in Berlin heraus, dass das Mädchen ein Loch in der Scheidewand zwischen den beiden Herzkammern hatte und operiert werden musste.

Bei keiner einzigen der Früherkennungsuntersuchungen war das Loch aufgefallen. Warum nicht? Schwer zu sagen. Ich denke mir unter anderem, dass es im Praxisalltag zeitlich einfach oft nicht möglich ist, sich ausführlich mit einem kleinen Kind zu beschäftigen und sich ein Bild zu verschaffen. Und dann einem Verdacht zunächst einmal mit einfachen Mitteln wie einem Stethoskop nachzugehen.

Zurück in Nairobi, besuchte mein Freund übrigens die Ärztin, auf deren gute Diagnostik die Entdeckung des Lochs zurückging. Er brachte ihr mehrere Kanister Benzin für das Notstromaggregat mit – als kleines Dankeschön für eine große Sache!

### *Lieber mehr Zeit als mehr Apparate*

Ich glaube, wir könnten uns einiges an großen Untersuchungen sparen, wenn wir ein bisschen genauer hinschauen oder hinhören würden. Insbesondere über die psychische Verfassung bekämen wir dann auch wichtige Informationen, die uns ein noch so präzises dreidimensionales Abbild eines Herzkranzgefäßes einfach nicht liefern kann. Ob der Patient in der Lage ist, eine Operation und ihre Folgen seelisch zu verkraften, ob er überhaupt über die rein medizinischen Kriterien hinaus von einem Eingriff profitiert – das sehen wir nicht auf elektronisch erzeugten Ergebnissen. Dafür sollten wir uns mit dem Menschen beschäftigen, mehr, als wir es derzeit tun. Wir haben einfach nicht genügend Zeit für den Einzelnen, und wir haben zu wenig Personal. Außerdem muss sich der Apparatepark amortisieren, wie die Geschäftsführer nicht müde werden zu betonen.

Damit kein Missverständnis entsteht: Ich bin froh, dass wir über so viele gute apparative Diagnoseverfahren verfügen. Damit lassen sich Krankheiten entdecken, über die wir früher lange gerätselt haben. Aber ich plädiere dafür, nicht immer gleich mit den großen Maschinen und den invasiven Techniken vorzugehen, wenn wir vieles auch auf anderem Wege erfahren können, und sei es über das gute alte Stethoskop und den aufmerksamen Blick. In den ersten klinischen Monaten während des Studiums lernen wir übrigens noch, wie man eine ganzkörperliche Untersuchung durchführt. Das ist auch eine sehr gute Methode, um über den gesundheitlichen Zustand eines Menschen viel zu erfahren.

## Was Sie vor einer Operation wissen sollten

Bei der Beschreibung der häufigsten Herzerkrankungen im letzten Kapitel habe ich schon die dafür gängigen Heilungs- und Operationsmethoden erwähnt. Die vielen weiteren zu beschreiben wäre hier unmöglich und selbst wenn, wäre es nicht sinnvoll. Als Laie kann man kaum entscheiden, was unter Umständen irgendwann mal ansteht. Was man aber als Patient oder als Angehöriger machen kann, ist, sich gedanklich auf das vorzubereiten, was auf einen zukommt.

Ganz grundsätzlich gesprochen stellt jede Operation, selbst eine kleine, ein Trauma dar, eine Wunde oder Verletzung. Es ist ein Eingriff in den Körper, egal, ob interventionell oder in einer offenen Operation. Die Intaktheit des Körpers wird verletzt. Salopp gesagt: Das merkt er. Es ist eine Ausnahmesituation für ihn und eine bedrohliche noch dazu. Das, was wir immer als selbstverständlich nehmen, wird erschüttert. Die Grenze zwischen unserem Inneren und allem, was draußen ist, wird durchbrochen. Das ist ein extremes Ereignis, auch wenn wir es nicht so in Worte fassen. Falls jemand meint, das sei ein bisschen zu dramatisch geschildert: Ich übertreibe keineswegs. Es handelt sich nicht jedes Mal um eine existenzielle Situation, zum Glück. Aber nach jedem Eingriff, insbesondere nach einer größeren OP, ist der Patient erst einmal schlechter dran als zuvor. Es erscheint paradox, wir operieren ja, damit es dem Menschen wieder besser geht. Das wird auch so sein, hoffentlich. Aber zunächst einmal müssen der Körper und die Seele mit der Tatsache als solcher fertigwerden, dass ein Eingriff passiert ist. Das muss man akzeptieren, als Arzt und als Patient. Und man muss darauf vorbereitet sein. Ich erlebe oft, dass jemand, der eine dreistündige OP hinter sich hat, enttäuscht ist und mir Vorwürfe macht, dass sein Zustand und sein

Lebensgefühl nicht himmelhoch jauchzend sind, sondern getrübter als vor der OP. Dass er Schmerzen hat und immer noch nicht gut atmen kann. Ich weise dann freundlich, aber sehr bestimmt darauf hin, dass sein Körper gerade Hochleistungen vollbringt. Er ist dabei, die Wunden zu schließen, die Narkosemittel zu verarbeiten und auszuscheiden, die neue Klappe oder den Bypass in das Gesamtsystem zu integrieren und den Tag-Nacht-Rhythmus wiederherzustellen, der durch die Narkose durcheinandergeraten ist. Es führen Drainagen aus dem Körper heraus, die die Wundflüssigkeit ableiten, gegebenenfalls hängt er an einem Tropf, weil er Schmerzmittel bekommt oder Elektrolyten. Mit alldem hat der Körper zu tun, der ja vor der OP schon nicht topfit war, sondern schwächlich, gefährdet aufgrund der schweren Erkrankung. Und dann soll gleich wieder alles sein wie früher, als man noch jung und kräftig war? Das ist wirklich zu viel verlangt. Jetzt ist Erholung angesagt, und die braucht ihre Zeit. Je älter man ist und je schlechter der Ausgangszustand, desto mehr. Darüber hinaus kann man sehr froh sein, dass keine unliebsamen Überraschungen oder gar Komplikationen während der OP auftraten.

Ich will niemandem Angst vor einer Operation einreden. Doch manche Menschen halten die Medizin für einen Reparaturbetrieb, der alles wiedergutmacht, was sie über Jahre schlecht behandelt oder ignoriert haben. Das funktioniert aber leider nicht. Stattdessen sind für den Patienten nach einer OP Geduld, Selbstfürsorge und oft eine Änderung des Lebensstils angezeigt. Wir Ärzte leisten zwar sehr viel, und die Fortschritte der Medizin sind beeindruckend, aber wir können die Uhr nicht zurückdrehen. Ich verstehe, dass sich die Erleichterung über die überstandene OP und die ausgestandene Angst ein Ventil suchen, manchmal eben auch in überzogenen Erwartungen, aber es wäre für alle hilfreicher, wenn Sie als Patient es schaffen, die Freude über das Erreichte in den Vordergrund zu rücken, denn auch eine positive Haltung trägt zu einer schnelleren Genesung bei.

*Das Aufnahmegespräch*

Vielen Menschen macht es zu schaffen, dass sie während einer OP ihre Handlungsfähigkeit verlieren. Sie «unterziehen» sich einer Operation, sie begeben sich in fremde Hände. Dieser Kontrollverlust verunsichert. Ein guter Arzt hilft Ihnen so gut es geht dabei, diese Angst zu nehmen und Ihnen die Verantwortung so schnell wie möglich zurückzugeben. Jeder Patient sollte eine aktive Rolle einnehmen, vorher und nachher. Nur in der Mitte, also während der OP, da sind das Team und ich zuständig.

Mit jedem Patienten führen wir Ärzte im Krankenhaus ein Aufnahmegespräch. Es ist sehr wichtig, dass wir dafür genügend Zeit haben. Wir haben zwar die europäischen und die deutschen Leitlinien, an denen wir uns orientieren. Es handelt sich um Empfehlungen, die aufgrund statistischer Daten vieler Patienten entwickelt wurden. Nun ist aber der Patient, der vor uns sitzt, kein statistischer Durchschnitt, sondern ein Individualfall – immer. Oft passt er mit seiner Erkrankung in den Rahmen, den die Leitlinien uns geben, häufig aber auch nicht. Um ihm die bestmögliche individuelle Therapie bieten zu können, müssen wir ihn jedoch kennen, seine Fähigkeiten und seine Wünsche zumindest gut einschätzen können. Was ich über ihn auf dem Papier oder in der Datei lese, ist ja nicht er selbst in seiner Ganzheit. Es sind medizinische Daten, Laborwerte, vielleicht steht auch ab und an eine Einschätzung des überweisenden Kardiologen im Bericht. Ich lerne ihn jedoch erst kennen, wenn ich mit ihm im Aufnahmegespräch bin und seine Anamnese erhebe.

Deshalb ist die Zeit, die sich der Arzt für die Aufnahme nimmt, für den Patienten enorm wichtig. Es ist ausschlaggebend, weil hier der Grundstein für die erfolgreiche Behandlung gelegt wird. Da werden die Weichen gestellt für die unmittelbare Zukunft. Ein Problem besteht darin, dass wir diese Zeit oft einfach nicht haben. Das ist wirklich eine Belastung, für die Patienten und für uns. In der Regel läuft ein Aufnahmegespräch in 20 bis 30 Minuten ab.

Das reicht für manche «einfacheren» Eingriffe aus wie einen Stent setzen oder selbst einen Bypass legen. Aber für die Entscheidung, ob eine biologische Klappe oder mechanische implantiert werden soll, ist es eigentlich zu knapp. Da muss man reden und erklären und die Reaktion darauf einordnen können. Wenn Sie oder Ihre Angehörigen gut vorbereitet in das Gespräch gehen, haben Sie mehr davon. Sie bekommen buchstäblich mehr Zeit für Ihre Anliegen, wenn Sie die wichtigen Informationen parat und sich gut informiert haben. Wie Sie sich vorbereiten und als mündiger Patient fragen und handeln können, beschreibe ich ausführlich in Kapitel 9 ab Seite 246. Jetzt geht es mir darum, Ihnen sozusagen das Gegenstück zu präsentieren, Ihnen also meine Situation – das heißt die der allermeisten Ärzte – vor Augen zu führen. So wissen Sie besser, was Sie erwartet, und können Fragen und Reaktionen des Arztes einordnen.

Nach all den Jahren im Klinikalltag und mit Patienten habe ich ein gewisses psychologisches Gespür dafür entwickelt, wie ein Patient einzuschätzen ist. Ist er ein strukturierter Typ, der seine Krankheit verantwortungsbewusst angeht? Oder ist es eine ängstliche Person, die sich vor lauter Sorgen selbst behindert? Ist es ein Mensch, der diszipliniert seine Medikamente nehmen kann? Stellt sich jemand als Musterschüler dar, lässt aber in Wahrheit am liebsten fünf gerade sein? Wie ist das soziale Umfeld, hat der Patient genügend Unterstützung «für danach»? Von den Antworten auf diese Fragen hängt meine Empfehlung ab.

### *Patienten – jeder ein anderer Typ*

Häufig erhalte ich schon Informationen, ohne dass ein Wort fällt. Wenn ich sehe, dass jemand mit einem Aktenordner hereinkommt, in dem sämtliche Entlassungsbriefe der letzten 30 Jahre abgeheftet sind, dann weiß ich, dass dieser Mensch jedes Detail von mir erfahren will, und zwar ganz genau. Er ist erst dann zufrieden und kann mitarbeiten, wenn er sich informiert und sicher fühlt. Andere sind eher wenig vorbereitet. Ich frage zum Beispiel: «Wurde schon eine Untersuchung der Halsschlagader bei Ihnen gemacht?» Antwort: «Ja.» «Dann geben Sie mir bitte den Befund.» «Habe ich nicht dabei, liegt zu Hause.» Tja, aber wie soll ich ihn dort lesen? Manchmal handelt es sich möglicherweise um ein Missverständnis, der Betreffende dachte vielleicht, dass der Befund automatisch ins Krankenhaus geschickt wird. Allerdings passieren solche Dinge sehr häufig. Ich vermute daher eher, dass derjenige es mit der Ordnung nicht so ganz genau hält. Und wenn das schon bei solch einfachen Dingen der Fall ist: Wird er es dann nach der OP schaffen, regelmäßig zum Beispiel seine Gerinnungswerte zu kontrollieren und die passende Dosis seiner Medikamente einzunehmen?

Einige Menschen kommen mit einem Berg an Diagnosen im Gepäck. Hinter ihnen liegt schon eine Odyssee an Arztbesuchen und Untersuchungen. Sie haben die Rolle des Patienten eingenommen, ziehen den Kopf ein und lassen über sich ergehen, was empfohlen wird. Und es gibt Leute, die waren noch nie im Krankenhaus. Und dachten offenbar, das würde auch bis an ihr Lebensende so bleiben. «Aber ich war immer gesund, hatte noch nie was! Warum sollte ich jetzt was am Herzen operieren lassen?» Ja, warum? Weil irgendwann mal was kaputtgeht in dem Haus, in dem sie leben.

Oft kommen Menschen, die quellen über vor Fragen. Interessant ist, worauf sie sich beziehen. Manche wollen über die OP selbst gar nichts wissen. Sie verdrängen den Gedanken daran geradezu. Diese Patienten möchten lieber über organisatorische Dinge sprechen, zum Beispiel ob das Krankenzimmer zur Straße raus liegt oder nach hinten, ob es eine Reha-Maßnahme danach gibt, wo die stattfinden kann und wie lange sie wohl dauert. Ich kann das einerseits nachvollziehen. So eine Operation bleibt letztlich für viele eine abstrakte Sache, egal, wie viel Mühe ich mir gebe, um die Vorgänge nachvollziehbar zu machen. Eine Reha wirkt dagegen viel konkreter. «Ein Zentrum, das für Sie infrage kommt, ist Bad Segeberg» – so einen Satz versteht man eben sofort, da hat man eine Vorstellung vom Gemeinten. Andererseits: Das ist der zweite oder dritte Schritt vor dem ersten. Zunächst mal geht es um die OP. Manche Menschen verweigern zwar kein Gespräch über die OP, aber sie wollen am liebsten alles auf mich abschieben. Wenn ich über die Alternative einer biologischen oder mechanischen Herzklappe mit ihnen sprechen möchte, sagen sie: «Ich habe mir dazu keine Gedanken gemacht. Ich dachte, Sie sagen mir, was ich tun soll.» Doch so geht's nicht. Ich lasse nicht zu, dass sich jemand komplett aus der Entscheidung herauswindet. «Nicht ich als Ihr Arzt treffe die Entscheidung, sondern wir gemeinsam tun das. Sie müssen die Entscheidung mittragen. Wir machen das zusammen, Sie und ich. Ich helfe Ihnen.» Ich halte es für sehr wichtig, dass die Patienten die Verantwortung für ihre Gesundheit nicht abgeben. Wenn sie das tun, haben sie verloren. Es ist wie beim Rudern: Einer hat das Kommando und sagt, wo es langgeht, die anderen richten sich danach. Wenn alle in unterschiedliche Richtungen wollen, kommt man nicht vom Fleck und schon gar nicht zum Ziel. Für den Patienten ist die eigene Gesundheit das Wichtigste, für den Arzt die Gesundheit aller Patienten. Bei der knappen Zeit, die wir Ärzte für den Einzelnen zur Verfügung haben, kann schnell mal was übersehen oder falsch eingeordnet werden. Das heißt, der Patient muss vor allem selbst dafür sorgen, gesund zu werden. Er ist der Steuermann, um beim Bild vom Rudern zu bleiben. Das sage ich den Patienten immer wieder. «Ich helfe Ihnen. Die Schwestern helfen Ihnen. Mein Chef hilft Ihnen. Alle helfen Ihnen. Aber die Verantwortung haben Sie selbst. Sie bekommen alle Informationen, um eine Entscheidung zu treffen. Und wenn Sie Schwierigkeiten haben, eine Entscheidung zu treffen, dann treffen wir beide sie gemeinsam. Ich unterbreite Ihnen einen Vorschlag, wie ich es für meinen eigenen Vater tun würde. Oder für meine eigene Mutter.»

Nach dem ersten kleinen Schrecken sind die Patienten letztlich meist froh, dass die Rollen geklärt sind. Dass sie befähigt werden sollen, eine Entscheidung über und für sich selbst zu treffen. Das kommt gut an. Ich versuche, meine Empfehlung für sie nachvollziehbar zu machen. «Schauen Sie, wir arbeiten anhand der internationalen Leitlinien. Für Sie wird dieses oder jenes empfohlen. Aber man muss auch in Betracht ziehen, dass Sie das und das bereits erlitten haben. Das heißt, Sie bringen mehr Komplikationen mit als andere, die in Ihrem Alter sind. Deshalb sollte man bei Ihnen eine individuelle Lösung wählen und meiner Ansicht nach so und so verfahren.» Ich habe damit sehr gute Erfahrungen gemacht. Da ich so begründet vorgehe, können die Menschen mir folgen und den Vorschlag akzeptieren.

*Ewiges Problem: Zeitmangel*

Viel hängt einfach von der Körpersprache ab und was man ausstrahlt. Meine Gelassenheit und Zuversicht übertragen sich auf den Patienten. Häufig haben wir Ärzte aber das Problem, dass wir gestresst sind. Das tut dem Patienten nicht gut und mir als behandelndem Arzt auch nicht. In Stresssituationen kann man das Vertrauen des Patienten nicht gewinnen. Er merkt, dass ich zu wenig Zeit habe, dass es eine Pflichtaufgabe für mich ist und ich mit dem Kopf nicht bei dem bin, der mir da gegenübersitzt, bei ihm.

Das ist schlecht. Der Patient, der zweifelt, wird durch so eine Situation noch mehr verunsichert, sein Vertrauen in mich, in das Team und in die ganze Behandlung sinkt, was wiederum die Heilungsphase beeinträchtigt. Ich finde es für jeden medizinischen Bereich wichtig, dass man sich Zeit für den Patienten nimmt, aber für Herzoperationen ist es besonders bedeutend. Doch wir haben sie oft nicht. Viele Vorgesetzte, viele Klinikleitungen erkennen das nicht, weil sie so auf die Zahlen konzentriert sind. Dann geht es vor allem darum: Wie viele OPs sind für heute geplant? Und wenn es zum Beispiel statt sechs OPs nur drei sind, dann kommen Sprüche wie: «Wenn Sie nur 50 Prozent der Arbeit heute haben, dann gehen Sie am besten früher nach Hause.» Unbezahlt, natürlich. Aber dass wir die Station versorgen müssen, dass wir Aufnahmegespräche haben und uns um die Patienten auch kümmern wollen, nachdem sie aus dem OP geschoben wurden – das wird nicht als Arbeit gewertet.

Ich leide unter dieser Situation und sage im gegebenen Fall dem Patienten im Aufnahmegespräch ganz freimütig, was los ist: «Herr Müller, es tut mir sehr leid, ich bin zeitlich extrem unter Druck. Wir haben zu wenig Personal. Ich bin hier auf der Station, ich bin gleich im OP. Ich bin auch für die Notfälle zuständig. Sehen Sie dieses Handy? Wenn es klingelt, muss ich losrennen, selbst wenn wir beide noch nicht fertig sind. Ich möchte, dass Sie verstehen, welcher Eingriff Ihnen bevorsteht, und ich möchte, dass Sie sicher bei der Entscheidung sind. Deshalb: Lassen Sie bitte *mich* das Gespräch führen. Sie haben jetzt viele Fragen, Sie sind aufgeregt, besorgt, das weiß ich. Aber ich habe die Erfahrung, ich führe das Gespräch. Ich habe im Kopf eine Struktur, und wir arbeiten sie von A bis Z durch. Wenn dann noch Fragen offengeblieben sind, dann besprechen wir sie.» Dass ich von vornherein sagen muss, ich sei im Stress, ist nicht die Ideallösung. Aber eine bessere habe ich unter den gegebenen Umständen nicht.

### *Patienten unter Druck*

Viele meiner Kollegen geben sich Mühe im Aufnahmegespräch, manche eher nicht. Sie haken den Termin ab, so schnell es eben geht. Das Riesenproblem, das ich damit habe: Der Patient hat kaum eine Wahl. Das Aufnahme- oder Aufklärungsgespräch findet an dem Tag statt, an dem der Patient aufgenommen wird. Er kann also nicht sagen: «Danke für Ihre Erläuterungen, ich überleg's mir noch mal und komme wieder, wenn ich so weit bin.» Er geht nicht nach Hause, sondern mit dem, was er an Informationen und an persönlichem Eindruck aus dem Aufnahmegespräch mitgenommen hat, am nächsten oder übernächsten Tag in die OP. Das kann psychisch belastend sein, zumal er eh schon nicht in Bestform ist, sonst säße er ja nicht bei uns. Und psychische Belastung ist definitiv eine Hypothek, die den Heilungserfolg negativ beeinflusst.

Jeder Patient, der eine elektive, also planbare Operation vor sich hat, kann ein Vorgespräch führen, das heißt ein Gespräch im Vorfeld des Aufnahmetermins. Jedenfalls theoretisch. Praktisch ist es allerdings nicht einfach. Es gibt nämlich kaum Termine für Vorgespräche. Außerdem wohnen nicht alle in der Nähe der Klinik, in der sie behandelt werden sollen. Wie sollen sie dorthin kommen, vielleicht allein und in schlechtem gesundheitlichem Zustand? Aber selbst von denen, die es bewerkstelligen könnten, nehmen viele die Chance auf ein Vorgespräch nicht wahr. Das ist schade. Denn es kann Sicherheit bringen und die Angst ein wenig lindern, die jeder Mensch vor einem Eingriff am Herzen hat.

*Angst überwinden – eine schwierige Aufgabe*

Auch die Patienten, die an sich ganz zuversichtlich sind, bekommen angesichts einer OP manchmal Panik. Sie malen sich aus, wie das wohl sein wird, wenn der Brustkorb geöffnet ist, wenn das Herz freiliegt, wenn vielleicht sogar das Herz stillgelegt wird und der Kreislauf über eine Maschine aufrechterhalten wird. Sie befürchten, dass sie aus der Narkose nicht erwachen, dass wir statt zu heilen bei der Operation etwas beschädigen oder zerstören, und noch vieles andere mehr. Meine Aufgabe als Arzt ist es, ihnen diese Angst zu nehmen. Ich kann natürlich nicht garantieren, dass alles glatt läuft. Aber ich kann dazu beitragen, dass die Einschätzung der Risiken realistisch ist.

Nicht immer gelingt es mir. Es gibt Menschen, die sind so ängstlich, dass nichts sie beruhigen kann. Sie schlafen kaum oder wenn, dann sehr unruhig, sind gequält von schrecklichen Gedanken. Sie finden einfach nicht den Punkt, an dem sie sagen können: «Es ist gut, alles, was zu klären ist, ist geklärt. Was offenbleibt, lässt sich nicht definitiv beantworten. Wir machen das jetzt.» Sie möchten, dass ich ihnen etwas verspreche, und zwar die hundertprozentige Erfolgsaussicht. Aber das kann ich nicht. Das kann niemand. Medizin ist kein Geschäft, kein Handel. Wir können keine Vereinbarung mit garantiertem Ausgang schließen. Es gibt immer ein Risiko, und das ist nicht unbedingt vom behandelnden Arzt zu steuern. Wir sind nicht die Herren über Leben und Tod.

Einer meiner Oberärzte, dem ich sehr, sehr viel verdanke, sagte einmal zu mir: «Weißt du, Umes, es kann alles tipptopp sein, wir sind auf den Punkt vorbereitet, alle haben gut geschlafen, alle sind bester Laune, die Werte des Patienten stimmen, die Sache sieht gut aus. Und trotzdem – trotzdem kann es schiefgehen.» Ja, es kann schiefgehen. Aber wir tun alles dafür, dass es klappt. Und wenn auch der Patient seinen Teil dazu beiträgt, dann sind die Aussichten wirklich gut.

**«Du bist dran!»**

In meiner Assistentenzeit durchlief ich wie vorgesehen alle Abteilungen. Irgendwann war auch die Kinderherzchirurgie dran, ich war als einziger Assistent dort. Ein 15-jähriger junger Mann, der seit der Geburt einen Vorhofseptumdefekt hatte, also ein Loch in der Trennwand zwischen den beiden Vorhöfen, stand für den folgenden Tag auf dem OP-Plan. Im Aufklärungsgespräch mit dem Jungen und den Eltern erklärte ich, wie die beiden Chefärzte vorgehen würden, das Anschließen an die Herz-Lungen-Maschine und was sonst eben dazugehört. Dass ich selbst die OP durchführen würde, wusste ich nicht. Im Nachhinein hätte ich es ahnen können. Der Chefarzt hatte mir nämlich mit einem sehr freundlichen Lächeln geraten, noch mal in die Literatur zu schauen, wie die OP am folgenden Tag ablaufen würde, und früh schlafen zu gehen.

Wahrscheinlich hielt er mit der Sache hinterm Berg, damit ich mir nachts keine langwierigen Gedanken machte, sondern ausgeruht am nächsten Morgen im OP erschien.

Zunächst war alles wie immer, wir betraten den OP, desinfizierten uns die Hände, gingen auf den OP-Tisch zu – und die beiden Chefärzte stellen sich ohne weiteren Kommentar direkt auf die linke Seite, die Assistentenseite. Sie grinsten mich an, ebenso der Anästhesist und die OP-Schwestern. Man sah, dass sie Spaß an der Überraschung hatten. Jeder hatte Bescheid gewusst, nur ich nicht! «So, Umes, los geht's, du bist heute dran!»

Es war toll, man hat ja eine ganz andere Verantwortung, wenn man der Operateur ist. Aber natürlich war ich auch aufgeregt: Ich hatte es in der Hand, ich war sozusagen der Chef, das allererste Mal. Würde ich es schaffen? Mich geschickt genug erweisen? Auch mit Unvorhergesehenem richtig umgehen können? Doch ich hätte mir keine Sorgen machen müssen. Die beiden Chefs waren großartig, sie vermittelten mir ein grundgutes Gefühl der Sicherheit: Wir sind da, es kann nichts passieren. So ging ich einigermaßen zuversichtlich ans Werk. Ich öffnete das Brustbein und schloss die Herz-Lungen-Maschine an. Das war allerdings in diesem Fall nicht ganz einfach, weil ich dafür in die rechte Vorkammer schneiden musste. Ich schwitzte ein bisschen, aber die beiden Chefs waren ganz gelassen und äußerten sich zwischendurch sogar lobend. So ein Verhalten ist keineswegs selbstverständlich. Oft habe ich auch schon erlebt, dass die Chefs ungeduldig sind und dem Assistenten sagen: «Lass mich mal, ich mach das eben, das dauert mir zu lange.» Aber bei diesen beiden: kein scharfer Ton. Ich kam gut durch die OP, nach zwei Stunden waren wir fertig.

Die erste selbstständige Operation ist für jeden Chirurgen ein unvergessliches Erlebnis, auch wenn man vorher schon x-mal assistiert hat. Es ist einfach eine andere Position, eine andere Schwere, aber auch ein besonders intensives Gefühl des Glücks, wenn alles klappt. Nach der OP konnte ich dann sogar den Eltern mitteilen, dass ihr Sohn gut von der Herz-Lungen-Maschine abgekommen war und nun kreislaufstabil auf der Intensivstation lag. Sie waren so erleichtert, so froh, dass alles in Ordnung war. Für mein eigenes Gefühl war das noch mal ein kleiner Push. Ich schwebte wie auf Wolken durch die Flure des Krankenhauses. «Ich kann's, ich kann wirklich operieren.»

## Kunstherz: Wenn das eigene Organ externe Unterstützung braucht

Liegt eine gravierende Herzschwäche vor und sind alle medikamentösen und sonstigen Möglichkeiten, etwa Schrittmacher und Herzklappenreparatur, ausgeschöpft, kann man an die Implantation eines Herzunterstützungssystems denken, umgangssprachlich oft als «Kunstherz» bezeichnet. Das ist nicht ganz präzise, denn in der Regel wird nicht das ganze Herz ersetzt, sondern die linke Herzkammer durch eine implantierte Pumpe unterstützt, das LVAD. Das ist die Abkürzung des englischen Begriffs *Left Ventricular Assist Device*. Allgemein kann man auch sagen «VAD», wenn man sich nicht auf eine Seite beziehen will. Allerdings sind rund 95 Prozent aller implantierten Unterstützungssysteme für die linke Kammer bestimmt. Ursprünglich waren die Kunstherzen als Überbrückungshilfe für die Zeit bis zu einer Transplantation gedacht, als *Bridge to Transplantation*. Mittlerweile gibt es aber so wenige Spenderherzen, dass viele von den LVAD-Patienten das Unterstützungssystem dauerhaft behalten.

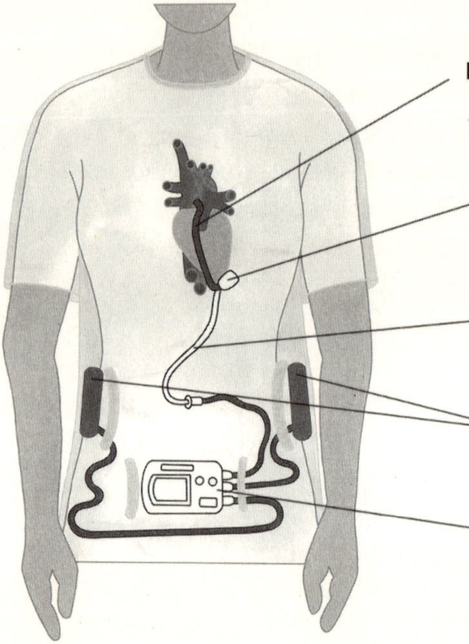


Kunstherz (Linksherzunterstützungssystem, LVAD). An der linken Herzspitze ist die Pumpe angebracht. Das Blut aus der linken Herzkammer fließt über den Blutschlauch in die Aorta, also den großen Blutkreislauf. Die externe Steuereinheit steuert die Pumpe, der Akku versorgt die Pumpe mit Energie.

### *Aufwendige Vorbereitung*

Wer entscheidet sich für ein Kunstherz bzw. wer kommt überhaupt dafür infrage? Es sind meistens Menschen, die schon eine lange Leidensgeschichte hinter sich haben. Ihr Herzmuskel ist so geschwächt, dass sie kaum noch oder gar nicht am normalen Leben teilhaben können. Häufig sind sie bettlägerig, weil die Kraft selbst für sehr kurze Strecken nicht ausreicht. Es ist nicht so einfach, den richtigen Zeitpunkt für die Implantation eines Kunstherzens zu finden. Einerseits will man nichts übereilen, denn eine solche Implantation ist eine aufwendige Sache. Andererseits darf die Herzschwäche noch nicht so ausgeprägt sein, dass Organe wie Leber oder Niere bereits massiv geschädigt wurden. Bevor eine endgültige Entscheidung getroffen werden kann, finden zahlreiche Untersuchungen statt. Die Restleistung des Herzens sowie eventuelle Vor- oder Begleiterkrankungen werden festgestellt. Außerdem müssen Zahnarzt, Hals-Nasen-Ohrenarzt, Urologe, Gynäkologe, Magen-Darm-Spezialist und Internist tätig werden, um nach Entzündungen und eventuellen Risiken Ausschau zu halten. Ein Grund dafür: Wenn später eventuell wegen einer Krankheit oder eines Tumors operiert werden muss, ist das aufgrund der blutverdünnenden Mittel, die ein Kunstherzpatient einnimmt, schwieriger und riskanter. Liegt der Nachweis einer bösartigen Erkrankung, etwa eines Tumors vor, darf kein LVAD implantiert werden, da die Lebenserwartung eingeschränkt und es daher nicht zu verantworten ist, ein derart teures System zu implantieren. Ein LVAD besteht aus mehreren Komponenten: der Pumpe selbst, die an das Herz angeschlossen wird und Blut aus der linken Kammer in die Aorta pumpt; dem Steuergerät, auch Controller genannt, das sich außerhalb des Körpers befindet und die Signale für die Pumpleistung schickt; zwei ebenfalls außerhalb befindliche Akkus, die das Gerät mit Energie versorgen. Wie gesagt: Es ist ein System, anders als ein einzelnes Element wie ein Stent oder auch ein Bypass.

### *Immer aufpassen!*

Dieses System muss am Laufen gehalten werden, das heißt, es erfordert ein hohes Maß an Aufmerksamkeit des Betroffenen. Er muss sich täglich um die ausreichende Ladung der Akkus kümmern, denn ohne sie funktioniert das Steuergerät nicht. Die Pumpe arbeitet nicht, das Herz versagt, und man stirbt sehr schnell. Es müssen Reserve-Akkus bereitliegen, für den Fall, dass die häusliche Stromversorgung mal ausfällt und Laden nicht möglich ist. Außerdem muss der Patient besonders auf die Hygiene achten. Dort, wo das Kabel aus dem Körper tritt, das die Pumpe mit dem Steuergerät verbindet, die sogenannte Driveline, ist immer die Gefahr einer Infektion vorhanden. Sehr wichtig ist auch die Disziplin bei der Einnahme von blutverdünnenden Medikamenten wie Marcumar. Schlampigkeit kann man sich hier in keiner Weise leisten. Aus all diesen Gründen wird vor der Entscheidung für ein LVAD immer ein psychologisches Gutachten eingeholt. Wie fit ist der Patient mental und sozial? Schafft er es, sein Überleben in die Hand zu nehmen? Wenn er das nicht zuverlässig kann, gibt es eine höhere Rate an Komplikationen und Therapieversagen. Die Implantation hat dann keinen Sinn. Die Eigenverantwortung des Patienten ist also enorm hoch. Das nennen wir die «Compliance».

Eine weitere und sehr wichtige Frage ist, ob der Patient mit dem System psychisch zurechtkommt. Die Belastung ist, zumindest zu Beginn, immens. Es ist ja eine unnatürliche Situation. Der Patient ist für die technische Funktionsfähigkeit seines Herzens verantwortlich, die durch externe Elemente gesteuert wird. Selbst wenn man davon ausgeht, dass *jeder* eine gewisse Verantwortung für seine Herzgesundheit hat: Das hier ist etwas völlig anderes. Das ist nicht «mein Eigen». Es hat etwas Entfremdetes, wenn man selbst für die Zentrale seines Lebens sorgen muss und man die Geräte dafür im wahrsten Sinne des Wortes in der Hand hält. Und wenn dazu noch ein Teil im Herzen direkt verankert ist. Wer ist man dann eigentlich noch: Mensch oder Maschine? Wer hängt hier von wem ab? Einige Patienten entwickeln eine Depression durch das Bewusstsein, gar nicht mehr aus sich selbst heraus zu leben. Es gab Fälle, in denen Patienten, die es nicht mehr aushielten, zu einer Schere griffen und das Kabel durchschnitten. Sie sind gestorben, weil sie die Energieversorgung kappten und somit die Pumpe stoppten. Sie konnten die Abhängigkeit von einer Maschine, einem Akku, nicht aushalten. Ich kann diese psychisch-

### Die Ausstattung

Es gibt verschiedene Möglichkeiten, wie die externen Teile des Unterstützungssystems am Körper getragen werden können. Das Steuergerät kann sich zum Beispiel in einer Art Bauchbeutel befinden, die beiden Akkus in einem unter dem Hemd oder der Bluse getragenen Westchen. Oder man verstaut alles in einer Schultertasche, die man auf der Hüfte trägt. Auch wenn sie wie eine große Hand- oder eine Werkzeugtasche wirkt: Etwas anderes als das Zubehör sollte man nicht hineinstecken. Handys oder Feuerzeuge können den Controller durcheinanderbringen.

Fürs Duschen gibt es eine besondere Tasche, die wasserdicht ist. Spezielle Rucksäcke für VAD-Patienten sind ebenfalls im Angebot. Mittlerweile sind auch T-Shirts auf dem Markt, die Taschen für die Gerätschaften aufweisen und unter der Kleidung angezogen werden können. Auf jeden Fall muss man immer darauf achten, dass man Kleidung trägt, durch die die Driveline nicht abgeknickt und dadurch die Versorgung unterbrochen wird.

Je nachdem, wie aktiv der Patient ist und wie leistungsfähig die Akkus sind, kann er sich zwölf bis zwanzig Stunden lang ohne Nachladen damit bewegen. Sicherheitshalber sollte man immer zwei zusätzliche geladene Akkus bei sich führen.

gedankliche Belastung durchaus nachvollziehen, es ist etwas, worauf einen das normale Leben nicht vorbereitet.

Auch wenn sich durch ein Kunstherz die Lebensqualität normalerweise im Vergleich zu vorher sehr verbessert: Manches bereitet Schwierigkeiten. Die Sexualität beispielsweise kann auch bei miteinander vertrauten Paaren leiden, weil man sich schämt und wegen der technischen Teile nicht attraktiv genug findet, weil man Sorge hat, dass die Driveline abknickt, oder befürchtet, dass sich die Akkus entladen. Einen neuen möglichen Partner näher kennenzulernen – das traut man sich vielleicht gar nicht mehr.

*OP nicht ohne Risiko*

Die Implantation eines Kunstherzens ist eine aufwendige Operation, sie dauert rund drei Stunden, manchmal länger. Die Vorbereitungszeit und die Zeit der Erstversorgung auf der Intensivstation kommen noch dazu. Der Patient wird an eine Herz-Lungen-Maschine angeschlossen, auf der Intensivstation bleibt er so lange unter Narkose intubiert, wird also künstlich beatmet, bis der Kreislauf stabil ist und man sicher sein kann, dass der Controller richtig eingestellt ist und die Pumpe gut arbeitet. Mit der OP sind gewisse Risiken verbunden: Blutungen sind möglich, ein Schlaganfall oder eine Thrombose kann eintreten.

Wenn alles klappt, kann der Patient nach ein oder zwei Tagen, manchmal erst nach einer Woche, auf die normale Station, dann ca. zwei Wochen später nach Hause, wenn der Allgemeinzustand vorher nicht zu schlecht war. Im Anschluss geht er in eine Reha-Maßnahme in einer speziell auf Kunstherz-Patienten eingerichteten Klinik. Dort lernt er, mit dem Gerät in allen Situationen richtig umzugehen. Und er baut Muskeln auf. Viele Herzschwächepatienten waren lange Zeit bettlägerig und haben deshalb oft gar keine Kraft und Kondition.

Die Überlebensrate wird kontinuierlich besser. Bis vor einiger Zeit war die Transplantation dem Kunstherzen in dieser Hinsicht eindeutig überlegen, doch das ändert sich langsam. Wir können davon ausgehen, dass acht von zehn Patienten mit Kunstherz das erste Jahr nach der OP überleben, sieben von zehn das zweite Jahr. Wir rechnen damit, dass die Patienten im Schnitt eine Lebenserwartung von zehn Jahren haben. Ich habe aber auch schon von Patienten gehört, die 14 Jahre lebten. Doch bisher gehen wir davon aus, dass nach fünf Jahren die Hälfte der Kunstherz-Patienten gestorben ist. Pro Jahr werden in Deutschland rund tausend

### Frau Gerstenberg oder Wie man eine Anpassungsstörung überwindet

Vor wenigen Jahre hatte ich eine Herzschwäche-Patientin, Frau Gerstenberg, 58 Jahre alt, eine kleine, früher agile Person, aber nach den langen Jahren der Krankheit eher eingeschränkt, immer in der Angst, plötzlich zu sterben. Wir schlugen ihr vor, ein Kunstherz zu implantieren, auf jeden Fall für die Wartezeit bis zu einer Transplantation. Ob es dazu kommen würde, war unsicher, es gab Kandidaten, die eine höhere Dringlichkeit als sie hatten, abgesehen davon, dass es sowieso zu wenig Spenderherzen gibt. Erst wollte sie nicht, aber nach einer Weile stimmte sie zu. Und kam anfangs mit dem Kunstherz überhaupt nicht klar. Sie konnte nicht einschlafen, weil der Gedanke, dass sie von dieser Batterie, von der Pumpe abhängig war, sie nicht losließ und sie befürchtete, dass im Schlaf die Akkus zu Ende gehen würden. Sie fühlte sich gefangen von der Verpflichtung, das Gerät immer und überall mittragen zu müssen. Es machte sie verrückt, ständig auf so vieles aufpassen zu müssen: dass die Kabel nicht knickten oder gar ein Kabelbruch entstand, dass die Batterien geladen waren, dass sie nicht vergaß, sie zu wechseln, dass keine Infektion entstand usw. Frau Gerstenberg war wirklich sehr unglücklich. Sie nahm eine psychologische Betreuung in Anspruch, ohne Erfolg.

Was letztlich die Wende brachte, weiß ich nicht genau. Auf jeden Fall schaffte sie es tatsächlich, nach ungefähr anderthalb Jahren. Sie kam routinemäßig zur Kontrolle der Pumplage und zur Ablesung des LVAD, ob irgendeine Alarmierung gespeichert war, in die Klinik und sagte, kaum dass sie mich begrüßt hatte: «Dr. Umes, ich will keine Transplantation mehr, ich behalte das Kunstherz. Das Spenderherz sollen jüngere Menschen bekommen. Streichen Sie mich von der Warteliste. Ich weiß jetzt, das hier ist mein Baby, mein Herz. Ich passe gut darauf auf, weil es mir Leben gibt.» Und streichelte dabei über den Controller und die Akkus. Ich war baff! Dass sie einen Weg für sich gefunden hatte, damit zurechtzukommen, nötigte mir großen Respekt ab. Ich hatte stark daran gezweifelt, dass sie die anfängliche Anpassungsstörung bewältigen könnte. Aber sie hatte das Abhängigkeitsverhältnis einfach umgedreht: Nicht mehr sie hing vom Gerät ab, sondern das Gerät von ihr, indem sie die Verantwortung übernahm, dass dem Gerät nichts zustieße und es einwandfrei lief.

Kunstherzen bzw. Unterstützungssysteme implantiert, in den Coronajahren waren es deutlich weniger.[3] Die Kosten für eine solche Behandlung sind hoch. Pro LVAD-Patient kann man mit rund 300 000 Euro rechnen, in einem normalen Jahr für alle also rund 300 Millionen Euro. Darin sind aber nur die OP, das Gerät und die Betreuung für die ersten zwölf Monate enthalten, danach entstehen weitere Kosten.

Trotz all der Schwierigkeiten und Einschränkungen, die eine Kunstherztransplantation für einen Patienten mit sich bringt: Im Vergleich zu dem Leben, das sie vorher geführt haben, ist es eine deutliche Verbesserung. In meiner ganzen Laufbahn habe ich nur einen einzigen Patienten erlebt, der im Nachhinein seine Entscheidung bereut hat. Alle anderen waren mit ihrer Entscheidung zufrieden und dankbar für den Gewinn an Lebensqualität.

## Ultima Ratio: Herztransplantation

Für Menschen mit einer Herzschwäche in einem sehr weit fortgeschrittenen Stadium kommt eine Transplantation infrage – sofern ein Spenderherz zur Verfügung steht, was leider meistens nicht der Fall ist. Manchen Patienten können wir mit einem LVAD zumindest eine Zeit lang helfen, die anderen müssen warten. Viele überleben die Wartezeit nicht. Das Missverhältnis zwischen Spenderherzen und potenziellen Empfängern ist groß. 2022 befanden sich 507 Patienten auf der Warteliste für ein Herz, durchgeführt wurden 358 Transplantationen.[4] In dieser Zahl sind nicht nur deutsche Spenderherzen enthalten, sondern auch solche aus dem Ausland. Knapp hundert Menschen verstarben während der Wartezeit.[5]

Eine Herztransplantation ist eine gigantische Aufgabe, für alle Beteiligten. Infrage kommen überhaupt nur Herzkranke ohne schwere andere Krankheiten, mit einem Body Mass Index unter 35, ohne Drogen-, Alkohol- oder Tabakabhängigkeit und jünger als 60 Jahre. Außerdem müssen die Kandidaten motiviert und emotional ausgeglichen sein. Man sollte von ihnen für die Zeit nach der OP eine stabile Compliance erwarten können. Die Organisation, das passende Spenderorgan einem geeigneten Empfänger zuzuweisen, obliegt der Deutschen Stiftung Organtransplantation (DSO).[6] Sie kümmert sich nicht nur um Transplantationen von Herzen, sondern auch um andere Organe. Vereinfacht gesagt, stehen am Anfang immer ein Todesfall und die Einwilligung in eine Organspende des Verstorbenen oder seiner Angehörigen. Voraussetzung für eine Organspende ist, dass der Tod aufgrund eines irreversiblen Hirnfunktionsausfalls festgestellt wird. Das übernehmen zwei dafür qualifizierte Ärzte, die unabhängig voneinander zum selben Ergebnis kommen müssen. Sie dürfen an dem Vorgang als solchem, also der Entnahme und später der Transplantation, nicht beteiligt sein, um Interessenkonflikte auszuschalten.

Das Krankenhaus, in dem ein geeigneter möglicher Spender einen Hirnfunktionsausfall erleidet, meldet den Fall an die DSO. Wenn der Betreffende seinen Willen nicht niedergelegt hat, werden die Angehörigen gefragt, ob es im Sinne des Verstorbenen wäre, dass eine Organspende erfolgt.

*Spender und Empfänger müssen «zueinander passen»*

Wird das bejaht, werden umfangreiche Untersuchungen durchgeführt, um das Risiko auszuschließen, dass Krankheitserreger übertragen werden. Die diagnostischen und Patientendaten werden an Eurotransplant übermittelt. Das ist eine Vermittlungsstelle für Organspenden, die für acht europäische Länder die Zuordnung von Spenderorganen und Empfängern koordiniert. Ein Computerprogramm gleicht dort die Daten wie Blutgruppe usw. ab und sucht die passende «Paarung». Die Parameter müssen ja stimmen, man kann nicht das Herz eines kräftigen Zwei-Meter-Manns in eine zierliche Frau von 50 Kilo Gewicht verpflanzen. Das Geschlecht spielt keine Rolle, aber die Größenmaße müssen annähernd stimmen.

Ist die passende Paarung gefunden, geht eine Kaskade von Maßnahmen los. Das Krankenhaus des Empfängers wird benachrichtigt, die Operation vorbereitet und der Empfänger ins Krankenhaus gebracht, sofern er nicht aufgrund seines Zustands sowieso dort ist. Selbst wenn das nicht der Fall ist, darf auch nichts anderes dagegenstehen. Hat der Empfänger beispielsweise eine dicke Erkältung, können wir nicht operieren. Nach der OP muss er hochdosierte Immunsuppressiva nehmen, damit kann er aber nicht gegen eine Erkältung ankämpfen, sondern gerät in ernste Schwierigkeiten.

Parallel reisen meist zwei Mitglieder des Implantationsteams zu dem Krankenhaus, in dem sich der tote Spender befindet. In meiner Assistentenzeit in Hamburg in der Herzinsuffizienz-Ambulanz habe ich das einmal gemacht. Wir bekamen einen Anruf, und mein Oberarzt und ich flogen in einer kleinen Sondermaschine nach Frankfurt, um das Herz abzuholen. Psychisch hat mich das sehr beeindruckt. Die eine Seite: Ich bin auf dem Weg, um ein Herz zu holen, das jemandem zu einem längeren Leben verhilft. Die andere: Jemand ist dafür gestorben. Obwohl man als Mediziner häufig mit dem Tod konfrontiert wird, sind diese Umstände doch ganz besondere. Das ist beileibe kein Routineeinsatz.

Der Mann, dessen Herz der Oberarzt und ich abholten, war gerade einmal 20 Jahre alt. Er hatte auf dem Heimweg von einer Party einen schweren Unfall. Sein Gehirn war nicht mehr lebendig, damit auch das Atemzentrum nicht mehr aktiv. Er wurde künstlich beatmet, damit sein Herz am Leben blieb. Wir öffneten den

### Christiaan Barnard, Pionier der Herzverpflanzung

Der Südafrikaner Christiaan Barnard wagte als erster Arzt eine Herztransplantation. Vorbereitungen und Forschungen dazu hatte es schon länger gegeben, vor allem in den USA. Barnard und sein Team hatten die Operation bereits mehrfach geprobt, allerdings nur an Tieren. Nun ergriff er die Initiative. In der Nacht vom 2. auf den 3. Dezember 1967 pflanzte er das Herz der 25-jährigen Denise Darvall, die von einem betrunkenen Autofahrer tödlich verletzt wurde, dem schwer herzkranken Gemüsehändler Louis Washkansky ein. Überall in der Welt verfolgte man über die Presse, wie Washkansky sich von der OP erholte, aufstehen und essen konnte. Doch die Immunsuppressiva, die er gegen die Abstoßungsgefahr nehmen musste, schwächten ihn so sehr, dass er nach 18 Tagen starb. Der nächste Patient, den Barnard behandelte, lebte eineinhalb Jahre.

Brustkorb, und ich kann mich noch genau erinnern, dass mir sein Herz einfach wunderbar erschien, jung und kräftig, mit einem gleichmäßig schönen Schlag. Wir gaben eine Infusion über die Aorta, eine sogenannte Kardioplegielösung. Sie enthält besonders viel Kalium, das bringt die Herzzellen zum Stillstand. In der Lösung befinden sich Nährstoffe, die die Zellen aufnehmen und die eine Weile vorhalten. Das Herz fängt an zu flimmern und steht dann ganz still. Wir trennten das Herz von der Aorta und den Lungenvenen – und dann lag es wirklich in unserer Hand. Wir gaben es in einen Beutel mit viel Eis und Kardioplegielösung, sodass wir einen Zeitraum von ungefähr vier Stunden überbrücken konnten. Schließlich riefen wir in Hamburg an und teilten mit, dass das Herz in Ordnung sei und wir uns auf den Rückweg machten. Erst wenn dieses Okay eingegangen ist, beginnt die OP-Vorbereitung des Empfängers.

*Genau geregelter Ablauf*

Es handelt sich um eine Sicherheitsmaßnahme, denn die Vorbereitung ist für den Empfänger eine gravierende Angelegenheit, die kann man nicht prophylaktisch machen. Es wäre fatal, wenn man erst später feststellte, dass das neue Herz vielleicht doch nicht ideal ist. Der Empfänger erhält also einen Zugang, die Narkose wird eingeleitet und der Brustkorb geöffnet. Aber man beginnt erst, sein Herz von den Gefäßen zu trennen und herauszunehmen, wenn das Team mit dem neuen Herzen gelandet ist und Bescheid gibt. Als wir im Krankenhaus eintrafen, war alles bereit. Wir nahmen das neue Herz aus dem Eis und der Kardioplegielösung, nähten es in sein Bett im Brustkorb ein und schlossen die Gefäße an. Es ist schon seltsam, immer wieder ein Wunder. Sobald das Herz warm wird und «Futter» bekommt, weiß es, was es machen soll: Es fängt an zu schlagen.

Es ging alles gut, der Empfänger war sehr glücklich und wie neu geboren. Viele Transplantierte feiern den Tag ihrer Operation als zweiten Geburtstag. Zufällig begegnete ich ihm ein oder zwei Jahre später noch einmal beim Einkaufen. Ich freute mich, dass es ihm offenbar gut ging. Aber im selben Moment dachte ich an den toten Jungen. Ich empfand Freude und Trauer zugleich. Dabei kannte ich den Jungen ja gar nicht. Aber auch das zeigt mir wieder, dass das schlagende Herz ein Symbol für das Leben ist. Dieses Bild ist existenziell, es sitzt tief drin in uns, jenseits aller wissenschaftlichen oder medizinischen Kenntnisse.

Wenn eine Transplantation gelingt, ist das für alle eine große Freude. Als Arzt hat man oft ein engeres Verhältnis zu den Transplantierten als zu anderen Patienten, weil man sie in der Regel schon länger kennt. Eine Transplantation ist ja der letzte Schritt, vorher hat man alles mögliche andere versucht, teilweise über Jahre. Man hat gemeinsam viele Entscheidungen getroffen und mitgehofft, dass die Wartezeit auf ein Spenderorgan nicht zu lang dauern wird. Dass der Empfänger durchhält, bis endlich ein passendes Organ zur Verfügung steht.

### *Abstoßung unterdrücken*

Für den Empfänger beginnt ein besseres Leben, er kann überhaupt wieder am Leben teilnehmen, anders als in der Regel in den Monaten, vielleicht Jahren zuvor. Doch er zahlt einen hohen Preis. Sein Körper identifiziert das neue Herz als fremd, nicht dazugehörig, obwohl wir immer auf Übereinstimmung der Blutgruppe achten. Der Körper tut, was er in solchen Fällen immer tut: Er bekämpft das Fremdmaterial, den Eindringling, wie er es mit Bakterien oder Viren auch tun würde. Es handelt sich um eine Abstoßungsreaktion. Das bedeutet nicht, dass sich das Herz vom Körper trennt oder von den Venen und Arterien löst. Vielmehr kann es zu Rhythmusstörungen kommen, oder die Pumpfunktion verringert sich. Das wäre eine akute Reaktion nach der Transplantation. Eine chronische Abstoßungsreaktion ist ebenfalls möglich, dann verändern die Gefäße ihre Oberfläche und verkalken. Es entstehen

Verengungen, sodass der Patient einen Stent oder einen Bypass benötigt.

Um diese Abstoßungsreaktionen möglichst zu unterbinden, muss der Patient Immunsuppressiva nehmen, und zwar für immer. Diese Medikamente, die die Immunabwehr drastisch einschränken, sind hoch dosiert. Das hat unweigerlich zur Folge, dass Krankheiten Tür und Tor geöffnet sind. Die Immunsuppressiva können nicht gezielt eingesetzt werden, sodass nur die Abstoßungsreaktion in Bezug auf das Herz unterbunden wird und sich das Immunsystem gegen alles andere wehrt wie bisher. Die Patienten müssen daher extrem vorsichtig sein, dennoch leiden sie häufig unter Infektionen wie Lungenentzündung oder einem grippalen Infekt. Außerdem haben diese Medikamente starke Nebenwirkungen. Sie können andere Organe schädigen oder zur Tumorbildung führen. Eine chronische Niereninsuffizienz ist nicht selten.

Trotz alledem, die Alternative ist schlechter. Welche wäre das? Eine nur kurze Lebenserwartung aufgrund einer schweren, nicht heilbaren Herzinsuffizienz. Die Überlebensrate der Transplantationspatienten dagegen ist in den letzten Jahren immer besser geworden. Ein Jahr nach der OP leben noch 86 Prozent, nach fünf Jahren noch 75 Prozent. Das mediane Überleben erreicht mittlerweile 12,5 Jahre.[7] Es ist ein unendlich kostbares Geschenk für diese schwer kranken Menschen. Ich wünschte, noch viel mehr könnten es empfangen. Doch die Bereitschaft zur Organspende ist in Deutschland auf einem historischen Tiefstand. 2022 spendeten sage und schreibe 869 Menschen in Deutschland ein oder mehrere Organe. Also pro einer Million Einwohner spenden gerade mal zehn.[8]

### *Organspende: ein Trauerspiel*

Bei uns gilt die Entscheidungslösung. Das heißt, eine Entnahme von Organen oder Gewebe ist nur erlaubt, wenn der Verstorbene zu Lebzeiten eine entsprechende Zustimmung erteilt hat oder wenn stellvertretend im akuten Fall die Angehörigen zustimmen. 2020 beschloss der Bundestag ein neues Implantationsgesetz «zur Entscheidungsbereitschaft bei der Organspende», das bei Redaktionsschluss dieses Buches im Herbst 2023 noch immer nicht völlig umgesetzt war. So fehlt zum Beispiel weiterhin das Organspenderegister, in dem sich Spendenwillige eintragen können. Wann das realisiert werden kann – ich weiß es nicht. Und selbst wenn: Die Zugangswege sollen digital sein, entweder über die Onlinefunktion des Personalausweises oder die elektronische Patientenakte. Aber wer nutzt diese Werkzeuge im Alltag? Nicht allzu viele, soweit ich weiß.

Wie viele andere Ärzte bin ich daher dafür, dass wir – wie es lange diskutiert wurde – doch eine Widerspruchslösung einführen. Das heißt, prinzipiell gilt jeder als potenzieller Organspender, es sei denn, er widerspricht dieser Regelung. Das kostet nicht viel Mühe, im Organspendeausweis gibt es die Möglichkeit, die Verweigerung anzukreuzen. Andere oder zusätzliche Möglichkeiten sind Verfügungen und klare Informationen der Angehörigen. Das heißt, man hat selbstverständlich weiterhin die Freiheit, seine Organe nicht zu spenden. Das Einzige, was verlangt wird, ist eine klare Äußerung dazu. Viele andere Länder in Europa handhaben das bereits so, unter anderem Belgien, Italien, Schweden, Großbritannien. Ein Hinweis: Im Sterbefall gilt immer die Regel des jeweiligen Landes in Bezug auf Organspende, nicht die des Heimatlandes. Wer regelmäßig im Ausland ist, sei es aus beruflichen Gründen oder im Urlaub, sollte sich auf jeden Fall darum kümmern.

Es mag einige Menschen geben, die den Gedanken nicht ertragen, dass ihnen nach ihrem Tod Organe entnommen werden, dass ihr Körper nicht intakt bleibt. Ich respektiere das. Aber ich habe den Eindruck, dass die meisten Menschen gar nicht so eine klare Aversion gegen eine Organspende haben, sondern schlichtweg aus Nachlässigkeit nichts dazu sagen. Sodass man im Fall der Fälle mühsam den möglichen Willen herausfinden muss, was auch eine Belastung für die Angehörigen sein kann. Mir tut der Gedanke in der Seele weh, dass gute, gesunde Organe, die noch viel leisten und anderen Menschen Lebenszeit schenken könnten, verloren gehen, nur weil nicht Bescheid gegeben wurde. Da ich oft erlebe, dass eine Herztransplantation wirklich wie ein Geschenk des Lebens ist, appelliere ich an alle, sich einen Ruck zu geben und ihre Spendenbereitschaft zu erklären.

### Es liegt nicht alles in unserer Hand

Gleich zu Beginn meiner Assistentenzeit in Hamburg lernte ich einen Patienten kennen, der auf ein Spenderherz wartete. Herr Blumenthal war Ende vierzig, ein aktiver, politisch interessierter und engagierter Mensch. Er beeindruckte mich sehr. Aufgrund einer Herzmuskelentzündung hatte er eine gravierende Herzschwäche entwickelt. Er brauchte durchgehend Medikamente, damit sein Kreislauf aufrechterhalten werden konnte. Auf Dauer war das aber keine Lösung. Er kam auf die Transplantationsliste, weil die Kriterien stimmten, und erhielt relativ zügig ein neues Herz. Meine Chefs operierten, ich war einer der Assistenten und betreute Herrn Blumenthal danach. Er wuchs mir regelrecht ans Herz. Ich sah ihn oft, weil Transplantationspatienten regelmäßig zur Kontrolle ins Krankenhaus kommen müssen. Doch bald merkte ich, dass er nicht zurechtkam, da ihn die Immunsuppressiva zu stark beeinträchtigten. Dauernd hatte er eine Infektion. Er wurde zusehends müde, nach einem Dreivierteljahr konnte er nicht mehr kämpfen, sich nicht mehr gegen die Krankheiten wehren und war dauernd bei uns im Krankenhaus.

Er bezog sich mehr und mehr auf mich, ließ Blutabnahmen nur noch von mir durchführen und sich sowieso von niemandem anderen etwas sagen. Ich war sein einziger Vertrauter. Es war eine schwierige Situation für mich. Ich war jung und unerfahren und konnte mich damals noch nicht so gut abgrenzen, wie ich es heute kann – bei aller Empathie für jeden Patienten. Ich wusste, dass er sterben würde, denn wir hatten keine Möglichkeit, die Immunsuppressiva abzusetzen. Letztendlich starb er an einer Blutvergiftung, weil er keinerlei Abwehrkräfte mehr aufbrachte. Es war sehr, sehr traurig.

Dennoch bin ich froh, Herrn Blumenthal begegnet zu sein. Er hat mich etwas Wichtiges gelehrt. Nämlich dass die Medizin bei allem Fortschritt und allem persönlichen Engagement irgendwann an ihr Ende kommt. Damals, am Anfang meiner Laufbahn, war ich so begeistert von den Möglichkeiten, die uns zur Verfügung standen. Ich war erpicht darauf, Leben zu retten und Menschen zu heilen. Und gleich im ersten Jahr erfuhr ich: Du kannst nicht jeden Menschen retten, nicht einmal dann, wenn du das Herz austauschst. Es war eine fundamentale Erkenntnis. Sie machte mich demütiger. Weil ich begriff: Ich bin auch nur ein Mensch. Ich versuche mit bestem Wissen und Gewissen, Herzen zu heilen. Aber das Schicksal steht über mir. Nicht ich allein habe es in der Hand, ob es gelingt oder nicht.

Ich bin Herrn Blumenthal und für die Erfahrung mit ihm sehr dankbar, auch wenn mich sein Weg damals sehr mitgenommen hat. Aber so habe ich schon früh gelernt, der Versuchung zu widerstehen, mich allmächtig zu fühlen, nur weil ich Herzen operieren kann. Ich bin lediglich ein Helfer und kann für ein Herz viel tun. Aber es muss auch einschlafen dürfen, wenn es so weit ist.

# 6

# Herz und Psyche

Obwohl sich in der Medizin in den letzten Jahren schon viel getan hat, insbesondere in der Psychokardiologie, neigen wir doch immer noch dazu, Herz und Psyche als getrennte Einheiten zu sehen. Der Volksmund ist uns da allerdings seit Ewigkeiten voraus, er hat schon lange den Zusammenhang zwischen diesen beiden Säulen unseres Lebens erkannt. «Ein Herz und eine Seele sein», «das bricht mir das Herz», «das Herz wird mir schwer», «ich mache meinem Herzen Luft», «mir blutet das Herz», «das Herz auf der Zunge tragen», «sie ist mir ans Herz gewachsen», «das Herz rutschte ihm in die Hose», «sie hat das Herz auf dem rechten Fleck» – das alles sind sprechende Beschreibungen für einen Gemütszustand oder für ein Gefühl, das man einem anderen entgegenbringt. Niemand glaubt ernsthaft, dass das Herz wirklich im organischen Sinne blutet, wenn wir uns von einem Menschen trennen müssen. Aber es fühlt sich so an. Und auch wenn man diese Bilder nicht wörtlich nehmen kann: Sie haben ihre eigene Wahrheit. Es sind keine blumigen Beschreibungen, die genauso gut auf die Leber oder das linke Bein anzuwenden wären, zumindest nicht in unserem Kulturkreis. Diese Formulierungen – und man könnte noch viele weitere aufführen – illustrieren sehr deutlich, dass unser Gefühlsleben die Wahrnehmung des Herzens beeinflusst, dass sich die Seele über das Herz ausdrückt. Umgekehrt ist es aber genauso: Wenn mit dem Herzen etwas nicht in Ordnung ist, drückt es extrem auf die psychische Verfassung.

Als Herzchirurg bin ich zwar vordergründig mit den materiellen Bedingungen der Herzensarbeit befasst, mit den Klappen, den Gefäßen usw. Aber ich versuche immer, dabei nicht stecken zu bleiben. Denn ich weiß, dass die Seele ihren Anteil an der Erkrankung haben kann. Und auf jeden Fall leistet sie für die Genesung einen wichtigen Beitrag. Ich glaube nicht, dass man den Zusammenhang in eine Formel pressen kann, mit der man vorherberechnen könnte, was genau mit dem Herzen passiert, wenn jemand eine schwere Enttäuschung erlitten oder große Angst empfunden hat. Aber vollkommen spekulativ ist die Verbindung eben auch nicht. Es gibt einen materiellen Zusammenhang, der sich bis zu einem gewissen Grad messen oder zumindest bestimmen lässt. Wesentlichen Einfluss auf unser Gefühlsleben, ob positiv oder negativ empfunden, haben nämlich die Hormone.

## Auch eine Frage der Hormone: Stress und Angst

Hormone werden an vielen Stellen des Körpers gebildet, von speziellen Drüsen oder auch in einzelnen Zellen. Stark vereinfacht ausgedrückt, sind Hormone Botenstoffe, die verschiedenste Vorgänge im Körper steuern, etwa den Stoffwechsel, das Wachstum oder die Fortpflanzung. Die meisten Menschen haben schon mal von Insulin gehört, dem Hormon aus der Bauchspeicheldrüse, das den Blutzuckerspiegel absenkt. Auch bekannt ist Adrenalin, das sogenannte Stresshormon, das aus dem Nebennierenmark gebildet wird. Das Zusammenspiel der verschiedenen Hormone ist äußerst komplex und wird von vielen Faktoren beeinflusst.

*Schilddrüsenhormone beeinflussen den Blutdruck*

Auf das Herz wirken verschiedene Hormone ein, unter anderem zwei aus der Schilddrüse, Tri- und Tetrajodthyronin, abgekürzt T3 und T4. In der Mittelsilbe dieser komplizierten Wörter erkennt man die Bezeichnung eines wichtigen Bestandteils: nämlich Jod. Dieses Spurenelement kann der Körper nicht selbst produzieren, er muss es über die Nahrung zu sich nehmen. Chronischen Jodmangel kann man unter Umständen an einem Kropf erkennen, einer Struma. Das bedeutet, dass die Schilddrüse krankhaft vergrößert ist. Fehlt nämlich das Jod, können die Schilddrüsenzellen keine Hormone bilden. Die Schilddrüse versucht, das durch die Bildung von mehr Gewebe auszugleichen. Allerdings ohne Erfolg. Der einzige Effekt besteht darin, dass sie sich vergrößert. An sich bräuchte in einer reichen Region wie unserer niemand unter Jodmangel zu leiden. Jod steckt zum Beispiel in Milch, Seefisch und jodiertem Salz. Dennoch ist bei rund einem Drittel der Menschen in Deutschland eine Struma und damit meist ein Jodmangel festzustellen.[1]

T3 und T4 sind sehr wichtig für den gesamten Stoffwechsel. Werden sie nicht in der richtigen Menge produziert, gibt es Probleme. Bei einer Unterfunktion plagen einen Müdigkeit, Energie- und Leistungsverlust. Bei einer Überfunktion der Schilddrüse bekommt man Herzrasen und Durchfall, ist ruhelos und nervös. Der Blutdruck steigt. Am besten sollte daher immer die Schilddrüse geprüft werden, wenn jemand unter Bluthochdruck leidet, und zwar bevor Blutdrucksenker eingesetzt werden. Liegt nämlich das Problem in der Schilddrüse, kann zwar der Blutdruck gesenkt werden, aber die Behandlung ist nicht optimal, weil sie nicht an der Ursache ansetzt. Auf jeden Fall muss man sich um das Problem kümmern. Denn wenn der Kreislauf immer auf Hochtouren läuft, arbeitet das Herz zu viel. Es kann zu Vorhofflimmern oder zu Rhythmusstörungen kommen. Ob die Werte der Schilddrüsenhormone in Ordnung sind, lässt sich durch eine einfache Blutuntersuchung feststellen.

### *Hoher Blutdruck durch zu viel Aldosteron*

Bei Menschen ab 50 Jahren liegt ein hoher Blutdruck oft einfach am fortgeschrittenen Alter. Bei jüngeren hingegen kommen häufig hormonelle Ursachen infrage. Deshalb sollte gerade bei ihnen eine sehr genaue Diagnostik durchgeführt werden, und zwar nicht nur in Bezug auf die Schilddrüse. Vielleicht produziert auch die Nebennierenrinde das Hormon Aldosteron im Übermaß. Das führt dazu, dass es in der Niere zu einem gesteigerten Natriumspiegel kommt, was wiederum die Blutmenge und damit den Blutdruck erhöht. In der chronischen Form kann daraus ein unerwünschtes Wachstum von Bindegewebe im Herzen und in der Niere entstehen. Herzversagen kann die Folge sein.

Eine Überproduktion von Aldosteron ist gar nicht so selten, allerdings wird dieses sogenannte Conn-Syndrom häufig nicht oder erst spät erkannt. Die Deutsche Gesellschaft für Endokrinologie geht von rund 1,5 bis 2 Millionen Menschen in Deutschland aus, deren Blutdruck aufgrund der zu hohen Produktion von Aldosteron erhöht ist, die aber nicht diagnostiziert ist. Was bedauerlich ist, weil es gut wirksame Therapien gibt. Ein Drittel der Patienten mit Conn-Syndrom kann mit der richtigen Behandlung sogar auf Blutdrucksenker verzichten.[2]

### *Stresshormone: nützlich, aber nicht immer*

«Ich bin total im Stress» – wahrscheinlich vergeht kein Tag, ohne dass ich diesen Satz höre. Oft ist damit nur gemeint, dass man gerade viel zu tun oder ein bisschen Ärger hat. «Stress» ist ein Allerweltswort geworden. Dabei meint «Stress» eigentlich eine sinnvolle Reaktion auf Ausnahmesituationen. Gehirn und Hormone arbeiten dann eng zusammen. Diese Kooperation ist in unseren entwicklungsgeschichtlichen Frühzeiten entstanden, damit wir bei Gefahr, etwa vor dem Angriff eines Säbelzahntigers, schnell für Kampf oder Flucht bereit waren. Sie läuft unwillkürlich ab, das heißt, es ist keine langwierige Erwägung notwendig, ob man kämpfen oder fliehen soll. Die Entscheidung fällt in der Amygdala, das ist die «Angstzentrale» unseres Gehirns.

### Das limbische System: Ausgangsort der Emotionen

Jedes Säugetier, also auch wir Menschen, besitzt das limbische System, das sich im Gehirn befindet. Es besteht aus mehreren Teilen, unter anderem gehören die Amygdala, der Hippocampus und der Hypothalamus dazu. Jeder Teil übernimmt bestimmte Aufgaben. Das System insgesamt steuert Gefühle wie Angst, Wut, Aggression, Lust und ist auch wesentlich dafür zuständig, dass wir uns Dinge und Erfahrungen merken können. Krankheiten wie Depressionen oder auch Alzheimer entstehen ebenfalls hier.

Empfängt die Amygdala Signale, dass Gefahr im Verzuge ist – und sei es auch nur etwas vollkommen Ungewohntes –, reagieren ihre Nervenzellen. Die Aufmerksamkeit steigt. Tritt keine Beruhigung ein, etwa durch eine rationale Erkenntnis wie «Das ist gar kein Säbelzahntiger, sondern nur ein krumm gewachsener Busch», schränken die Nervenzellen ihre Aktivität wieder ein. Entspannt sich die Lage nicht, «Ich glaube, der Busch kommt auf mich zu», löst die Amygdala eine Stressreaktion aus. Und damit nichts schiefgeht, macht sie das sogar auf zwei Wegen, einmal über das sympathische Nervensystem und einmal über den Hypothalamus. Er befindet sich im Zwischenhirn und ist das wichtigste Steuerzentrum des vegetativen Nervensystems.

### Der Sympathikus: Teil des vegetativen Nervensystems

Dieser Teil unseres Nervensystems hat seinen Namen aus dem Griechischen, von «sympatheín» für «mitleiden, mitfühlen». Er sorgt dafür, dass der Körper seine Leistung in Notfall- oder Stresssituationen enorm erhöhen kann. Dafür steigen zum Beispiel die Herz- und Atemfrequenz und der Blutdruck. Der Gegenspieler ist der Parasympathikus, der ebenfalls zum unwillkürlichen, auch «vegetativ» genannten, Nervensystem gehört. Er sorgt für Entspannung und Erholung, indem er etwa die Herz- und Atemfrequenz beruhigt.

Über diese beiden unabhängig voneinander funktionierenden Wege werden verschiedene Hormone ausgeschüttet: zum einen Adrenalin und Noradrenalin vom Nebennierenmark. Zum anderen alarmiert der Hypothalamus die Hirnanhangdrüse, fachsprachlich die Hypophyse. Die wiederum setzt ein Hormon in Gang, das die Nebennierenrinde dazu veranlasst, das Hormon Kortisol auszuschütten. Es sind noch einige weitere Hormone, außerdem Eiweiße im Spiel. Ihre Wirkweise im Einzelnen zu beschreiben wäre hier zu aufwendig. Alles zusammen führt jedenfalls dazu, dass sich der Herzschlag beschleunigt und der Blutdruck erhöht, die Muskelspannung steigt und mehr Blutzucker gebildet wird, sodass die Muskelzellen auch bei höherer Beanspruchung mit Energie versorgt sind. Die Adern weiten sich, um die Muskeln besonders gut zu durchbluten. Die Gerinnungsneigung des Bluts wird verstärkt, sodass sich im Falle einer Verletzung Wunden schneller schließen und der Blutverlust gebremst wird. Das alles läuft blitzschnell ab, in Millisekunden. «Nebenbei» versorgt die Amygdala auch noch den Hippocampus mit Informationen, das ist eine wichtige Gedächtniseinheit in unserem

Gehirn. Warum? Damit wir aus Gefahrensituationen lernen und beim nächsten Mal die komplexe Reaktion unseres Körpers noch schneller abläuft.

*Hoher körperlicher Einsatz für kleinen Anlass*

In Säbelzahntigerzeiten, im Krieg, in Unfallsituationen waren bzw. sind diese Abläufe überlebenswichtig für uns. Heutzutage, im normalen Alltag, brauchen wir sie nur selten – eigentlich. In Wahrheit haben viele von uns den Eindruck, unter Dauerfeuer zu stehen. Anforderungen von allen Seiten, Versagensangst, Doppel- und Dreifachbelastung mit Kindern, Karriere und Kapitalbildung bringen uns nicht nur an den Rand des Nervenzusammenbruchs, sondern auch das Herz-Kreislauf-System zum Kollaps.

Wenn der Chef beispielsweise anfängt, unsere Arbeitsergebnisse als ungenügend zu kritisieren, reagieren wir körperlich wie zu Urzeiten, als wir uns bei unliebsamen Begegnungen mit großen Waldbewohnern so schnell wie möglich aus dem Staub machten. Im Büro geht das aber nicht, wir können nicht weglaufen. Doch unser Körper schickt die Hormone los und baut die Mittel auf, als ob wir es könnten und auch gleich tun würden. Wir brauchen jedoch diese viele Energie nicht, ebenso wenig die Blutgerinnung wegen Verletzungsgefahr, den vielen Blutzucker, den schnellen Herzschlag, den hohen Blutdruck. Das alles können wir nicht produktiv nutzen und wieder abbauen. Salopp gesagt: Der ganze Aufwand staut sich, unser Körper läuft auf Hochtouren für nichts. Wir fahren also umsonst ein Krisensystem hoch. Wenn das einmal im Monat oder in der Woche passiert, kein Problem. Wächst sich diese Überbeanspruchung aber zu einer Dauergeschichte aus, leiden Herz und Kreislauf, und zwar in erheblichem Maße. Tückisch daran ist, dass man das oft zunächst nicht merkt. Man hat vielleicht ein bisschen Druck auf der Brust, aber ist halt viel zu tun ... Die Blutdruckwerte sind nicht optimal (sofern man sie überhaupt mal misst), vielleicht sogar ziemlich hoch, aber sie werden schon wieder sinken ... Es kann sogar sein, dass man sich ziemlich gut fühlt, wenn man merkt, wie schnell sich die Energie aufbaut, wie stark man wirkt. Ich kann das durchaus nachempfinden, aber man sollte sich doch Klarheit darüber verschaffen, ob Anlass, Wirkung und Häufigkeit in einem gesunden Verhältnis zueinander stehen. Und man sollte unbedingt seinen Stresspegel im Blut messen lassen. Einen hohen Kortisol- oder Adrenalinwert etwa kann man ohne großen Aufwand bei einer Blutuntersuchung feststellen.

### Dauerstress macht krank

Die Deutsche Gesellschaft für Endokrinologie weist darauf hin, dass chronischer Stress zu einer Überlastung des Organismus führt. Schlafstörungen und Depressionen können die Folge sein. Außerdem beeinträchtigt ein dauerhaft hoher Stresshormonspiegel die anderen Systeme, etwa bei der Produktion der Geschlechtshormone. Wichtig sind Auszeiten, um zur Ruhe zu kommen.

Wer häufig unvermeidbaren Stress hat, sollte wissen, wie er mit ihm umgeht. Die Strategien dafür sind sehr individuell, wie die Reaktion auf belastende Situationen generell. Eins gilt aber für alle: Bewegung ist auf jeden Fall gut, dabei lassen sich Stresshormone quasi nebenbei abbauen.[3]

Es ist sehr unterschiedlich, was Menschen als Stress empfinden und wie sie darauf reagieren. Bis der eine mal anfängt, sich aufzuregen, hat der andere vielleicht schon drei Stresshöhepunkte hinter sich. Da muss man sich selbst befragen, ob man möglicherweise zu schnell oder zu stark auf relativ alltägliche Störungen oder Konflikte reagiert. Und wenn ja, wie man das abstellen oder zumindest mildern kann.

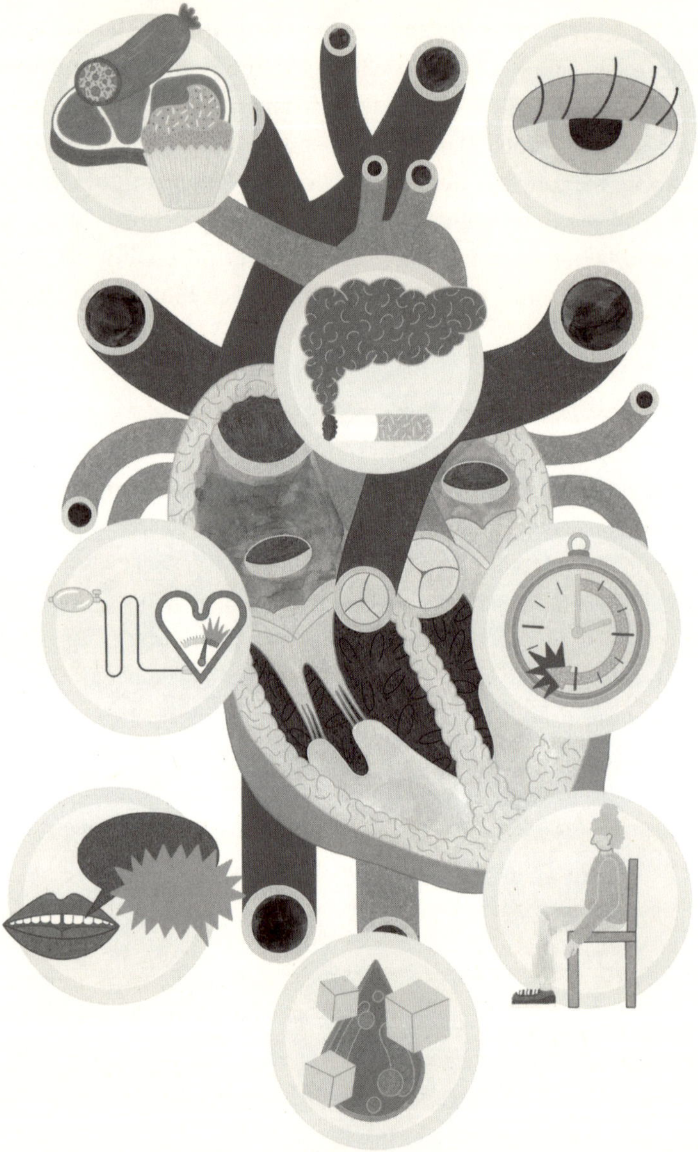

Manche Verhaltensweisen und Erkrankungen wirken sich negativ auf das Herz aus.

Die Krankenkassen informieren über Stressbewältigungsstrategien und sogenanntes Stressmanagement, einige bieten Apps an, mit denen sich solche Strategien in den Alltag integrieren lassen. Ebenso bezuschussen einige der Kassen Kurse zu Autogenem Training, Progressiver Muskelentspannung, Yoga und Tai-Chi.

*Grundproblem: Das Leben ist anstrengend*

Natürlich gibt es auch objektiven Stress. Ich glaube, dass vor allem jüngere Frauen, die kleine Kinder haben, einen Haushalt führen und arbeiten gehen, über Jahre im Dauerstress leben. Sie müssen einerseits alles super planen und organisieren, andererseits läuft einfach nichts nach Plan. Ständig passiert irgendwas Unvorhergesehenes, auf das sie reagieren müssen, und zwar unmittelbar. Ein Kind wird krank, die Betreuungsperson sagt ab, eine kurzfristig angesetzte Besprechung passt nicht in den Ablauf, tausend Dinge durchkreuzen die beste Planung. Ich beobachte das mit Sorge bei Freundinnen oder auch Kolleginnen in der Klinik. Selbst wenn sie nicht allein verantwortlich sind, sondern einen zuverlässigen Partner haben, leben sie meiner Wahrnehmung nach über Jahre an der Belastungsgrenze und überfordern sich – und ihren Körper natürlich auch, vor allem ihr Herz.

Aber ich kenne auch andere Menschen, die sich ohne Not selbst viel Stress machen. Die Karriere machen möchten, die Besten sein wollen, die häufig umziehen, weil sie selbst oder der Partner einen neuen, besseren Job ergattert haben. Sie kommen nie zur Ruhe, müssen immer wieder neue Herausforderungen bestehen, sich immer wieder neu orientieren, immer wieder neue Strukturen aufbauen. Und nicht unbedingt, um etwas Schönes zu erreichen, sondern vor allem um den Kampf mit sich zu überstehen, den sie permanent selbst anzetteln.

### Schon als Kind im Stress

42 Prozent der Kinder und Jugendlichen in Deutschland leiden «oft oder sehr oft» unter Stress, die Mädchen noch etwas mehr als die Jungen. Die Ursachen sind vielfältig: Druck in der Schule, Probleme mit Freunden, ein negatives Selbstbild, schwierige Familienverhältnisse und anderes. Das Robert-Koch-Institut kommentiert die Ergebnisse einer Studie dazu: «Grundsätzlich ist Stress nicht automatisch mit negativen Konsequenzen verbunden. Wenn Stress jedoch beim Individuum die Handlungskontrolle bedroht oder einschränkt, führt dies häufig zu negativen Emotionen wie Angst oder Nervosität sowie dem Versuch, die bestehende Herausforderung unter Zuhilfenahme zusätzlicher Ressourcen dennoch zu bewältigen.»[4] Stresssymptome bei Kindern und Jugendlichen können zum Beispiel Kopfschmerzen, Bauchschmerzen, Schlafschwierigkeiten, Konzentrationsstörungen und Übergewicht sein.

Diese Entwicklung bereitet mir Sorgen. Es tut mir als mitfühlender Mensch leid für die Kinder und Jugendlichen, die im Heranwachsen schon dieselben oder ähnliche Belastungen erleben wie Erwachsene. Und als Arzt befürchte ich, dass viele von ihnen später mit der Bewältigung von Stress nicht zurechtkommen werden und die Folgen von mir oder Kollegen anderer Fachrichtungen behandelt werden müssen.

*Angst – der reine Stress*

Ein Riesenstressfaktor ist übrigens Angst. Man glaubt gar nicht, wie viel Angst viele Menschen mit sich herumschleppen. Manchmal ist sie angebracht, häufiger ist sie übersteigert. Man kann sich vor allem fürchten. Aber man *muss* es nicht unbedingt. Im Kleinformat sehe ich die unterschiedlichen Angstausprägungen in den Aufnahmegesprächen. Es ist ja tatsächlich eine Situation, in der man besorgt sein kann. Diese Angst ist realitätsbezogen. Eine Operation am Herzen ist schließlich eine andere Kategorie als ein Schnupfen. Wenn ich einem unter 70-jährigen Patienten aber erkläre, dass sein Risiko, bei der OP zu sterben, 1 bis 2 Prozent beträgt, dann ist er oft erstaunt. Er ist von viel schlechteren Werten ausgegangen. Seine Angst wird durch Aufklärung geringer. Ein Rest bleibt natürlich, aber das ist der Situation angemessen. Andere wollen gar keine Wahrscheinlichkeiten hören. Sie stehen auf dem Standpunkt: Ich habe ein Problem, Sie haben die Lösung, also lassen Sie es uns machen. Sie halten ihre Angst durch eine betont rationale Einstellung in Schach.

Ich bin aber auch schon vielen Menschen begegnet, die vollkommen losgelöst von einer realen Situation Angst haben. Vor allem und jedem. Deren ganzes Denken, Ahnen, Fühlen darauf ausgerichtet ist, Probleme, Dysbalancen und Gefahren zu erkennen. Als Mediziner kommen wir nur schlecht an dieses Problem heran. Die Angst dieser Menschen wird nicht von außen initiiert, im Sinne von «Weg hier, der Säbelzahntiger hat mich entdeckt», sondern sie wird von innen heraus befeuert. Ihre Psyche hat das Steuer über den Körper übernommen. Das Gehirn kann nicht unterscheiden, ob die Gefahr echt oder vorgestellt ist. Diese Menschen haben aufgrund ihrer Angst ein dauerhaft erhöhtes Niveau an Stresshormonen, wodurch ihr Stoffwechsel und ihr Kreislauf belastet ist, außerdem wird dadurch das Immunsystem geschwächt.

### *Stürzen: ein Trauma, auch fürs Herz*

Ein Knochenbruch kann ein Trauma sein, insbesondere für ältere Menschen. Aber es braucht noch nicht mal einen physischen Bruch, um das Herz zu bedrücken. Selbst ein Sturz, nach dem keine äußerlich sichtbaren Symptome auftreten, kann stark belastend sein – auf der psychischen Ebene. Gerade Ältere entwickeln bis dahin unbekannte Ängste, sie fühlen sich aus dem Gleichgewicht geworfen. Ihr sicheres Selbstbild ist angeknackst. Ihnen ist im wahrsten Sinne des Wortes der Halt verloren gegangen. Fallen bedeutet ja maximale Instabilität, den Verlust des Gleichgewichts. Für kleine Kinder gehört es zum alltäglichen Erlernen der Körperbeherrschung, für Ältere hingegen ist es ein Schock, der nachhaltig wirkt.

Ein Sturz löst Ängste aus, er schwächt uns: «Meine Güte, bin ich alt geworden», «Mit mir ist nichts mehr los», «Nicht mal das kann ich mehr», «Wird das Fahrradfahren noch klappen?» Vor allem Menschen, die viel allein sind, geraten in einen Strudel von Fragen. Sie erhalten keine Antworten, stattdessen werden die Fragezeichen immer größer. Dieser negative emotionale Zustand ist eine psychische Belastung. Er führt zu Symptomen wie Bluthochdruck, Übelkeit oder Magenschmerzen und belastet den Kreislauf. Wenn man darüber spricht, hilft es. Aber viele haben eben niemanden, mit dem sie sprechen können. Sie ziehen sich in ihr Schneckenhaus zurück, werden extrem vorsichtig und trauen sich schließlich gar nichts mehr zu. Beweglichkeit und Schnelligkeit nehmen ab. Das wiederum verstärkt die Verunsicherung. Unter Umständen mündet sie in eine akute depressive Phase, wenn sie nicht durch positive Erlebnisse abgeschwächt werden kann.

Meiner subjektiven Wahrnehmung nach reagieren vor allem Frauen häufig mit sehr starken Empfindungen und entsprechenden Symptomen auf einen Sturz. Problematisch ist: Der Zusammenhang zwischen Trauma und Bluthochdruck wird oft nicht klar. Wenn sie beim Arzt sind, stellt er vielleicht höhere Werte fest, was altersbedingt aber nicht ungewöhnlich sein muss. Abwarten wäre jedoch das Falsche, denn es kann aufgrund der psychischen Belastung zu einer hypertensiven Krise kommen, das heißt, der Blutdruck steigt auf über 180. Ergreift man nicht sofort Gegenmaßnahmen, können Verletzungen von kleinen Gefäßen entstehen, die aufgrund ihrer Verkalkung nicht stabil sind. Die Psyche kann also das Herz über eine Sache, die eigentlich gar nichts mit ihm zu tun hat, stark beeinflussen und letztlich auch in Mitleidenschaft ziehen. Wir Mediziner müssten im Grunde immer ausführlich auch nach Ereignissen aus der Vorgeschichte des Patienten fragen, die nicht per se herzbezogen sind. Aber das können wir nicht, weil wir einfach keine Zeit dafür haben. Und von selbst kommt nicht jeder darauf, dass er eine tiefgreifende, lang anhaltende Erschütterung erlebt hat, die sein Herz beschwert. Auch das ist eine Folge davon, dass wir Herz und Psyche noch immer zu sehr getrennt voneinander sehen. Sie selbst können etwas tun – vor und auch nach einem Sturz: Ernähren Sie sich knochengesund, also calciumreich, und achten Sie auch auf das Vitamin D. Bleiben Sie in Bewegung, gewinnen Sie (wieder) Sicherheit, indem Sie beispielsweise Ihr Gleichgewichtsgefühl trainieren oder erlernen, wie Sie einen Sturz vermeiden oder im Falle des Falles gut reagieren. Die Bundeszentrale für gesundheitliche Aufklärung bietet verschiedene kostenfreie Broschüren an, in denen beispielsweise Übungen erklärt werden und Anlaufstellen vermerkt sind.

## Takotsubo oder Wenn das Herz bricht

Es gibt eine gravierende Herzerkrankung, deren Ursache in den allermeisten Fällen ein psychisches Trauma ist, sehr häufig hängt es mit Trauer zusammen, speziell nach einer Trennung oder existenziellen Enttäuschung. Es ist das Takotsubo-Syndrom, auch Broken-Heart- oder Gebrochenes-Herz-Syndrom genannt. Manch einer mag sich fragen, ob es das wirklich gibt. Die Antwort lautet: ja. Und es ist für mich der überzeugendste Beweis, dass Herz und Psyche ganz besonders eng miteinander verbunden sind.

Die Krankheit an sich ist zweifellos alt, aber sie ist erst vor rund 30 Jahren entdeckt und beschrieben worden. Die Symptome: star-

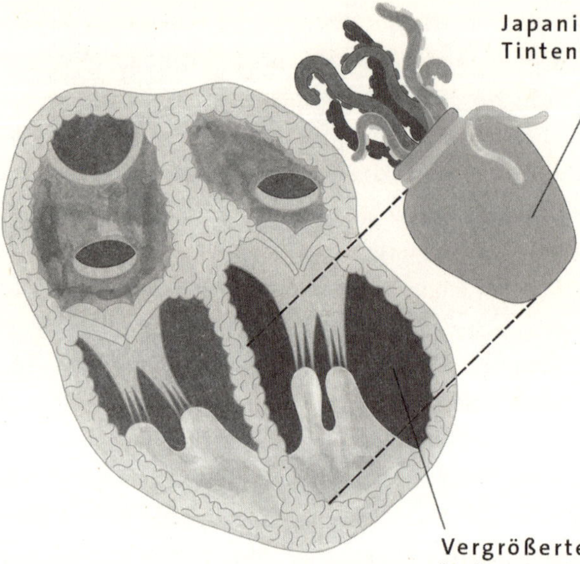


Die Vergrößerung der linken Herzkammer erinnert an eine japanische Tintenfischfalle, die Takotsubo genannt wird.

ke Schwierigkeiten beim Atmen, Engegefühl in der Brust, heftige Schmerzen in der Herzgegend, Todesangst. Erinnert Sie das an etwas? Richtig, es sind sehr, sehr ähnliche Symptome wie bei einem Herzinfarkt. Auch das EKG zeigt dieselben auffälligen Kurven wie bei einem Infarkt, und eine Blutuntersuchung weist erhöhte Herzenzyme auf. Trotzdem ist es nicht der klassische Infarkt mit den klassischen Ursachen.

*Sieht aus wie Herzinfarkt, ist aber keiner*

Beim klassischen Infarkt gibt es eine oder mehrere Engstellen in den Herzkranzgefäßen, sodass der Herzmuskel nicht genügend Sauerstoff erhält und das Gewebe abstirbt. Bei Takotsubo hingegen zieht sich die linke Herzkammer in der Phase der Systole nicht mehr zusammen. Es bildet sich an der Herzspitze, meistens auf der linken Seite, eine Art Ballon, in dem das Blut verbleibt. Der Herzmuskel wird also wie beim Herzinfarkt nicht mehr versorgt, aber aus anderem Grund. Da die äußerlichen Symptome von Herzinfarkt und Takotsubo einander so sehr ähneln, sieht man im Grunde erst klar, wenn man eine Herzkatheteruntersuchung mit Kontrastmittel durchgeführt hat und nachvollzieht, wo das Blut gut fließt und wo nicht.

Da Takotsubo als Krankheitsbild noch relativ jung ist, wird eifrig weitergeforscht. So hat man etwa 2005 festgestellt, dass sich bestimmte Werte stark von denen bei anderen Erkrankungen unterscheiden. Man kann beispielsweise im akuten Fall mittels einer Blutuntersuchung feststellen, dass das Niveau körpereigener Stresshormone wie Adrenalin bei Takotsubo 30-mal höher ist als bei gesunden Menschen und immerhin zwei- bis viermal so hoch wie bei einem Herzinfarkt.[5] Damit hat man schon einen sehr verlässlichen Fingerzeig, worum es sich handeln könnte. Dennoch muss man davon ausgehen, dass viele Takotsubo-Fälle, die in der Notaufnahme des Krankenhauses eintreffen, nicht erkannt werden, die Dunkelziffer zweifellos sehr hoch ist. Schätzungen gehen davon aus, dass 1 bis 2 Prozent aller Patienten, die mit ACS, das ist die Abkürzung für «*Acute Coronary Syndrome*», also typischen Herzinfarktsymptomen, in die Notaufnahme kommen, Takotsubo haben.[6]

### *Psychisch bedingte Ursachen*

Warum aber Gebrochenes-Herz-Syndrom? Weil in der überwiegenden Mehrzahl der Fälle ein gravierendes psychisches Ereignis, ein Schock der Auslöser war. Meist sind es negative Erlebnisse wie massive Verlusterfahrungen, etwa der Tod des Ehepartners, das Zerwürfnis mit einem sehr wichtigen Angehörigen, Liebesentzug, der Verlust des Arbeitsplatzes oder des Vermögens, das Erleben einer Naturkatastrophe, eines Überfalls oder Ähnliches. Auch überwältigende positive Erlebnisse wie ein Lottogewinn können Takotsubo auslösen, das ist aber deutlich seltener der Fall. Man nennt es dann Happy-Heart-Syndrom.

Zu Beginn der Forschungen ging man allein von psychischen Auslösern aus, mittlerweile hat man jedoch auch physische Verursacher identifiziert, zum Beispiel kann Takotsubo nach Schlaganfall, nach einer Asthmaattacke, Chemotherapien und anderem eintreten.

Wichtig zu wissen: Die deutliche Mehrheit, ungefähr 90 Prozent, der Betroffenen ist weiblich und meist entweder in den Wechseljahren oder bereits darüber hinaus. Rund 7,5 Prozent aus dieser Gruppe, die als Herzinfarktpatientinnen eingeliefert werden, sind wohl in Wahrheit an Takotsubo erkrankt. Dass so viele ältere Frauen betroffen sind, kann damit zusammenhängen, dass nach der Menopause das Hormon Östrogen nicht mehr produziert wird, das einen gewissen Herzschutz bietet.[7]

*Ernst zu nehmende Krankheit*

Zunächst hat die Medizinerzunft Takotsubo nicht ganz so ernst genommen, aus einem gewissen Hochmut gegenüber einem so schwer zu fassenden Gebilde wie der Psyche und dem emotionalen Auslöser der Krankheit. Zudem bildet sich in vielen Fällen die Funktionseinschränkung an der Herzspitze nach einiger Zeit zurück. Also außer einer akuten Aufregung nichts gewesen? Falsch. Mittlerweile gibt es Studien, bei denen man genau hingeschaut hatte. Ein Ergebnis: Die Sterblichkeit durch Takotsubo ist genauso hoch wie bei Herzinfarktpatienten. Nach zehn Jahren sind sowohl 20 Prozent der Herzinfarkt- als auch der Takotsubo-Patienten verstorben.[8] Takotsubo ist also sehr wohl eine Erkrankung, auf die man ein Auge haben sollte.

Wir behandeln Takotsubo-Patienten im Grunde wie Herzinfarkt-Patienten. In der akuten Situation im Krankenhaus befinden sie sich nach der Katheteruntersuchung auf der Überwachungsstation. Wir prüfen, ob Herzrhythmusstörungen oder eine Herzschwäche auftreten. Wenn die akut bedrohliche Phase überstanden ist, erhalten die Betroffenen Medikamente für Herzschwäche wie andere Patienten auch. Es gibt bisher keine spezifische Therapie für Takotsubo, aber es wird dafür geforscht.

Ich kann es nicht verschreiben, aber ich empfehle Takotsubo-Patienten, unbedingt psychotherapeutische Hilfe in Anspruch zu nehmen. In aller Regel ist die auslösende Ursache ja nicht verschwunden, wenn die Patienten aus dem Krankenhaus entlassen werden. Die Trauer über Verlust oder der Schock einer existenziellen Verunsicherung ist immer noch vorhanden, möglicherweise sogar noch verstärkt durch die Erfahrung des Takotsubo-Ereignisses.

## Psychokardiologie: neue Kombi-Disziplin

Nicht nur für Takotsubo-, sondern für alle Herzpatienten kann Psychokardiologie eine wichtige Hilfe bei der Bewältigung der Krankheit sein. Wie der Begriff schon andeutet, handelt es sich bei diesem Fachgebiet um eine Kombination aus Psychotherapie und Kardiologie, das sich auf die Wechselwirkungen von Herzerkrankungen und Psyche konzentriert. Die Disziplin ist noch relativ neu, entsprechend wenig Therapeuten und Therapieplätze gibt es bisher. Eine psychokardiologische Unterstützung muss aber nicht immer in einer Langzeitform erfolgen. In den kardiologischen Stationen und Reha-Einrichtungen oder auch beim Hausarzt kann man durch einige gute Gespräche schon viel gewinnen. Denn es hat sich herausgestellt, dass persönliche Zuwendung besonders wirksam ist. Regelmäßige Gespräche mit Fachkräften,

### Freund oder Freundin auf Zeit

Viele, die sich einer herzchirurgischen OP unterziehen müssen, kämpfen mit der psychischen Belastung dieses Eingriffs, sowohl vorher als auch nachher. Die Klinik für Herzchirurgie am Universitätshospital Zürich (USZ) hat in Zusammenarbeit mit der Psychokardiologie des USZ ein Programm entwickelt, um psychische Belastungen der Patienten frühzeitig zu erkennen und, sofern gewünscht, zu behandeln: «Unsere gemeinsame Studie weist darauf hin, dass Personen mit depressiven Symptomen oder Angststörungen nach einer Herzoperation unter anderem deutlich höhere Entzündungswerte aufweisen als Operierte ohne psychische Beeinträchtigungen ... Ich bin überzeugt: Wenn wir Menschen ganzheitlich behandeln, auf alle Ebenen eingehen, ihnen quasi mit unserer Professionalität als ‹Freund oder Freundin auf Zeit› zur Seite stehen, können wir auch qualitativ die Ergebnisse einer Intervention am Herzen verbessern», erklärt Omer Dzemail, Klinikdirektor am USZ und Leiter der Herz-Allianz.[9]

auch speziell geschulte Pflegekräfte, können Patienten und auch Angehörigen bei der Bewältigung der Krankheit und ihrer Folgen schon sehr helfen.

Eine Hauptaufgabe für Herzpatienten besteht darin, sich mit dem Erlebnis eines akuten Herzvorfalls oder auch der Erkenntnis, herzkrank zu sein, zu arrangieren. Das ist nicht leicht. Die Verunsicherung wirkt nachhaltig. Dazu kommen mögliche Einschränkungen im Alltag, Gerätschaften wie ein Herzunterstützungssystem und andere Faktoren, die dazu beitragen, dass man das Leben als aus der Ordnung geraten empfindet. Das Selbstbild ist über den Haufen geworfen, die Überzeugung, dass man den Stress im Beruf spielend verkraftet oder nach dem Tod des liebsten Menschen bald wieder im Normalmodus zu sein, ist in sich zusammengefallen. Wenn der Lebensentwurf solche Risse bekommen hat, braucht die Psyche Zeit, um damit klarzukommen. Vielleicht auch ziemlich viel Zeit. Und Hilfe benötigt sie auf jeden Fall. Denn wenn man eine Depression entwickelt oder in ständiger Angst lebt, dass «es wieder passiert», kommt man aus diesem Zustand nicht ohne Weiteres heraus.

*Verschiedene Maßnahmen ergreifen*

Welche Therapie für Herzpatienten im gegebenen Fall die beste ist, lässt sich nicht pauschal sagen, ebenso wenig wie bei anderen Patienten. Wenn Medikamente eingesetzt werden, etwa gegen Depressionen, ist zu beachten, dass die Wirkung bei Herzpatienten manchmal anders ist als bei anderen Patienten – im positiven wie im negativen Sinne. Auch wegen solcher Unterschiede ist es absolut sinnvoll, diese Spezialdisziplin der Psychologie weiter auszubauen.

Die Deutsche Herzstiftung weist darauf hin, dass Herzpatienten verschiedene Maßnahmen ergreifen sollten, je nach Ausprägung ihrer Beschwerden und nach Stadium im Krankheitsverlauf. Körperliches Training, ein aktiver Lebensstil und gegebenenfalls die Teilnahme an Selbsthilfegruppen sind in vielen Fällen sehr hilfreich.[10]

Mein Rat: Scheuen Sie sich nicht, sich um psychologische Hilfe zu bemühen, für sich selbst oder für Ihren erkrankten Angehörigen. Ich weiß, dass es sehr mühsam ist, die Wartezeiten bei Psychologen sind lang. Und wenn man krank ist oder von der Sorge um einen Angehörigen bedrückt, hat man sowieso weniger Kraft als sonst. Aber versuchen Sie es trotzdem. Belasten Sie sich nicht selbst, indem Sie meinen, dass Sie es allein schaffen müssten. Die Stiftung Deutsche Depressionshilfe bietet eine Übersicht über erste Anlaufstellen. Sie sind nicht allein.

# 7

# Die weibliche Perspektive

Männer und Frauen sind gleichberechtigt», heißt es im Grundgesetz. Das ist gut und allseits akzeptiert. Doch bedeutet «gleichberechtigt» nicht, dass sie gleich sind. Die Geschlechter sollen vielmehr in ihrer Verschiedenheit gleiche Rechte und Chancen haben. In der Medizin allerdings setzt sich die Erkenntnis, dass Männer und Frauen in vielerlei Hinsicht unterschiedlich sind und deshalb auch anders diagnostiziert und behandelt werden müssen, nur sehr, sehr langsam durch. Diese Verschiedenheit betrifft nicht lediglich konkret messbare Faktoren wie Größe oder Körperbau, sondern auch unterschiedliches Verhalten. Im Englischen unterscheidet man zwischen «Gender» und «Sex». Mit «Gender» bezeichnet man die soziokulturell bedingten, geschlechtsspezifisch verschiedenen Verhaltensweisen, mit «Sex» das biologische Geschlecht. Im Deutschen differenzieren wir nicht. Wir sprechen hier allgemein von geschlechterspezifischer oder geschlechterorientierter Medizin, häufig wird aber einfach alles zusammengefasst unter dem Etikett «Gender-Medizin».

Vielleicht fragen Sie sich, ob Gender-Medizin nur einer von vielen Trends in der allgemeinen Identitätsdebatte ist, ob da überhaupt irgendetwas dran ist. Meine Antwort lautet ohne jede Einschränkung: ja! Frauen werden anders krank, Frauen erleben ihre Krankheit anders als Männer, Frauen gehen anders mit ihren gesundheitlichen Problemen um als Männer, Frauen brauchen andere, angepasste Therapien. Das Bewusstsein dafür liegt allerdings noch im Argen, wenngleich sich wie gesagt langsam etwas bewegt. Dennoch: Weder Ausbildern noch Ärzten noch Patienten noch der Pharmaindustrie ist das Phänomen in der Breite geläufig. In meinem Studium habe ich nie etwas davon gehört, dass Frauen und Männer ihre Krankheit mit anderen Worten beschreiben, geschweige denn, dass sie unterschiedliche Behandlungen benötigen. Meine Lehrer machten zwar darauf aufmerksam, dass bei Frauen manche Untersuchungen, etwa mit einem Katheter, komplizierter sein könnten, weil die Gefäße einen geringeren Durchmesser aufweisen. Aber das war mehr ein technischer Hinweis, keine grundsätzliche Aufklärung. Erst im Lauf meiner Weiterbildung und klinischen Praxis achtete ich genauer darauf. Die Unterschiede, die ich insbesondere für die Herzgesundheit und -medizin festgestellt habe, sind erstaunlich. Meine persönlichen Beobachtungen sind natürlich subjektiv, aber Studien und Forschungen, insbesondere die der in den letzten Jahren entstandenen Institute für genderspezifische Medizin, sagen dasselbe – und noch mehr.

## Der große kleine Unterschied

Frauen sind in aller Regel kleiner und leichter als Männer, das ist ohne große Mühe zu erkennen. Es nützt aber nichts, sie einfach als etwas kleinere Ausgabe des «Standards» Mann anzusehen, also etwa bei allen Werten ein paar Prozent abzuziehen, und dann ist man auf der richtigen Spur. Nein, es gibt ein paar gravierende Unterschiede bei prinzipiell selbem System. Beispielsweise sind die

Fettverteilung und der proportionale Anteil am Gesamtgewicht bei Frauen anders als bei Männern. Von Natur aus sind sie besser ausgestattet mit Fettpolstern unter der Haut, dem subkutanen Fett, zum Beispiel an Oberschenkel und Gesäß, was von Vorteil im Hinblick auf die Energiereserven ist. Bei Männern ist der Anteil an Fett geringer als bei Frauen. Trotzdem haben mehr von ihnen Übergewicht, nämlich 60,5 Prozent im Vergleich zu 46,6 Prozent der Frauen.[1] Warum? Männer «erwerben» im Lauf der Zeit einiges an Fett dazu, das sich vor allem in der vorderen Mitte sammelt, als sogenannter Bierbauch. Es ist das viszerale Fett, das sich in der Bauchhöhle konzentriert und die Organe umhüllt. Es ist sehr stoffwechselaktiv und produziert Botenstoffe, die schädlich für verschiedene Organe sind, unter anderem für das Herz. Individuell kann sich natürlich die Fettverteilung eines Mannes und einer Frau auch anders darstellen. Ob man sein ganzes Leben schlank bleibt oder im Alter kräftig zulegt, hat man zumindest teilweise selbst in der Hand.

Wenn man erst mal nach Unterschieden sucht, entdeckt man eine Menge Überraschungen. Ich konzentriere mich hier auf die Faktoren, die für das Herz und den Kreislauf besonders wichtig sind. Zwar ist das Herz-Kreislauf-System bei Männern und Frauen dasselbe, aber im Detail unterscheidet es sich eben doch. Das weibliche Herz ist im Durchschnitt kleiner als das männliche. Nun könnte man denken, das liege auf der Hand: Ein kleinerer Körper braucht auch nur ein kleineres Herz. Doch dazu kommt, dass es sich aufgrund seiner Mechanik – ein Frauenherz ist im Vergleich zu einem Männerherz weniger elastisch, vor allem im Alter – in der Füllungsphase weniger ausdehnt und sich daher mit weniger Blut füllt. Es hat also tatsächlich eine geringere Auswurfleistung und muss schneller schlagen als das männliche Herz. Im Schnitt bringt es zehn Schläge mehr pro Minute. Der Pulsschlag ist dementsprechend bei Frauen oft etwas höher als bei Männern.

Dazu kommt, dass Frauen fast 25 Prozent weniger Hämoglobin

im Blut haben als Männer. Hämoglobin ist eine Eiweißverbindung und der Hauptbestandteil unserer roten Blutkörperchen. Im Zusammenhang mit dem Herzen ist wichtig, dass Hämoglobin der Sauerstofftransporteur des Bluts ist. Die Organe der Frauen werden also mit weniger Sauerstoff versorgt als die der Männer. Statistisch gesehen bedeutet das jedoch keine Verschlechterung, die kleineren weiblichen Organe werden ausreichend versorgt, zumindest bis zu den Wechseljahren. Das Östrogen der Frauen schützt die Gefäße. Auch durch die kleinen Arteriolen strömt das Blut besser als bei den Männern. Die Probleme kommen auf, wenn die Wechseljahre abgeschlossen sind und der natürliche Gefäßschutz nicht mehr vorhanden ist. Deshalb haben auch Risikofaktoren wie Diabetes oder Rauchen bei Frauen stärkere negative Auswirkung. Sie müssen also noch stärker als Männer auf ihre Gesundheit achten. Detaillierte Informationen zu den Geschlechterunterschieden, auf die es in Bezug auf Gesundheit ankommt, finden Sie ab Seite 217.

*Die Rolle der Hormone*

Einer der großen Unterschiede, wenn nicht der größte überhaupt, sind natürlich die Hormone. Aber nicht nur im Hinblick auf die Ausprägung der Geschlechtsmerkmale, sondern auch in Bezug auf das Herz. Am weiblichen Herzen gibt es nämlich Rezeptoren für das Hormon Östrogen, das einen schützenden Effekt entfaltet. Unter anderem senkt es das «schlechte» Cholesterin LDL und bildet vermehrt das «gute» HDL-Cholesterin. Außerdem führt es dazu, dass sich die Blutgefäße entspannen und mehr Blut fließt. Aber: Das alles wirkt sich nur bis zum ungefähr 50. Lebensjahr positiv aus. Ab der Menopause spielen die Östrogene für Frauen keine große Rolle mehr.

## Mehrere Östrogene

Meist spricht man von «dem Östrogen», es handelt sich aber um drei verschiedene: Östradiol, Östriol und Östron. Östradiol bestimmt wesentlich den weiblichen Zyklus, es ist unter anderem für die Bildung der Gebärmutterschleimhaut zuständig sowie für den Eisprung. Östriol wird vor allem während der Schwangerschaft gebildet, nach den Wechseljahren wird Östron produziert, vor allem im Fettgewebe. Östrogene sind zudem nützlich für die Stabilität der Knochen, außerdem für die Spannkraft der Haut. Die männlichen Hoden produzieren ebenfalls Östrogene, allerdings nur in verschwindend geringen Mengen.

Bis zur Menopause haben Frauen also ein geringeres Risiko, Herzkrankheiten auszubilden. Danach allerdings fallen die günstigen Effekte des Östrogens weg, und das Risiko einer Herz-Kreislauf-Erkrankung steigt, auch wegen der ungünstigen Veränderung der Blutfettwerte. Sie holen also bei den negativen Alterserscheinungen wie Herzerkrankungen die Männer ein. Allerdings sind sie im Schnitt zehn Jahre älter, wenn die gravierenden Erkrankungen bei ihnen auftreten. Interessant: Man kann die Natur offenbar nicht immer austricksen. Eine Hormontherapie nach den Wechseljahren hilft Frauen nicht, Herzkrankheiten zu vermeiden.

*Ein Beispiel: Herzinfarkt*

Ein großes Problem: «Zwar sind zwei Drittel der Patienten mit Herzgefäßerkrankungen in der westlichen Welt nach wie vor Männer, aber wenn Frauen einmal erkrankt sind, sterben sie doppelt so häufig daran. Anders gesagt: Frauen überleben einen Herzinfarkt nur halb so oft wie Männer»[2], hieß es 2019 anlässlich der Einrichtung einer Frauenherzsprechstunde am Herzzentrum Leipzig.

Vielfach wird als Grund für diese Diskrepanz angegeben, dass Frauen schlechter diagnostiziert und versorgt werden als Männer. Stimmt das, und wenn ja: Woran kann das liegen? Eine Antwort lautet häufig, dass männliche Ärzte die Patientinnen mit ihren oft unspezifischen Symptomen nicht ernst genug nähmen.

**Erschwerte Diagnostik bei Frauen**

**Die Hormone können die Diagnose, insbesondere eines Herzinfarkts, bei Frauen erschweren. «Ein Problem für Frauen bei Untersuchungsmethoden wie Herz-Szintigrafie oder Herz-Ultraschall sind hormonelle Veränderungen vor und während der Wechseljahre, das häufig kleinere Herz oder auch das Brustgewebe, das die ‹Sicht› auf das betroffene Organ und damit die Diagnose erschweren», so Wiebke Mörsen vom Zentrum für Frauen-Herzen des Rhein-Maas-Klinikums.**[3]

*Gemischtgeschlechtliche Teams erfolgreicher*

Dass die Symptome von Frauen weniger klar auf einen Herzinfarkt hindeuten, hatte ich schon ausgeführt. Das Bewusstsein dafür, dass Frauen bei Herzinfarkt nicht unbedingt Brustschmerzen bzw. die «klassische» Angina Pectoris angeben, sondern häufig über Rücken- oder Bauchschmerzen und Übelkeit klagen, muss bei mir und meinen Kollegen unbedingt besser werden. Auch unser «Ohr» muss geschärft werden, damit wir die andere Art der weiblichen Beschreibung von Krankheit besser wahrnehmen und entsprechend handeln. Offenbar ist es so, dass gemischte Teams, also Herz-Teams mit männlichen und weiblichen Ärzten, erfolgreicher sind als rein männliche. So das Ergebnis einer Meta-Studie aus dem Jahr 2020: «Werden Frauen mit einem akuten Herzinfarkt von männlichen Notfallärzten behandelt, ist ihr Sterblichkeitsrisiko höher, als wenn sie von weiblichen Ärzten behandelt werden. Außerdem sind männliche Ärzte erfolgreicher bei der Behandlung von Patientinnen mit akutem Infarkt, wenn sie mit weiblichen Kollegen zusammenarbeiten und Erfahrung in der Behandlung von weiblichen Patienten haben.»[4]

Bedeutet das nun aber, dass Frauen aus Nachlässigkeit oder gar wegen einer antifeministischen Herablassung des männlichen Personals schlechtere Überlebenschancen haben? Ich kann mir das nicht vorstellen. Zweifellos ist es so, dass wir männlichen Ärzte viel mehr Aufmerksamkeit auf die spezifisch weiblichen Symptome und auf die Bedürfnisse der Frauen richten müssen. Da ist bei uns noch sehr viel Luft nach oben. Ich selbst nehme mich da nicht aus, obwohl ich mir, auch schon bevor ich für dieses Buch recherchierte, sehr viel Mühe gegeben habe, auf jeden Einzelnen und jede Einzelne individuell einzugehen. Überrascht haben mich jedoch die oben erwähnten Studienergebnisse, die sich auf die Erfolgsquoten der Behandlung von gemischten Teams beziehen. Ich finde es traurig, dass Männer offenbar so ein schlechtes «Hörvermögen» haben und dass bisher anscheinend der Zufall des Geschlechts bzw. der Geschlechterkombination von Behandelndem und Patienten entscheidet, wie hoch der Erfolg der Behandlung ist. Doch positiv formuliert: In dem Studienergebnis steckt die gute Nachricht, dass man mit einer auf spezifisch weibliche Bedürfnisse ausgerichteten Kommunikation medizinische Ergebnisse verbessern kann.

Dennoch: Kommunikation mit Frauen darf kein «Frauending» sein oder werden. Prinzipiell richte ich weiterhin die Forderung an uns Männer, dass wir uns in dieser Hinsicht deutlich verbessern. Der Anspruch, dass man einander versteht – auch die Männer die Frauen und umgekehrt –, muss aufrechterhalten bleiben, wie schwer auch immer es sein mag. Doch wenn das Bewusstsein für die Notwendigkeit erst einmal flächendeckend vorhanden ist, sollten Fortschritte wohl möglich sein.

### So oder so

Im klinischen Alltag gibt es ein paar typische Fragen, die ich immer wieder stelle. Die Antworten variieren, wie mir scheint auch je nach Geschlecht. Das hört sich dann ungefähr so an:

Ich frage: «Welche Beschwerden haben Sie?»
Ein Mann antwortet zum Beispiel: «Ich bekomme Stechen in der Brust, wenn ich im Garten arbeite oder beim Spazieren den Hügel hochlaufe.»
Eine Frau sagt eher: «Eigentlich habe ich keine Beschwerden. Ab und zu habe ich ein bisschen Schmerzen im Brustbereich, aber nix Schlimmes.»
Ich: «Seit wann haben Sie die Beschwerden?»
Mann: «Seit zwei Monaten merke ich es, und deshalb bin ich zum Hausarzt gegangen.»
Frau: «Es hat schon seit Monaten wehgetan, aber ich dachte, es kommt vom Magen.»
Ich: «Wie sind Sie zu uns gekommen?»
Mann: «Ich war beim Hausarzt, und er hat mich zum Kardiologen geschickt. Nach der Herzkatheteruntersuchung soll ich hierher zur Operation kommen.»
Frau: «Ich habe wochenlang Magentabletten genommen, und die Schmerzen gingen nicht weg. Dann bin ich zum Hausarzt, der hat ein EKG geschrieben und mich zum Kardiologen geschickt. Und der mich zu Ihnen.»

Man sieht: Die Bewertung der Lage ist je nach Geschlecht unterschiedlich (womit ich die individuellen Unterschiede nicht kleinreden möchte), entsprechend die Beschreibung.

*Mehr wissen und besser hören*

Eine rein geschlechtsspezifische Kommunikation und Behandlung – Frauen behandeln nur Frauen – ist weder möglich noch sinnvoll. Der Frauenanteil der Ärzteschaft gerade in der Herzchirurgie ist deutlich geringer als der der Männer. Ich habe schon in einem meiner früheren Bücher darauf hingewiesen, dass die veralteten und teilweise familienfeindlichen Ausbildungs- und Arbeitsstrukturen es den Frauen erschweren, an die entscheidenden Positionen zu gelangen. Ich hoffe, dass sich das bald ändert. Abgesehen davon: Ärztliche Kunst besteht ja nicht nur aus Kommunikation. Es gehören auch Erfahrung, handwerkliches Geschick und fachliche Kompetenz dazu. Deshalb meine ich ganz prinzipiell, dass die ärztliche Kunst für jeden Menschen da sein muss und auf ihn angewendet werden soll – egal, welches Geschlecht der Arzt und der Patient haben. Dass wir durchgängig gute, zuverlässige Ergebnisse erzielen – daran müssen wir arbeiten. Das geht nicht nur durch geschlechtersensible Kommunikation. Dafür brauchen wir auch eine Forschung, die dieses Problem im Blick hat, wir brauchen bessere Aus- und Fortbildung und ein waches Bewusstsein für die Unterschiede – aber keine Trennung der Geschlechter in der Medizin.

*Was sagen die Zahlen genau?*

Als Ergänzung zur Sterblichkeitsrate bei Frauen mit Herzinfarkt möchte ich noch zwei Dinge zu bedenken geben. Zum einen: Die absoluten Zahlen müssen differenziert werden. Unterscheiden sich Frauen und Männer nur nach ihrem Geschlecht? Nein. Wie ich schon erwähnte, sind Frauen im Schnitt zehn Jahre älter als die Männer, wenn sie gravierende Herzerkrankungen bekommen, weil sie bis zur Menopause einen «Hormonvorteil» haben. Das bedeutet aber auch, dass aufgrund ihres fortgeschrittenen Alters das Vorhandensein weiterer Krankheiten wahrscheinlich ist, ihre Genesungsaussichten daher generell schlechter sind als die jüngerer Männer mit Herzinfarkt.

### Kleine und große Schritte: spezielle Frauensprechstunden

An vielen Krankenhäusern und Instituten hat man erkannt, dass Frauen gezielter angesprochen werden müssen, um Vertrauen zu schaffen und sie für Maßnahmen rund um ihre Herzgesundheit zu sensibilisieren. Es gibt mittlerweile Herzsprechstunden speziell für Frauen, zum Beispiel in der Hochschulambulanz im Immanuel Klinikum Bernau[5] oder im Herzzentrum Leipzig[6]. In Mönchengladbach hat sich ein Netzwerk mit zahlreichen Kliniken und Facharztpraxen gegründet[7]. Das Rhein-Maas Klinikum in Aachen[8] hat sogar ein Zentrum für Frauen-Herzen eingerichtet, wo es um ganzheitliche Diagnose, Behandlung und Nachsorge geht, ebenso das Leopoldina Krankenhaus in Schweinfurt[9]. Die Klinik Höhenried hat in der Kardiologie ein ganzes Therapieprogramm für Frauen aufgelegt.[10] Das sind nur ein paar Beispiele. Wenn Sie die passenden Begriffe bei der Internetsuche eingeben, finden Sie mit etwas Glück eine Adresse in Ihrer Nähe. Flächendeckend versorgt sind wir mit solchen Einrichtungen allerdings noch längst nicht. Dazu kommt: Manche Praxen haben keine Kassenzulassung, das heißt, Sie als Patientin müssen die Kosten für bestimmte Leistungen selbst tragen.

Das gilt übrigens auch für die Behandlung mit Stent-Implantationen, mit der die Durchblutung der Herzkranzgefäße verbessert werden soll; der Frauenanteil bei diesem Eingriff ist geringer, was häufig darauf zurückgeführt wird, dass die Symptome bei Frauen nicht erkannt werden, sie infolgedessen nicht adäquat behandelt werden. Holger Thiele, Direktor der Universitätsklinik für Kardiologie am Herzzentrum Leipzig – ebenjenem, das eine der ersten Herzsprechstunden in Deutschland speziell für Frauen eingerichtet hat –, weist im Zusammenhang mit den Stents auf etwas anderes hin: «Es ist aber auch möglich, dass insbesondere deutlich ältere Frauen so viele Komorbiditäten, also weitere Erkrankungen, haben, dass eine Behandlung einen fraglichen Effekt hätte oder ein zu großes Risiko darstellen würde.»[11] Es geht also bei unterschiedlichen Zahlen nicht immer nur um die gesellschaftliche «Kluft» zwischen Männern und Frauen, sondern auch beispielsweise um den Unterschied im Alter und im Gesamtzustand.

Zum anderen: Es gibt noch – mindestens – einen weiteren Grund für die ungünstigere Prognose bei Frauen mit Herzinfarkt. Die Frauen kommen im Schnitt eine Stunde später ins Krankenhaus, darauf hatte ich bereits hingewiesen. Bei einem akuten Vorfall wie einem Herzinfarkt zählt aber jede Minute. Sechzig Minuten Verspätung sind also wirklich eine Menge. Der Grund: Die Frauen selbst interpretieren ihre Symptome nicht richtig, weil sie nicht «lehrbuchgerecht» sind. Außerdem scheinen sie ungern größeres Aufhebens um sich machen zu wollen und warten zu lang, bis sie den Notarzt rufen. Das heißt, sie kommen schon mit ungünstigeren Voraussetzungen in der Klinik an. Wenn sie dann noch Pech haben, die Kommunikation nicht gut läuft und ihre Symptome dort falsch gedeutet werden, dann haben sie wirklich schlechte Karten. Wenn wir diese traurige Tatsache durch bessere Aufklärung sowohl der potenziell betroffenen Frauen als auch der Ärzte und der Angehörigen verändern könnten, wäre viel gewonnen. Ich bin überzeugt, dass es möglich ist, wenn wir uns alle ins Zeug legen.

## Auf einen Blick: Geschlechterunterschiede, auf die es ankommt

Die Europäische Union hat eine Reihe von Unterschieden bei den Geschlechtern in Bezug auf die Herzgesundheit ermittelt.[12] Hier ein komprimierter Auszug:

**Risikofaktoren**

**Alter:** Männer entwickeln eine Krankheit der Herzkranzgefäße eher im sechsten, Frauen im siebten Lebensjahrzent.

**Bluthochdruck:** tritt am häufigsten bei jungen Männern und älteren Frauen auf. Bluthochdruck ist häufiger bei Frauen eine Ursache für Schlaganfälle und Herzschwäche als bei Männern.

**Diabetes:** stellt für Frauen ein höheres Risiko dar als für Männer, eine koronare Herzkrankheit zu entwickeln. Diabetikerinnen sind Hochrisikopatientinnen.

**Rauchen:** Das Risiko für Herzkrankheiten ist bei jungen Frauen, die rauchen, höher als bei Männern. Die Kombination mit Übergewicht und Einnahme der Antibabypille ergibt eine gefährliche Lage.

**Depressionen und Stress:** wirken sich bei Frauen sehr stark als Risikofaktor aus. Aber Achtung: Bei Männern wird dieser Faktor oft übersehen.

**Rheuma und andere Autoimmunerkrankungen:** führen bei Frauen häufiger zu Herzerkrankungen als bei Männern.

**Unterschiedliche Herzerkrankungen**

**Große Koronararterien:** Männer und ältere Frauen haben häufig arteriosklerotische Ablagerungen in den Herzkranzarterien. Frauen unter 65 Jahren haben häufiger Spasmen, also krampfartiges Zusammenziehen der großen Arterien.

**Stress-Herzinfarkt (Takotsubo):** tritt in der großen Mehrheit bei Frauen auf. Männer sind selten betroffen.

**Arzneimittel**
Bei gesunden Frauen unter 65 Jahren hilft Aspirin nicht, Herzkrankheiten zu vermeiden.
Arzneimittel können bei Männern und Frauen unterschiedlich wirken. Auch die Nebenwirkungen können verschieden sein. Nebenwirkungen von Arzneimitteln treten bei Frauen häufiger auf als bei Männern.

**Interventionen**
Invasive Therapien (zum Beispiel Katheter, Ballondilatation, Herzoperation, Herzschrittmacher) werden bei Männern und Frauen unterschiedlich häufig angewendet. Frauen sollten ihren Arzt auf solche Therapien gezielt ansprechen.

**Erholung**
Frauen brauchen länger als Männer, um sich von einem Herzinfarkt oder einer Herz-OP zu erholen. Eine Ursache ist möglicherweise die schnelle Wiederaufnahme häuslicher Pflichten, sodass die Rehabilitation zu kurz kommt.

## Frauen und Medikamente

Wenn ich mir die Leidensbekundungen der männlichen Patienten in der Klinik vor Augen führe, müsste ich zu dem Schluss kommen, dass ihre Schmerzempfindlichkeit um ein Vielfaches höher ist als die der Frauen. Ich möchte es vornehm ausdrücken: Männer leiden plakativer. Sie klagen mehr, wortreicher, farbiger, bildhafter. Und schon bei, zumindest meiner Einschätzung nach, nicht besonders gravierenden Wunden oder Beeinträchtigungen verlangen sie nach einem Schmerzmittel. Bei Frauen scheint mir das seltener der Fall zu sein. Man könnte also meinen, dass Frauen Schmerzen in geringerem Maße empfinden als Männer. Die physiologischen Fakten belegen aber das Gegenteil: Frauen haben zumindest teilweise eine deutlich niedrigere Schmerzschwelle als Männer. Sie erleben Schmerzen intensiver als Männer und – wenn wir über die herzchirurgische Station hinausblicken – in einer größeren Variationsbreite. Frauen leiden häufiger an Migräne, Spannungskopfschmerzen, Reizdarm oder rheumatoider Arthritis, Männer hingegen eher an Cluster-Kopfschmerz.[13] Außerdem haben Frauen häufiger chronische und häufiger multiple Schmerzen, also aufgrund verschiedener Erkrankungen.

Der Verbrauch von Schmerzmitteln ist daher bei Frauen deutlich höher als bei Männern. Gefährlich ist, dass Frauen auch mehr rezeptfreie Schmerzmittel nehmen. Häufig setzen sie sie außerdem gar nicht gegen physische Erkrankungen ein, sondern bei psychischen Problemen wie Angststörungen. 85 Prozent aller Coxib-Anwender seien Frauen,[14] sagt Oliver Werz, Lehrstuhlinhaber für pharmazeutische und medizinische Chemie an der Universität Jena. Coxibe sind schmerz- und entzündungsstillende Wirkstoffe, wie sie zum Beispiel in Ibuprofen vorkommen. Die brutale Wahrheit ist, dass Frauen zwischen 45 und 54 Jahren das höchste Risiko tragen, an einer Medikamentenüberdosierung zu sterben.[15]

Ein Grund für die unterschiedliche Schmerzempfindung scheint darin zu liegen, dass die Verarbeitung von Schmerzen im Gehirn je nach Geschlecht an anderer Stelle stattfindet, bei Frauen eher in der linken Hälfte der Amygdala, in der vor allem Emotionen verarbeitet werden, bei Männern in der rechten, wo eher analytisch-kognitive Vorgänge stattfinden. Auch die Hormone beeinflussen die Schmerzwahrnehmung. Männer und Frauen empfinden aber nicht nur Schmerz unterschiedlich intensiv, sie reagieren auch anders auf schmerzstillende Medikamente. Männer, so Werz, benötigen bei vergleichbaren Beschwerden eine um bis zu 50 Prozent höhere Dosis an Morphin als Frauen, um einen positiven Effekt zu erreichen. Dennoch sind bei Frauen die Nebenwirkungen wie Übelkeit und Erbrechen häufiger.[16]

**Wie sehr schmerzt es? Kommt ganz darauf an.**

«Die Annahme, dass Frauen grundsätzlich empfindlicher auf Schmerzreize reagieren, stimmt nur teilweise, da dies unter anderem auch von der Art des Schmerzes abhängt. So liegt insbesondere die Schmerzschwelle für Druckschmerz und thermischen Schmerz bei Frauen niedriger als bei Männern. Frauen leiden in der Regel öfter unter chronischen Schmerzen, und Schmerzen kehren bei Frauen öfters wieder und dauern länger an als bei Männern. Es sind auch durchschnittlich mehr Körperregionen betroffen, und der Leidensdruck ist größer»[17], erläutert Oliver Werz, Lehrstuhlinhaber für pharmazeutische und medizinische Chemie an der Universität Jena.

*Entwicklung und Tests von Medikamenten*

Obwohl also viel dafürspricht, differenziert vorzugehen und die Unterschiede bei den Geschlechtern zu berücksichtigen, klagen Forscherinnen der Gendermedizin darüber, dass das bei Weitem nicht genug gemacht wird. Frauen werden nach wie vor nicht genügend in die Entwicklung und das Testen von Arzneimitteln einbezogen. Obwohl Frauen und Männer unterschiedlich auf Erkrankungen und Medikamente reagieren, sind sie in Studien nicht gleichmäßig vertreten. Dementsprechend werden adäquate Dosierung, Nebenwirkungen und Unverträglichkeiten nicht zuverlässig ermittelt.

Vera Regitz-Zagrosek, Internistin und Kardiologin, Professorin in Berlin und Zürich und eine der wegweisenden Genderforscherinnen in der Medizin, gibt ein Beispiel für die Konsequenzen, nämlich anhand einer Studie zu niedrig dosiertem Colchicin nach einem Herzinfarkt. Eigentlich ist Colchicin ein Mittel gegen Gicht, vor wenigen Jahren kam man aber darauf, dass es sich auch gut nach einem Herzinfarkt einsetzen lässt. Eine Studie untersuchte anhand von 5000 Patienten Wirksamkeit und Verträglichkeit. Von den Studienteilnehmern waren aber nur 900 Frauen, also weniger als 20 Prozent. Dennoch galt die Studie als repräsentativ, und als Ergebnis wurde postuliert, dass das Risiko von unerwünschten Folgen auf Herz und Gefäße mit Colchicin um 23 Prozent reduziert wurde. «Erst im elektronischen Anhang des Manuskripts wird bei genauerem Hinschauen deutlich, dass die Risikoreduktion bei Frauen lediglich bei einem Prozent liegt und eine Wirksamkeit somit nicht vorhanden ist»[18], sagt Regitz-Zagrosek. Und so ist es häufig: Das weibliche Geschlecht wird im Studiendesign und in der Auswertung nicht explizit berücksichtigt.

### *Keine Repräsentation*

Dass Frauen in Medikamentenstudien zumindest früher nicht in gleichem Maße vertreten waren, lag unter anderem daran, dass insbesondere die großen amerikanischen Pharmafirmen in frühen Phasen der Arzneimittelprüfung junge Frauen aufgrund möglicher Schwangerschaft ausschließen wollten. Männer waren daher deutlich überrepräsentiert. Mittlerweile fordern gesetzliche Bestimmungen in Deutschland und der EU, dass die Unterschiede zwischen Männern und Frauen bei klinischen Prüfungen berücksichtigt werden. Der Verband der forschenden Pharmafirmen führt dazu aus, dass heute der Frauenanteil höher, aber je nach Phase der klinischen Überprüfung unterschiedlich ist.

In der Phase I, in der ein Wirkstoff am Menschen zum ersten

Mal erprobt wird, beträgt der Frauenanteil nur 10 bis 40 Prozent, unter anderem weil oft keine Begleitmedikation gestattet ist, also zum Beispiel keine hormonelle Empfängnisverhütung. In den Phasen II und III sind es dann 30 bis 80 Prozent. Der Verband weist darauf hin, dass häufig die Unterschiede zwischen den Individuen größer seien als zwischen den Geschlechtern, also Körperbau und -gewicht, Lebensstil etc. einen stärkeren Einfluss als das Geschlecht haben.[19] Das klingt einleuchtend.

Kritiker wie Burkhard Sievers, Leiter der Klinik für Kardiologie, Angiologie, Pneumologie, Nephrologie und Intensivmedizin am Sana-Klinikum Remscheid, weisen jedoch darauf hin, dass die Ergebnisse der Studien «kaum nach Geschlechtern getrennt ausgewertet werden. Welche Dosis reicht bei Frauen? Wie wirkt das Medikament vor und nach der Menopause? Nichts davon wird erhoben.»[20] Hinzu komme, dass Frauen und Männer Medikamente unterschiedlich verstoffwechseln, so dauere beispielsweise der Transport durch den Magen-Darm-Trakt bei Frauen beinahe doppelt so lang wie bei Männern. Die Frage der Dosierung von Medikamenten bei Frauen und bei Männern ist essenziell. Was bei den meisten Männern passt, kann bei vielen Frauen problematisch sein. Nebenwirkungen sind ausgeprägter, die Frauen leiden unnötig darunter. Denn es ist eben nicht unbedingt das Mittel «schuld», sondern nur die Menge. Das drückt auf die Compliance, das heißt, Frauen setzen ein Medikament dann schon mal ganz ab, statt sich auf das Ausprobieren der richtigen Dosis einzulassen.

### *Auf dem Weg zur individualisierten Medizin*

Ich könnte noch weitere geschlechtsspezifische Unterschiede bei Diagnose, Therapie und Medikation aufzeigen. Ich denke jedoch, dass der Kern klar geworden ist: Wir haben ein Problem der Kommunikation, ein Problem der Wahrnehmung, ein Problem der Forschung und darüber hinaus noch ein individuelles. Denn letztlich ist die Unterscheidung nach Geschlechtern zwar notwendig und sinnvoll – aber nur bis zu einem gewissen Grad. Auch zwei Frauen mit Herzerkrankungen können vollkommen unterschiedlich sein. Eine sportliche, normalgewichtige 70-jährige Frau ohne Begleiterkrankungen ist einem 60-jährigen Mann, der viel Fahrrad fährt und sich gut ernährt, wahrscheinlich ähnlicher als einer gleichaltrigen, etwas übergewichtigen Geschlechtsgenossin, die an einem schlecht eingestellten Diabetes und hohem Blutdruck leidet. Im Grunde läuft es auf eine Individualisierung der Medizin hinaus, eine Entwicklung, die vor über zwanzig Jahren begonnen hat. Sie beruht unter anderem auf den Ergebnissen biomedizinischer Grundlagenforschung. Eine besondere Rolle spielen dabei die genetische Veranlagung eines Individuums und die Umwelteinflüsse, denen er ausgesetzt war. Sie bzw. ihre Effekte sollen in die Behandlung einbezogen werden. Man verspricht sich von diesen maßgeschneiderten Therapien bessere Erfolge bei geringeren Nebenwirkungen. Es gibt bereits einige aussichtsreiche Entwicklungen, zum Beispiel in der Brustkrebstherapie bei Frauen.

Wie man sich unschwer vorstellen kann, ist eine individualisierte Medizin aber ein Riesengebiet, und bis wir da wirklich vorangekommen sind, wird es noch eine Weile dauern. Bis dahin wäre es aber schon einmal von Vorteil, wenn sich alle Beteiligten im Gesundheitswesen, inklusive der Patienten beiderlei Geschlechts, der Tatsache bewusst würden, dass es nicht nur sinnvoll, sondern absolut notwendig ist, die Geschlechterkomponente bei Diagnostik und Therapie einzubeziehen. Noch immer ist Gender-Medizin mehr oder weniger ein Nischenthema, manchmal auch belächelt. Doch das ist nicht nur frech, sondern auch falsch. Denn Männer profitieren ebenso davon, wenn die geschlechtsspezifischen Komponenten ihrer Krankheit oder Behandlung klarer sind. Diagnostik und Therapie werden ja insgesamt präziser, wenn die Mechanismen der Entstehung und die Erscheinungsformen besser bekannt sind. Insofern spricht alles dafür, sich energisch für den geschlechtsspezifischen Blick auf Patientinnen und Patienten einzusetzen und die Erkenntnisse in der breiten Praxis anzuwenden.

## Fazit: Was Frauen tun können

Gender-Medizin gibt es, aber leider wissen nicht mal alle Profis davon – ist das nun eine gute oder eine schlechte Nachricht? Ich würde sagen, sowohl als auch, aber das Gute überwiegt. Denn Sie wissen jetzt ebenfalls davon, und das bedeutet, dass Sie selbst aktiv werden können. Das heißt: Wenn Sie eine Frau sind, haben Sie in vielerlei Hinsicht und in bestimmten Lebensphasen ein höheres Risiko für Erkrankungen wie Bluthochdruck, Herzschwäche oder Herzinfarkt. Das kann man als ungerecht beklagen, aber dabei würde ich nicht stehen bleiben. Denn Sie können aktiv werden und mit Ihrem Hintergrundwissen gezielter und sorgfältiger Vorsorgeuntersuchungen wahrnehmen. Je früher Problemstellen identifiziert sind, desto mehr können Sie tun, um unangenehme Folgen zu vermeiden.

### Vorsorgeuntersuchungen von Frauen: Nachfrage ziemlich mau

Die Krankenkassen bieten Vorsorgeuntersuchungen zur Früherkennung von Herz-Kreislauf-Erkrankungen an. Ab einem Alter von 18 Jahren haben Frauen einmalig Anspruch darauf, ab 35 alle drei Jahre. Aber: Nur 48,5 Prozent der Frauen gehen regelmäßig zum Check-up.[21] Ich frage mich: Warum tun es die anderen nicht?

Ein Beispiel: Das Risiko, eine koronare Herzkrankheit zu bekommen, ist für Diabetikerinnen um 44 Prozent höher als bei Männern.[22] Warum das so ist, weiß man nicht genau. Aber für Sie ist letztlich vor allem wichtig, dass Sie einen Diabetes rechtzeitig erkennen und dass Sie ihn in Zusammenhang mit einer möglichen Herzerkrankung bringen. Das heißt, ein schlecht eingestellter oder gar nicht erkannter Diabetes ist ein gravierender Risikofaktor für Ihre Herzgesundheit. Sie tun sich also in mehrfacher Hinsicht etwas Gutes, wenn Sie hier aufmerksam sind und insbesondere nach der Menopause regelmäßig von Ihrem Hausarzt einen Test auf (Prä-)Diabetes durchführen lassen.

Eine informierte Patientin ist eine kritische Patientin (zum mündigen Patienten allgemein mehr im übernächsten Kapitel). Wenn Sie beispielsweise ein Medikament nicht gut vertragen: Setzen Sie es nicht einfach ab. Sondern besprechen Sie mit Ihrem Arzt, ob der Wirkstoff oder die Dosierung möglicherweise für Sie als Frau anders aussehen müsste als für einen Mann. Berücksichtigt Ihr Arzt keinerlei geschlechtsspezifische Besonderheiten, sollten Sie ihn direkt nach dem Grund fragen. Bürstet er Sie ab, ist er vielleicht nicht der richtige für Sie.

Denken Sie daran, dass Symptome bei Ihnen als Frau möglicherweise anders aussehen als bei Männern. Warten Sie also nicht zu lange, ehe Sie ärztliche Hilfe in Anspruch nehmen oder im akuten Fall den Notarzt rufen. Wenn Sie ein männlicher Angehöriger sind: Achten Sie darauf, dass die Betroffene Unwohlsein oder Schwäche, insbesondere wenn es noch andere Erkrankungen gibt, nicht unter den Teppich kehrt.

Entwickeln Sie ein Auge für das Thema Gender-Medizin. Wenn man erst mal damit angefangen hat, entdeckt man erstaunlich viele Anknüpfungspunkte oder spezielle Angebote. Ich erwähnte schon die Frauenherzsprechstunden, die an vielen Orten eingerichtet wurden, weitere werden folgen. Die Deutsche Herzstiftung hat eine eigene Kampagne entwickelt, um Frauen dazu zu motivieren, besser auf ihre Herzgesundheit zu achten.[23] Es gibt Aktionstage, Informationsbroschüren, Promi-Talks und vieles mehr. So kann man sich dem Thema «weibliche Herzgesundheit» sehr gut nähern, ohne Angst. Und nehmen Sie ruhig einen männlichen Begleiter zu den Veranstaltungen mit. Geschlechtsspezifische Medizin ist auch für ihn von Vorteil.

# 8

# Was tut dem Herzen gut?

Die Patienten, die ich auf der Station sehe oder die bei mir im Aufklärungsgespräch sitzen, sind in der Regel ängstlich. Ihnen steht ein Eingriff am Herzen bevor, ein kleinerer oder sogar ein großer, oder sie haben schon einiges hinter sich und befürchten, dass es nicht gereicht hat. Dass ihr Herz weiterhin krank bleibt. Ich verstehe ihre Sorge, ihre Angst. Wenn ihnen die Situation gar nichts ausmachen würde, fände ich es seltsam. Wir beschäftigen uns immerhin mit einem Defekt am zentralen Organ ihres Lebens. Worüber ich mich allerdings häufig wundere, ist die Sorglosigkeit, mit der viele Menschen die Gesundheit ihres Herzens vernachlässigt haben, bis der «Ernstfall» tatsächlich eintrat. Das begreife ich einfach nicht. Die meisten bringen ihr Auto regelmäßig in die Inspektion, ihren Urlaub buchen sie auch frühzeitig, und wann der Kredit fürs Haus abbezahlt sein wird, wissen sie ebenfalls. Die meisten Menschen sind zumindest einigermaßen organisiert. Aber fürs Herz, für den Mittelpunkt ihrer Gesundheit, unternehmen sie wenig oder nichts. Erst wenn eine OP bevorsteht, wachen sie auf. Dann ist das Problem aber schon da, häufig sind nur noch Reparaturmaßnahmen möglich. Das ist aber immer nur die zweitbeste Variante. Dabei ließen sich die meisten Herzkrankheiten durch ein bisschen Prävention und einen halbwegs vernünftigen Lebensstil vermeiden oder zumindest hinaus-

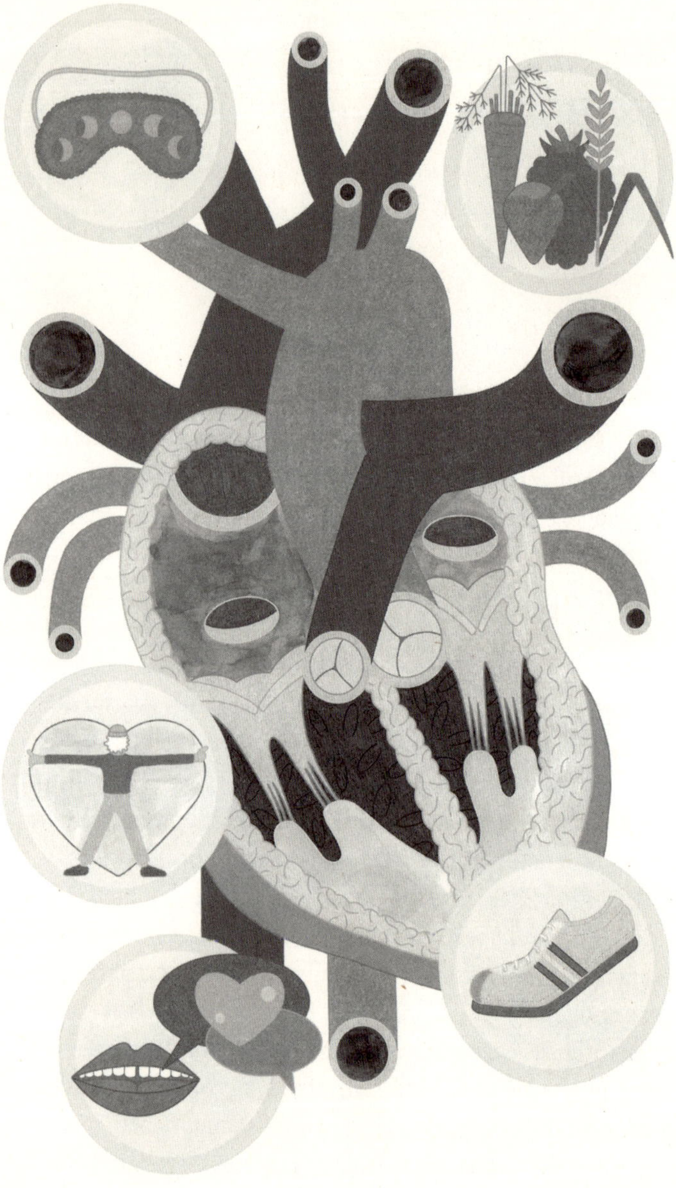

Das tut Ihrem Herzen gut.

schieben. Dafür muss man die schönen Seiten des Lebens auch nicht aufgeben, im Gegenteil. Das Wohlbefinden steigt, ohne dass man sich sklavisch an irgendwelche asketischen Programme halten müsste.

Im Grunde ist es relativ einfach. Es gibt fünf Gesundheitspunkte, die Sie für Ihre Herzgesundheit berücksichtigen sollten:

1. Gute, leckere Ernährung
2. Moderate Bewegung
3. Ausreichend Schlaf
4. Regelmäßige Vorsorgeuntersuchungen
5. Stress in Schach halten

Außerdem noch drei Herzenspunkte, die mir besonders wichtig sind und die dem Herzen richtig guttun:

1. Gesellschaft
2. Liebe
3. In den Himmel schauen

## Die fünf Gesundheitspunkte

*1. Gute, leckere Ernährung*

Man braucht keine ausgeklügelte Diät und schon gar keine Erbsenzählerei, um sich gesund zu ernähren. Wenn Sie es schaffen, ein paar Grundsätze zu befolgen, sind Sie schon auf dem richtigen Weg.

**Essen Sie möglichst wenig verarbeitete Lebensmittel.**

Kochen Sie lieber selbst und verwenden Sie frische Zutaten. Fertiggerichte, Tütensuppen und Konserven sind meist hoch industrialisierte Produkte, sie enthalten häufig minderwertige Fette, zu viel Salz, Konservierungsmittel und Geschmacksverstärker.

**Reduzieren Sie Ihren Fleisch- und Wurstkonsum.**
Generell essen wir mehr Fleisch, als für unsere Ernährung vorteilhaft wäre. Wenn Sie's ohne Fleisch nicht aushalten: Helles Fleisch hat gesundheitliche Vorteile gegenüber rotem. Wurst ist verarbeitetes Fleisch, oft mit einem hohen Fettanteil, den man ihr nicht unbedingt ansieht. Häufig ist auch viel Salz enthalten. Beim Pökeln oder Räuchern entstehen zudem Stoffe, die krebserregend sein können. Wenn's ohne Wurst nicht geht: lieber gekochten Schinken als Wurst aufs Brot legen. Öfter mal Fleisch und Wurst weglassen, stattdessen ein bisschen Fisch auf den Teller bringen, das ist gesünder.

**Ernähren Sie sich ballaststoff- und vitaminreich.**
Das klappt mit Vollkornprodukten sowie frischem Obst und Gemüse. Weiße Toastbrotscheiben haben praktisch keinen gesundheitlichen Wert mehr – außerdem machen sie nicht lang satt.

Oft wird die Mittelmeerküche als besonders herzgesund bezeichnet. Das ist richtig. Sie ist leicht, arbeitet kaum mit Sahne, dicken Soßen oder kalorienreichen Beilagen, verwendet gesunde Fette wie Olivenöl, außerdem viel Gemüse und Obst. Nun leben wir aber nicht am Mittelmeer, und es bringt nichts, sich im Winter teure blasse Tomaten im Supermarkt und Artischockenböden aus der Dose zu besorgen, um ein italienisches Rezept nachzukochen. Mit unserem heimischen Gemüse und Obst lassen sich in jeder Saison ebenfalls herzgesunde, leckere Speisen zubereiten, meistens sogar sehr günstig. Die Verbraucherzentralen beispielsweise bieten viele Rezepte, auch für den kleinen Geldbeutel, für Senioren oder Familien mit Kindern. Sogar Rezepte für die gute alte Hausmannskost lassen sich finden, leicht modernisiert und von überflüssigen Dickmachern befreit.[1] Ein leckeres Mittelmeergericht außerdem gelegentlich genießen – dagegen spricht überhaupt nichts.

### Genuss, der schadet

Alkohol in Maßen: Das ist kein Problem. Das gesunde Maß ist allerdings relativ klein. Die Bundeszentrale für gesundheitliche Aufklärung (BZgA) empfiehlt, dass Männer nicht mehr als zwei kleine Gläser Alkohol pro Tag und Frauen nur ein Glas trinken sollten. Und an mindestens zwei Tagen in der Woche sollte man ganz auf Alkohol verzichten. Alkohol ist nämlich ein Zellgift, das sich negativ auf alle Organe auswirken kann, besonders auf die Leber und in der Folge auch auf das Herz.

Rauchen gehört zu den schädlichen Angewohnheiten. E-Zigaretten sind übrigens nicht «gesünder» als die klassischen. Tabakrauch enthält rund 5300 Substanzen, von denen die meisten giftig und krebserzeugend sind. Nahezu jedes Organ wird durch das Rauchen geschädigt, und das Risiko für viele Erkrankungen, auch die des Herz-Kreislauf-Systems, steigt.[2] Da Rauchen ein hohes körperliches und seelisches Suchtpotenzial hat, ist es schwer, damit aufzuhören. Sehr hilfreich sind Aussteigerprogramme der Krankenkassen, der BZgA und anderer Institutionen.

Lecker essen ist gesund, abwechslungsreich und macht außerdem noch Spaß, zum Beispiel wenn man gemeinsam brutzelt. So können auch bisherige Kochmuffel die Wende hinbekommen. Falls Sie abnehmen wollen oder sollten, halten Sie sich am besten an die Empfehlung von Verhaltenspsychologen: Als Erstes sollten Sie Ihren ungünstigen Gewohnheiten auf die Spur kommen. Zu viele Snacks vor dem Bildschirm? Süße Aufmunterungen im Büro? Ein übervoller Teller vom Mittagsbüfett, damit man nicht zweimal laufen muss? Bei Durst eher etwas essen als ein Glas Wasser zu trinken? Die Reste von den Tellern der Kinder verspeisen, damit nichts weggeschmissen wird? Immer zu große Portionen kochen und dann doch nichts für den nächsten Tag aufheben? Wenn man sich erst mal selbst wie von außen beobachtet, merkt man, dass eine Menge Kalorien ohne Not oder Hunger den Weg in unseren Magen finden. Vielleicht können Sie hier schon ansetzen. Volkshochschulen, Krankenkassen und andere Anbieter unterstützen Sie dabei, die Kurve zum gesunden Gewicht zu bekommen, ohne dass Sie sich quälen müssen.

*2. Moderate Bewegung*

Dass sehr viele Menschen zu dick sind, liegt nicht oder nicht nur am Essen, sondern daran, dass sie sich nicht bewegen. Viele von uns sitzen zehn und mehr Stunden am Tag, essen aber so, als ob wir wie in den Urzeiten permanent auf den Beinen wären, um unserer Beute hinterherzurennen. Wir sind mit Kalorien überversorgt, und so kommt ein überflüssiges Pfund zum anderen. Übergewicht und Adipositas sind eine Geißel unserer reichen Gesellschaft. Sie verursachen Bluthochdruck, hohes Cholesterin, Herzschwäche, Krebsrisiko und eine Menge unschöner Dinge mehr.

Deutschland ist dick, man muss es leider so sagen. 61 Prozent der Männer und 47 Prozent der Frauen in Deutschland sind übergewichtig. Sie haben einen BMI, einen Body Mass Index, von über 25 (in Italien nur 37 Prozent der Frauen!).[3] Der BMI ist ein Wert, der aus dem Verhältnis von Gewicht und Größe ermittelt wird. Sie können ihn selbst berechnen mit der Formel BMI = Körpergewicht : $(\text{Körpergröße})^2$. Falls Sie nicht selbst tüfteln wollen: Auf vielen Seiten von Gesundheitsportalen oder den Krankenkassen gibt es Rechner, bei denen Sie nur Ihre Werte eingeben müssen, dann erhalten Sie die Angabe Ihres BMI. Der BMI kann einen Anhaltspunkt bieten, ob sich Ihr Gewicht halbwegs im Rahmen befindet. Er berücksichtigt allerdings nicht das Alter oder eine besonders ausgeprägte, schwere Muskelmasse, wenn man etwa viel Sport treibt. Dennoch sehen Sie schon mal annähernd, wie weit Sie möglicherweise vom Normalgewicht entfernt sind.

Außerdem: Deutschland sitzt. Die Deutschen sind regelrechte Bewegungsmuffel, auch im europäischen Vergleich. Und die Frauen sind noch ein bisschen muffeliger als die Männer. Nur 21 Prozent der erwachsenen Frauen halten die Bewegungsempfehlung der Weltgesundheitsorganisation WHO ein. Mit 25 Prozent sind die Männer etwas besser, aber auch alles andere als Leuchttürme der Sportlichkeit. Die WHO empfiehlt mindestens 30 Minuten gemäßigte körperliche Aktivität an fünf oder mindestens 20 Minuten intensive körperliche Aktivität an drei Tagen in der Woche. «Gemäßigte körperliche Aktivität» bedeutet leichter Ausdauersport, also Schwimmen, Radfahren, Nordic Walking, Joggen, Indoor-Rudern oder Ähnliches. Schön an solcher Aktivität ist, dass sich der Effekt relativ schnell bemerkbar macht. Wahrscheinlich purzeln die Pfunde nicht gleich zweistellig, aber das Herz steigert bald seine Leistungsfähigkeit und arbeitet effizienter. So werden auch der Blutdruck und die Cholesterinwerte sinken. Mit nur einer halben Stunde am Tag!

Wenn Sie starkes Übergewicht haben, ist Ihnen der Gedanke an Bewegung vielleicht unangenehm, sie macht Ihnen wahrscheinlich schon länger keine Freude mehr. Einfach weil es zu anstrengend für Ihr Herz ist, so viel Körper in Aktion zu bringen. Leider beginnt damit ein fataler Kreislauf. Weniger Bewegung heißt mehr Gewicht, das wiederum heißt noch weniger Aktivität. Und das führt geradewegs zu Gelenk- und Herzproblemen mit Atemnot und Herzschwäche. Ganz abgesehen von der sozialen Isolation. Versuchen Sie, diesen Zirkel zu durchbrechen. Gewicht zu verlieren ist eine sehr gute Möglichkeit, um wieder mehr Freude am Leben zu gewinnen.

Auch Menschen, die bereits herzkrank sind, können und sollten, unter Anleitung eines spezialisierten Sport- oder eines Kardiotherapeuten, ganz langsam wieder mit dem Sport beginnen, weil auch sie von den positiven Effekten profitieren.

### *3. Ausreichend Schlaf*

Dass Schnarcher ihre Herzgesundheit gefährden, habe ich schon an anderer Stelle beschrieben. Doch dass Schlaf generell sehr wichtig für Körper und Seele ist, möchte ich hier noch mal betonen. Nicht jeder braucht gleich viel Schlaf, im Durchschnitt schlafen Menschen um die vierzig rund sieben Stunden, zwischen dem 55. und dem 60. Lebensjahr sechseinhalb Stunden, gesunde 80-Jährige etwa sechs Stunden.[4] Schlaf ist wichtig, weil wir uns in dieser Phase regenerieren, auch das Herz-Kreislauf-System schaltet in den Erholungsmodus. Um mindestens 10 Prozent sinkt der Blutdruck gegenüber dem Mittelwert am Tag. Auch die Frequenz des Herzschlags nimmt ab, das Herz muss weniger pumpen. Ein dauerhaft zu kurzer oder gestörter Schlaf bewirkt negative Effekte unter anderem auf Herz und Kreislauf. Das Risiko, Bluthochdruck und Verengungen der Herzkranzgefäße zu entwickeln, steigt.[5] Vielleicht haben Sie es selbst schon mal gemerkt, wenn Sie nach einer schlechten Nacht, eventuell noch mit Alkoholgenuss am Abend, Ihren Blutdruck gemessen haben. Er war höchstwahrscheinlich höher als sonst.

Gut schlafen zu können ist ein Segen. Es gibt ein paar Faktoren, die für guten Schlaf wichtig sind. Dazu gehören:

- regelmäßige Bettzeiten,
- eine anständige Matratze,
- ein dunkles Schlafzimmer
- und passende Temperatur.

Ungünstig sind ein Magen, der mit einer schwer verdaulichen Mahlzeit beschäftigt ist, Alkohol, aufregende Spielfilme oder Spiele vor dem Zubettgehen. Schicht- und Wechseldienstarbeiter haben es schwer, eine gute Routine einzuführen und beizubehalten. Ich kenne es von mir, die 24-Stunden- oder Wochenenddienste sind kraftraubend und beeinflussen auch die folgenden Tage, eben weil mein Schlafrhythmus gestört ist. Es gibt keine wirkliche Hilfe dagegen, es braucht einfach seine Zeit, bis ich wieder im Tritt bin. Dann steht allerdings oft schon der nächste Nachtdienst an.

Generell ist das moderne Leben nicht besonders schlaffreundlich, scheint mir. Lärm in der Stadt, verkehrsreiche Straßen auch in Dörfern und Kleinstädten, viele Lichtquellen die ganze Nacht über können sich negativ auf den Schlaf auswirken. Dazu gesellen sich die «ganz normalen» Schlafstörer wie Chefs, die auch nach Feierabend permanent neue Aufträge mailen, pflegebedürftige Angehörige, trostsuchende Kleinkinder, rücksichtslose Nachbarn, Prüfungsängste, finanzielle Sorgen, Partnerschaftsprobleme und vieles mehr. Kein Wunder, dass etwa ein Drittel der Menschen Probleme mit dem Ein- oder Durchschlafen hat. Unter einer ärztlich diagnostizierten Schlafstörung leiden ungefähr 6 von 100 Menschen in Deutschland, Frauen häufiger als Männer.[6]

Es gibt kein garantiertes Mittel gegen Schlafprobleme. Wenn man die Hinweise zur sogenannten Schlafhygiene (siehe linke Seite) beachtet, kann das schon etwas bewirken. Entspannungstechniken, pflanzliche Beruhigungs- und Schlafmittel, alte Hausmittel wie Kamillentee oder neue wie eine Smartphone-App, die ans Zubettgehen erinnert, können ebenfalls helfen. Verschreibungspflichtige Schlafmittel kommen nur infrage, wenn der Arzt eine Schlafstörung diagnostiziert hat. Sie dürfen lediglich für relativ kurze Zeit genommen werden, da die Nebenwirkungen stark sind, außerdem das Suchtpotenzial hoch ist.

Ab und zu nicht einschlafen oder nicht durchschlafen zu können ist kein Grund zur Sorge. Sie sind kein Automat und können Ihre Ruhephasen nicht nach Belieben an- oder ausknipsen. Ziehen sich Ihre Schwierigkeiten jedoch über Monate hin, obwohl Sie schon verschiedene Strategien angewendet haben, sollten Sie sich an Ihren Arzt wenden. Solche Schlafprobleme sind kein übersteigertes subjektives Unwohlsein oder gar Anstellerei. Sie können auf gravierende gesundheitliche Probleme hinweisen oder solche auslösen.

*4. Regelmäßige Vorsorgeuntersuchungen*

Fachlich unterscheiden wir zwischen verschiedenen Stufen der Prävention. «Primärprävention» umfasst alle Maßnahmen, die vor Entstehung bzw. zur Vermeidung einer Erkrankung getroffen werden. Dazu gehören regelmäßige Bewegung, Impfungen, gesunde Ernährung usw. «Sekundärprävention» nennen wir Maßnahmen im Frühstadium einer Erkrankung, etwa Screenings, Darmkrebsuntersuchungen und Ähnliches. Die Krankenkassen fördern die regelmäßige Gesundheitsuntersuchung, mit der insbesondere Typ-2-Diabetes, Nierenerkrankungen und Herz-Kreislauf-Probleme bzw. bestehende Risiken dafür frühzeitig identifiziert werden sollen. Ab dem 35. Lebensjahr kann jeder Versicherte kostenlos alle drei Jahre einen Check-up bei seinem Haus- oder einem anderen Arzt durchführen lassen, zwischen dem 18. und dem 34. Lebensjahr einmal.

Das Bundesgesundheitsministerium führt auf, was bei einem Check-up stattfindet:[7]

- Anamnese (zum Beispiel Fragen nach Beschwerden), insbesondere die Erfassung des Risikoprofils (zum Beispiel Rauchen, Bewegungsmangel, Übergewicht, familiäre [Krebs-]Risiken), Überprüfung des Impfstatus
- körperliche Untersuchung (Ganzkörperstatus) einschließlich Messung des Blutdrucks
- Laboruntersuchung

  a) aus dem Blut (ab 35 Jahren; bei 18- bis 34-Jährigen erfolgt eine Laboruntersuchung bei entsprechendem Risikoprofil):

    - Lipidprofil (zum Beispiel Cholesterin), Glukose

b) aus dem Urin (nur ab 35 Jahren):
    - Eiweiß, Glukose, rote/weiße Blutkörperchen, Nitrit
- Beratung über die Untersuchungsergebnisse und zu individuellen Risikofaktoren. Sofern medizinisch angezeigt, gegebenenfalls Ausstellen einer Präventionsempfehlung (zum Beispiel Kurse zur Bewegung, Ernährung, Stressbewältigung oder Suchtmittelkonsum). Das Hautkrebs-Screening kann gegebenenfalls in Verbindung mit dem Check-up durchgeführt werden.
- Im Rahmen des Check-ups besteht einmalig auch der Anspruch auf ein Screening auf eine Hepatitis-B- und Hepatitis-C-Virusinfektion (ab 35 Jahren).

Wie nahezu alle gesundheitlichen Maßnahmen sind diese Check-ups freiwillig. Das ist gut, aber möglicherweise liegt darin ein Problem. Die Teilnehmerzahlen finde ich nämlich enttäuschend, um nicht zu sagen niederschmetternd. 2019, das war das letzte «normale» Jahr vor der Covid-19-Pandemie, nahm nur ein Drittel der Anspruchsberechtigten das Angebot eines Check-ups wahr. Zehn Jahre zuvor waren es immerhin noch 42 Prozent, von da an ging es kontinuierlich bergab.[8] Zwei Drittel derjenigen, die diesen Check-up hätten durchführen können, ließen es bleiben. Warum? Es kostet nichts, außer einen Telefonanruf für die Terminvereinbarung und eine gute Stunde Zeit für den Check-up. Wissen die Menschen nichts davon, dass sie alle drei Jahre so etwas machen können? Gibt es nicht genug Werbung dafür, spricht der Hausarzt sie nicht darauf an? Es kommt sicher einiges zusammen, wenn man die Gründe dafür aufzählen will. Und Zyniker sagen, dass das Gesundheitssystem zusammenbrechen würde, wenn in einem Jahr wirklich die 46 Millionen Versicherten, denen ein Check-up zusteht, ihn durchführen ließen. So weit wird es aber sowieso nicht kommen.

Der wichtigste Grund für die geringe Teilnahme scheint mir zu sein, dass das Bewusstsein für die Verantwortung, die man gegenüber seinem Körper hat, viel zu gering ausgebildet ist. Es ist eine Frage der Prioritäten. Im normalen Alltag ist man mit so vielen Dingen beschäftigt, dass alles, was nicht sofort sein muss, auf Wiedervorlage am St. Nimmerleinstag geschoben wird. Wenn man sich nicht selbst mit trickreichen Erinnerungsmaßnahmen bei der Stange hält, dann steht «Check-up» auf Position 324 der To-do-Liste. Ist also unsichtbar und wird auch nie bis nach ganz oben klettern. Das meine ich mit: eine Frage der Priorität. Dass ich die Wertigkeiten für falsch verteilt halte, wird Sie nicht überraschen. Man kann aber daran arbeiten. Jeder Einzelne sollte das unbedingt tun. Ich betone nochmals: Keine Reparaturmaßnahme der Welt kann den Zustand eines Herzens (oder irgendeines anderen Organs) so wiederherstellen, als ob es ein Leben lang pfleglich behandelt worden wäre.

Darüber hinaus hielte ich es aber auch für sinnvoll, wenn die Krankenkassen etwas aktiver würden und regelmäßig Erinnerungen zusendeten mit dem Inhalt: Die drei Jahre sind um, Ihr nächster Check-up ist fällig. Ich denke dabei an die Einladungen, die für das Mammografie-Screening verschickt werden. Seit 2005 werden in Deutschland alle zwei Jahre die Frauen zwischen 50 und 69 Jahren zur Mammografie eingeladen, um einen möglicherweise vorhandenen Brustkrebs zu entdecken. Etwa die Hälfte der Angeschriebenen nimmt die Einladung an und vereinbart einen Termin. Also ein deutlich höherer Anteil als derjenigen, die zum Check-up gehen. Und das, obwohl die Umstände einer Mammografie unangenehmer sind und der in Studien belegte Vorteil für die einzelne Frau sehr klein ist.[9] Ob die regere Teilnahme nun allein an der Erinnerung liegt, kann ich nicht beurteilen. Ich bin aber überzeugt, dass sie eine große Rolle spielt. Und ich wünsche mir, dass wir so eine automatisierte Aufforderung auch für andere Vorsorgeuntersuchungen installieren können. Dass daraus ein Ansturm entsteht, der die Praxen zusammenbrechen lässt – das braucht man sicher trotzdem nicht zu befürchten.

*5. Stress in Schach halten*

Über Stress habe ich schon an verschiedenen Stellen geschrieben. Grundsätzlich ist Stress nichts Schlimmes, sondern Teil unserer Krisenbewältigungsstrategie. Kurzzeitig wird ein System hochgefahren, das Kräfte und Reaktionsweisen mobilisiert, mit denen wir einer bedrohlichen Situation standhalten können. Wenn aber Daueralarm herrscht, gerät das System an seine Grenzen. Deshalb ist es sehr wichtig, dass man eine Methode entwickelt, wie man wieder «runterkommt», statt auf dem hohen Belastungsniveau hängen zu bleiben. Ein erster Schritt besteht darin, zu erkennen, ob man eher auf innere Stressauslöser oder auf äußere Stressoren reagiert. Innere wären zum Beispiel ein stark entwickelter Perfektionismus und zu hohe Erwartungen an sich und seine Umwelt. Äußere Auslöser können zu knapp gesetzte Termine und unvorhersehbare Probleme wie ein akuter Krankheitsfall in der Familie sein. Konkurrenzdruck und Versagensängste, ein schlechtes Betriebsklima oder Mobbing – es gibt zahllose Gründe, sich gestresst zu fühlen.

Wie schafft man es, in heiklen Situationen gelassen zu bleiben? Kann man das lernen? Mit einem klaren «Ja» kann man meiner Ansicht nach darauf nicht antworten. Meine halb optimistische Einschätzung lautet: Es kommt darauf an. Wie erfolgreich man bei der Stressbewältigung ist, hängt von verschiedenen Faktoren ab. Die medizinischen, biologischen und psychologischen Erklärungsansätze für Stressentstehung und -bewältigung füllen ganze Bibliotheken. Bekannt sind etwa das Was-lohnt-sich-Modell nach Virginia und Radford Williams, das ABC-Modell von Albert Ellis, das Stressmodell von Richard Lazarus, das Modell von Hans Selye usw. Hier im Einzelnen auf die vielen Ansätze einzugehen ist unmöglich.

Welche Erklärung und welche Antistress-Methode für einen persönlich am sinnvollsten und wirksamsten ist, kann man nur selbst bzw. mithilfe eines Experten herausfinden. Ein Patentrezept gibt es nicht. Denn Stress oder Stressauslöser werden unterschiedlich empfunden. Was den einen wahnsinnig unter Druck setzt, nimmt der andere ungerührt hin.

Eine wichtige Regel der Stressbewältigung lautet allerdings: Verändern Sie den Bezug zu einer Situation, die Sie stresst. Also: Wie wichtig ist es wirklich für mich, dass ich diese Aufgabe termingerecht erledige? Ist das entscheidend? Kann ich dem Auftraggeber plausibel erklären, warum eine Verzögerung eintritt? Kann ich aktiv werden, ehe die Situation vor die Wand gefahren ist?

Eine andere Möglichkeit wäre, die Situation generell zu ändern. Das klappt in vielen Fällen, man kann an dieser oder jener Stellschraube drehen oder sich Situationen, die immer Stress verursachen, vom Hals schaffen. Manchmal geht das aber nicht. Offenbar haben immer mehr Menschen das Gefühl, dass sie dauerhaft Stress erleben und überfordert sind. Frauen reagieren überdies sensibler auf Stress als Männer, insbesondere auf psychisch-sozialen.[10] Die Techniker Krankenkasse weist in ihrer Studie «Entspann dich, Deutschland!» auf die Folgen hin: «Mehr als jede sechste Person in Deutschland (16 Prozent) erlebt häufig Stress und würde ihr Leben gerne verändern, kann aber nicht. Die Tatsache, dass so viele Menschen in Deutschland ihrem hohen Stress so hilflos ausgesetzt sind, trägt mit hoher Wahrscheinlichkeit zum hohen Krankenstand aufgrund psychischer Erkrankungen bei.»[11] Ich würde ergänzen, dass Menschen, die dauerhaft den Eindruck haben, den Anforderungen ihres Lebens nicht gewachsen zu sein, mit zunehmendem Alter Kandidaten für Herz-Kreislauf-Erkrankungen sind. Die permanente Dauerbelastung eines Körpers im Stress geht aufs Herz, das steht fest.

Krankenkassen, Unternehmen, Weiterbildungsträger und andere Institutionen bieten ein riesengroßes Repertoire von analogen oder digitalen Kursen und Aktivitäten, die helfen können, mit Stress besser umgehen zu lernen. Yoga-Kurse, Progressives Muskeltraining, Stressmanagement, Zeitmanagement, Selbstwahrnehmung und vieles mehr – es sind gute Impulse und Ansätze, mit denen man aus den eingefahrenen, scheinbar festzementierten Bahnen herausfinden und das Erleben von Bedrängnis und Hilflosigkeit mildern kann. Die Stressbedingungen selbst, etwa ein (zu) hohes Arbeitspensum oder unproduktive Hierarchien, bleiben dennoch bestehen. Das kann aber weder die Medizin noch die Psychologie ändern, das findet auf einer anderen Ebene statt, etwa der politischen. Das ist das eine. Das andere ist die Notwendigkeit, sich klar darüber zu werden, was man will und was wirklich wichtig für einen im Leben ist.

## Die drei Herzenspunkte

Vielleicht wundern Sie sich, dass in einem medizinischen Ratgeber zur Herzgesundheit solche «vagen» Empfehlungen wie Gesellschaft, Liebe und Himmelsschau vorkommen. Aber eigentlich liegt es auf der Hand. Gesundheit, insbesondere die des Herzens, ist keine rein organische Angelegenheit. Die Seele spielt immer mit, manchmal sogar ziemlich heftig, wie wir zum Beispiel am Phänomen von Takotsubo, dem Gebrochenes-Herz-Syndrom, sehen. Deshalb sollten Sie nicht nur auf den Blutdruck und Ähnliches achten, sondern auch darauf, dass die Seele bekommt, was sie braucht.

*1. Gesellschaft*

«Der Mensch ist ein soziales Wesen», so lässt sich die Beziehung zwischen Individuum und Gesellschaft ganz nüchtern beschreiben. Aber was heißt das? Dass er nicht allein sein kann? Ja, denn ohne andere Menschen könnte keiner von uns überleben. Einsamkeitsempfinden ist evolutionär gesehen das Warngefühl für einen Menschen, dass es ohne Gruppenzugehörigkeit gefährlich für ihn wird. Heutzutage neigen wir dazu, unsere Gruppenbestimmung zu vergessen, weil so vieles im Alltag automatisiert oder anonym abläuft. Wir sehen gar nicht mehr, wer dafür sorgt, dass der Strom aus der Steckdose und die Kartoffeln in den Supermarkt kommen.

Es geht aber nicht nur um die Versorgungssicherheit, die ein Leben in Gemeinschaft bietet. Wir brauchen auch den Kontakt mit anderen, das Gefühl, dass ein Wesen da ist, das prinzipiell so ist wie ich. Wer sich jeden Tag über seine Kollegen ärgern muss, sieht das vielleicht anders und wünscht sich auf eine einsame Insel, mit keiner Gesellschaft außer der eigenen. Mancher empfindet die lärmige Anwesenheit von anderen in Bus oder Bahn als Zumutung. Stimmt, das sind einige der negativen Seiten einer Gemeinschaft, die man ertragen muss. Da möchte man nichts lieber als allein sein. Aber es geht nicht um die Einzelerscheinung, sondern ums Prinzip. Denn Einsamsein, das ist schlimm. Wir sind darauf angelegt, ein Gegenüber zu haben. Die Seele will zum Schwingen gebracht werden, und das schaffen wir in der Regel nur, indem wir uns anderen gegenüber öffnen und auch offen für sie sind.

Allein oder einsam sein – das ist nicht dasselbe. Es gibt viele Menschen, die sehr gut mit sich allein klarkommen und ihre Kontakte auf das Notwendigste beschränken. Aber Zigtausende von Menschen sind einsam, das heißt, ohne es zu wollen, haben sie keine oder keine zufriedenstellenden Beziehungen. Die Gründe sind unterschiedlich. Viele ältere Menschen sind gefährdet, etwa wenn der Lebenspartner verstorben ist, die Kinder erwachsen sind und sie allein in ihrem Haus oder ihrer Wohnung zurückbleiben. Sie warten darauf, dass der Tag vergeht, werden eigenbrötlerisch, fragen sich, ob es eigentlich noch einen Sinn in ihrem Leben gibt. Ihr ohnehin geringer Aktivitätsradius schränkt sich immer weiter ein. Das ist gefährlich, auch für ihre körperliche Gesundheit. Das Kompetenznetz Einsamkeit, das vom Bundesfamilienministerium gefördert wird, hat aus diversen Studien ermittelt, dass unzureichende soziale Beziehungen das Risiko zum Beispiel für koronare Herzerkrankungen und für einen Schlaganfall um rund 30 Prozent erhöhen.[12]

Die Deutsche Stiftung Patientenschutz sagt, dass Einsamkeit «die größte Volkskrankheit» sei und auch immer mehr junge Menschen davon betroffen seien.[13] Schwierig für alle sind vor allem Übergangssituationen, etwa der Einstieg ins Studium in einer fremden Stadt, der Eintritt ins Rentenalter oder ein Schicksalsschlag. Ungefähr 14 Prozent der Menschen in Deutschland gaben im Sozio-oekonomischen Panel (SOEP) 2013 und 2017 an, dass sie zumindest manchmal einsam waren. Die COVID-19-Pandemie hat diese Entwicklung verstärkt, 2021 fühlten sich 42 Prozent einsam.[14]

Man hat nicht alle «Zutaten» für ein geselliges Leben in der Hand. Aber viele schon. Eine ist das Vorbeugen. Lassen Sie nicht zu, dass sie tagelang ohne Begegnungen oder Kontakt bleiben. Wenn Sie erst mal drin sind in der Einsamkeitsspirale, wird es schwierig. Treten Sie raus aus Ihrer Wohnung. Wenn Sie niemanden kennen, zu dem Sie gehen könnten, besuchen Sie eine Veranstaltung, egal, ob ein Konzert oder eine Lesung in der Stadtbücherei. Vieles wird sogar kostenlos angeboten. Hauptsache, Sie sehen andere Menschen. Und fassen Sie sich ein Herz, sprechen Sie in der Pause Ihren Sitznachbarn an und unterhalten Sie sich für ein oder zwei Minuten. Oder länger, wenn es passt.

Es gibt auch Telefonkontakte, was insbesondere für mobilitätseingeschränkte Menschen eine Option ist. Das Silbernetz beispielsweise, ein Netzwerk gegen Einsamkeit im Alter, bietet bundesweit an, dass Senioren «einfach mal reden bei Bedarf».[15] Unter einer kostenlosen Telefonnummer kann man anonym mit einem Gesprächspartner über alles reden, was bewegt oder interessiert. Wer will, kann sich eine Telefonfreundschaft vermitteln lassen und wird regelmäßig von einem festen Gesprächspartner angerufen. Auch Tandems sind möglich, dann werden Bewohner von Seniorenheimen mit jungen Leuten vernetzt.

Es ist gut, dass es solche Einrichtungen gibt. Aber ich finde es traurig, dass wir mittlerweile offenbar sogar Geselligkeit institutionalisieren müssen. Deshalb mein Appell als Herzchirurg: Verschaffen Sie Ihrem Herzen Freunde, damit es nicht krank wird. Klingeln Sie einfach mal bei Ihren Nachbarn.

### *2. Liebe*

Das totale Gegenteil von Einsamkeit ist Liebe. Liebe, die man empfängt, und Liebe, die man gibt. Ein absurder Hinweis? Ein bisschen klingt es vielleicht so, aber ich meine es ganz ernst. Wie man einen Mann oder eine Frau fürs Leben (oder für einen Abschnitt daraus) findet, darum geht es hier nicht. Man kann das nicht ins Werk setzen, nur um das Risiko einer Herzerkrankung zu verringern. Aber was geht, ist: sich der Welt mit ein wenig Liebe zuwenden. Sich versöhnen mit dem, was einen plagt.

Es tut dem eigenen Herzen übrigens auch gut, wenn man Liebe schenkt und anderen etwas Gutes tut. Sich für andere einsetzt. Daraus darf natürlich kein Stress entstehen. Aber manchmal tut es einfach gut, wenn man anderen Menschen hilft. Wenn man sie dabei unterstützt, sich zu entwickeln. Ein Ehrenamt ist dafür ideal. Es gibt unendlich viele Möglichkeiten, sich zu engagieren. Sie finden bestimmt eine gute Sache, die Ihren Neigungen und Wünschen entgegenkommt.

Ein Ehrenamt lenkt auch ein wenig ab von sich selbst. Es setzt Sie beispielsweise in einen anderen Bezug zu Ihren Schmerzen und Sorgen. Weil Sie Kontakt mit anderen Menschen haben als nur mit den Ärzten und Therapeuten, denen Sie von Ihren Problemen erzählen und von denen Sie Hilfe erwarten. In einem Ehrenamt begegnen Sie Menschen, denen *Sie* helfen können. Das ist eine sehr gute, befriedigende Erfahrung. Jemand braucht Sie. Sie sind ein wertvoller Mensch für einen anderen.

*3. In den Himmel schauen*

Meine Mutter lebt in Sri Lanka in einem kleinen Dorf. Nur wenige Straßen von ihrem Haus entfernt befindet sich der Tempel der Göttin Kannarai Amman, der Frau von Shiva. Sie umfasst drei Wesen: die Göttin des Wissens, die Göttin des Reichtums und die Göttin der Stärke. Meine Mutter geht regelmäßig dorthin, nicht täglich, aber mehrmals in der Woche. Sie betet und redet mit der Göttin, sie breitet ihre Sorgen vor ihr aus. Sie braucht sich nicht zu schämen vor ihr und kann auch das aussprechen, was sie verdrängt, was sich aber immer wieder Bahn bricht. Sie erleichtert ihr Herz.

Ich bin ein spiritueller Mensch und würde Ihnen am liebsten raten: Gehen Sie ab und zu in die Kirche, die Moschee, die Synagoge, den Tempel oder ein anderes Gotteshaus. Doch so ein Rat könnte als übergriffig empfunden werden. Was ich aber tun kann: Ich empfehle Ihnen, ab und zu mal den Blick zu heben, weg von der Erde, weg von dem, was Sie nach unten zieht und fesselt. Schauen Sie nach oben und erfreuen Sie sich an dem wunderbaren Blau des Himmels, an kuriosen Wolkenbildern oder dem Reiz eines kühlen Graus. Vielleicht sehen Sie dabei ja auch einen Zipfel von der großen Schöpfung, deren Teil Sie sind. Ein kleiner, aber wichtiger. Diese Erkenntnis macht Ihr Herz froh, ganz bestimmt.

# 9

# Der mündige Patient

Wie trifft man als Patient eine Entscheidung und möglichst noch die richtige? Hat man überhaupt irgendetwas zu entscheiden? Ja, in vielen Fällen hat man eine Wahl: etwa einen Eingriff vornehmen zu lassen, eine andere Methode zu bevorzugen, ihn ganz sein zu lassen, in welchem Krankenhaus man ihn durchführen lässt, eventuell auch bei welchem Arzt man sich in Behandlung gibt. Vielen Patienten ist das aber nicht klar. Sie fühlen sich hilflos einem System ausgeliefert, in dem sie Manövriermasse sind und sich darauf verlassen müssen, dass ihnen das Schicksal oder zumindest der Arzt gewogen ist. Es liegt sicherlich manches im Argen in unserem Gesundheitswesen, aber nicht alles, was schlecht läuft, ist «Schuld» des Systems.

## Ein hoffentlich gutes Verhältnis: Arzt und Patient

Sehr wichtig für den Erfolg einer Behandlung ist, dass ein Vertrauensverhältnis zwischen dem Arzt und dem Patienten entsteht.

Zwischen dem überweisenden Kardiologen und dem Patienten gibt es das vielleicht, uns gegenüber in der Klinik ist es zumindest zu Beginn nicht vorhanden. Wir kennen einander einfach nicht. Umso bedeutender ist es, dass Sie als Patient oder Angehöriger so gut wie möglich Bescheid wissen, den Arzt mit den richtigen Informationen versorgen und ihm die wichtigen Fragen stellen. Im Vor- und im Aufnahmegespräch kommen zwei Perspektiven zusammen: Ihre und meine. Ich versuche in diesem Kapitel, die unterschiedlichen Blickwinkel so weit wie möglich zu vermitteln, sodass Sie sich darauf einstellen und Ihren Teil zu einem konstruktiven, für Sie hilfreichen Gespräch beitragen können.

*Unterschied zwischen Aufnahmegespräch und Vorgespräch*

Wenn Sie in die Klinik kommen, führt ein Arzt mit Ihnen ein Aufnahmegespräch. Es findet in der Regel einen Tag vor dem Eingriff statt. Das heißt, wenn Sie sich jetzt erst Gedanken zu den möglichen Alternativen machen wollen, wird es schwierig. Im Grunde ist ja schon alles dafür in die Wege geleitet, dass Sie am folgenden Tag operiert werden. Was vielen Patienten nicht bewusst ist: Sie haben auch Anrecht auf ein Vorgespräch, das einige Wochen oder Monate vor dem möglichen Eingriff stattfinden sollte. Das ist natürlich nur möglich, wenn es sich um einen elektiven, also einen planbaren Eingriff handelt – was in der Mehrzahl der Fälle tatsächlich so ist. Sie können dann in Ruhe überlegen und auch mit Ihren Angehörigen darüber sprechen. Wenn Sie die Mühe scheuen, vielleicht weil das Krankenhaus nicht in Ihrem Wohnort ist: Denken Sie daran, dass Sie sonst auch weitere Wege in Kauf nehmen, etwa um in Urlaub zu fahren. Für eine Operation am Herzen sollten Sie das ebenfalls tun, selbst wenn es sich «nur» um einen Standardeingriff handelt.

Die Kliniken kommunizieren die Möglichkeit eines Vorgesprächs leider nicht sehr intensiv, einfach weil es sie Zeit kostet. Sie sollten sich daher selbst darum bemühen und nach einem

Termin fragen. Lassen Sie sich nicht abwimmeln, und bleiben Sie standhaft, auch wenn es heißt: «Das erfahren Sie dann schon alles im Aufnahmegespräch.»

*Ihre Vorbereitung auf das Arztgespräch*

Viele Patienten glauben, dass der Arzt im Vor- oder im Aufnahmegespräch ihre «Akte» vor sich habe und eh über alles Bescheid wisse. Das ist aber nicht der Fall. Natürlich habe ich den Befund und gegebenenfalls eine Therapieempfehlung von dem überweisenden Kardiologen erhalten. Das ist aber nur ein Ausschnitt aus der ganzen (Krankheits-)Geschichte. Ich muss mir – in sehr kurzer Zeit – ein Bild verschaffen von dem Menschen, der vor mir sitzt. Schließlich ist eine Operation am Herzen keine Sache, die nur dieses eine Organ betrifft. Sie hat vielfältige Auswirkungen, und die Erfolgsaussichten hängen auch davon ab, in welchem Allgemeinzustand sich der Patient befindet und wie er sich nach der OP mit seiner neuen Situation arrangiert.

Das Aufnahmegespräch dient einerseits der Aufklärung des Patienten, andererseits der Absicherung des Arztes bzw. des Krankenhauses. Deshalb schiebt der aufklärende Arzt am Ende oder schon während des Gesprächs seinem Gegenüber ein Blatt nach dem anderen über den Tisch. Mit der Unterschrift unter jedes muss der Patient bestätigen, dass er über die Risiken des Eingriffs, der damit verbundenen Narkose, eventuelle Langzeitfolgen usw. informiert wurde und dass er alles verstanden hat. Wir produzieren eine Menge Papier und konzentrieren uns sehr auf die Formalia. Doch Ihnen als Patienten geht es um die inhaltliche Aufklärung: Was erwartet mich? Wie soll ich damit umgehen? Was passiert, wenn ...?

Viele meiner Kollegen und ich versuchen, genügend Zeit für das Gespräch einzuräumen. Mehr als 20 oder höchstens 30 Minuten stehen aber in der Regel nicht zur Verfügung. Es ist deshalb für jeden Patienten sehr sinnvoll, sich zum einen seelisch und zum anderen praktisch auf das Gespräch vorzubereiten. Stellen Sie sich also vorher ein paar grundsätzliche Fragen und halten Sie außerdem die Informationen bereit, die relevant sind und wahrscheinlich abgefragt werden. Dann verschwenden Sie die wenige Zeit nicht mit fruchtlosen Versuchen, sich an Ereignisse oder Medikamentennamen zu erinnern. Berücksichtigen sollten Sie außerdem, dass Sie aufgeregt sein werden. Das heißt, es kann gut sein, dass Ihnen das Gedächtnis in dieser Situation einen Streich spielt. Gute Vorbereitung und übersichtliche Notizen verschaffen Ihnen einen großen Vorteil bei der Entscheidungsfindung.

*Bereiten Sie sich praktisch vor*

- **Medikamente:** Schreiben Sie auf, welche Medikamente Sie nehmen und wofür bzw. wogegen sie wirken. Weder Kardiologen noch Herzchirurgen kennen alle Arzneien, die außerhalb der Herzkrankheiten relevant sind. Sie wissen nicht, was Sie etwa gegen Ihre Nervenkrankheiten nehmen. Auch wenn Sie Medikamente erst kurze Zeit zuvor abgesetzt haben, kann das eine wichtige Information sein.
- **Nahrungsergänzungsmittel:** Wenn Sie regelmäßig solche nicht rezeptpflichtigen Mittel benutzen, informieren Sie Ihren Arzt darüber. Sie können unerwünschte Wechselwirkungen mit Herzmedikamenten entwickeln. Insbesondere Kalziumpräparate können sich negativ auf Blutverdünner oder Blutdrucksenker auswirken. Auch Vitamin-K- und Johanniskraut-Präparate können zum Beispiel die Wirkung von Marcumar mindern.
- **Krankheiten:** Listen Sie auf, welche Krankheiten bei Ihnen außer Ihrem Herzproblem vorliegen und welche Therapien Sie befolgen. Ebenso sind Informationen zu ernsten, länger zurückliegenden gesundheitlichen Ereignissen wichtig, beispielsweise eine Krebserkrankung mit anschließender Bestrahlung oder zu früheren Operationen. Welche waren das und wann haben sie stattgefunden?

- **Seelische Erschütterungen:** Auch wenn es Ihnen vielleicht schwerfällt, ist es sinnvoll, gravierende Vorkommnisse der letzten Zeit zu erwähnen, etwa den Tod eines nahen Verwandten, Arbeitsplatzverlust, Scheidung oder anderes, was Sie belastet. Beschränken Sie sich auf die Mitteilung als solche und verzichten Sie darauf, den Hergang in aller Breite zu schildern. Wenn der Arzt Einzelheiten wissen möchte, wird er Sie danach fragen.
- **Notizen:** Schreiben Sie sich die Infos auf, die Sie wahrscheinlich liefern sollen, und notieren Sie die Fragen, die Sie stellen wollen. Dann können Sie sicher sein, nichts zu vergessen.
- **Angehörige:** Es ist sehr wichtig, dass Sie den Namen und die Telefonnummer von dem Angehörigen mitteilen, der über den Verlauf der OP und Ihren Gesundheitszustand informiert werden soll. Gegebenenfalls sollten Sie auch eine Patientenvollmacht erteilen.

*Bereiten Sie sich mental vor*

Medizin kann sehr viel machen. Die Frage ist immer, was es dem betreffenden Menschen bringt. Die gezielte gedankliche Beschäftigung mit der Krankheit und den Möglichkeiten der Reparatur, die zur Verfügung stehen, ist daher wichtig. Die meisten Menschen, die eine lebensverändernde Diagnose bekommen haben, kreisen nahezu permanent um das Thema. Daher könnte man sagen: Die Empfehlung, sich gedanklich damit zu beschäftigen, ist überflüssig. Auf manche Fälle trifft das sicher zu, aber die Mehrheit der Betroffenen kreist tatsächlich nur. Das heißt, sie sind in Beschlag genommen von der Diagnose, und zwar so, dass sie sich nicht rational damit auseinandersetzen und eine Linie entwickeln können. Sie sind gefangen in einem Zirkel ewig gleicher Gedanken bei wechselnder Stimmung. Sie schwanken zwischen abgrundtiefem Pessimismus und der – unberechtigten – Hoffnung, dass hinterher alles wieder genauso ist wie früher. Die Ursache für beides ist Angst. Ich bemühe mich immer, meinen Patienten diese Angst zu nehmen, denn die Aussicht auf einen erfolgreichen Eingriff ist häufig wirklich gut. Aber ich kann so eine Beruhigungsstrategie kaum in 20 oder 30 Minuten anwenden, wenn der Betreffende bei null anfängt. Deshalb meine Empfehlung: Sie haben mehr von der Aufklärung, wenn Sie mental vorbereitet sind.

- **Holen Sie vorher eine Zweitmeinung ein:** Ich hatte schon an anderer Stelle ausgeführt, dass man für einige Eingriffe eine Zweitmeinung einholen kann, wenn Ihnen Ihr Kardiologe zu einer OP geraten hat. Die Krankenkassen bezahlen den Aufwand. Es ist nicht immer ganz einfach, jemanden für eine Zweitmeinung zu organisieren. Aber Sie sollten den Versuch unternehmen, weil er zur Selbstvergewisserung in Bezug auf Ihre Entscheidung beiträgt.
- **Suchen Sie Unterstützung:** Ich ärgere mich, wenn kranke Menschen, insbesondere ältere, allein zum Aufnahmegespräch kommen, obwohl sie Angehörige haben. Ich meine, es ist die Pflicht von Söhnen, Töchtern und anderen Nahestehenden, einen Patienten zum Vor- und zum Aufnahmegespräch zu begleiten. Es ist gut, wenn mehr Ohren zuhören und man nicht ganz allein dem Arzt gegenübersitzen muss. Die Liebe, die Geborgenheit, die Zuneigung, das Gefühl, dass man umsorgt wird, beeinflussen die Psyche positiv. Und das ist enorm wichtig, denn schließlich ist ein herzchirurgischer Eingriff oder eine Intervention durch den Kardiologen ein echter Stress für Körper und Seele.
- **Fragen Sie nach Alternativen:** «Gibt es noch eine andere Möglichkeit?» Das ist eine sehr, sehr wichtige Frage, die Sie bei Einholen der Zweitmeinung und/oder in einem Vorgespräch auf jeden Fall stellen sollten. Bei diesen Gelegenheiten haben Sie die Möglichkeit, über alternative Therapiemöglichkeiten zu sprechen. Im Aufnahmegespräch ist es meist schon zu spät dafür. Außerdem: Es ist unwahrscheinlich, dass der Chirurg im Krankenhaus einen Tag vor der OP eine Empfehlung für eine konservative oder interventionelle Therapie ausspricht. Es ist also sinnvoll, dass Sie sich möglichst früh nach Alternativen erkundigen. Sie sollen ja nicht

nur einwilligen, sondern Sie sollen sich entscheiden können. In manchen Fällen gibt es keine Alternative im Sinne von Methode A oder Methode B. Aber auch etwas zu unterlassen stellt eine Alternative dar.

- **Lassen Sie sich nicht bedrängen:** Es ist gut, wenn Sie nicht allein sind. Aber es ist unabdingbar, dass Sie selbst die Entscheidung treffen. Oft erlebe ich, dass jemand vor mir sitzt, der seine Zweifel hat, ob er sich einen Eingriff zumuten soll, sich aber nicht traut, seiner Intuition zu folgen. Weil Angehörige ihn bedrängen: «Tu's für uns, Papa, wir möchten dich doch noch lang behalten.» «Jetzt unterschreib schon, Gisela, es ist doch längst alles besprochen!» Das ist eine ungünstige Situation. Sie sollten sich sicher sein und Vertrauen in Ihre Entscheidung haben, damit Sie unbelastet von Zweifeln in die OP gehen können. Die psychische Stärke des Patienten ist ein wichtiger Faktor im Genesungsprozess. Wenn Sie dem Eingriff nur mit Vorbehalten entgegensehen, treten mit höherer Wahrscheinlichkeit Probleme auf.
- **Entscheiden Sie sich notfalls gegen eine OP:** Auch das sollten Sie in Erwägung ziehen. Man sollte sagen dürfen: «Ich habe ein Problem am Herzen, ich bin alt, und mich plagen noch einige weitere Krankheiten. Ich bin müde. Ich möchte Frieden und will den Kampf, eine OP zu überstehen, nicht aufnehmen. Wenn Sie etwas gegen die Schmerzen tun können – das würde mir schon reichen.» So eine Haltung erfordert Mut. Schließlich ist der ganze Apparat und sind vielleicht auch noch Ihre Angehörigen darauf aus, etwas Größeres zu unternehmen. Aber dann sagen Sie: «Nein, danke. Ich möchte lieber nicht.» Das kann die anderen vor den Kopf stoßen. Ich finde eine solche Entscheidung ehrenwert, und wenn sie mir medizinisch angemessen erscheint, unterstütze ich sie. Ich musste erst lernen, dass ich mich als Arzt nicht verpflichtet fühlen darf, nur gute Nachrichten und rosige Aussichten zu liefern. Dass ich nicht immer etwas «machen» muss. Oder vielleicht besser so gesagt: dass nichts zu machen auch bedeutet, etwas zu machen.

### *Ärztliche Grundlagen der Entscheidung*

Ärzte treffen ihre Entscheidung nach den Leitlinien, die von den einschlägigen Fachgesellschaften entwickelt wurden. Diese Leitlinien stellen allerdings nur den Rahmen dar, in den viele Einzelfälle hineinpassen, eine Menge jedoch nicht. Deshalb muss man häufig eine individuelle Entscheidung treffen. So oder so stellt sich die Frage: Wer entscheidet wirklich, der Arzt oder der Patient? Mein Bestreben besteht darin, dass der Patient am Ende des Gesprächs gut genug aufgeklärt ist, um die Verantwortung für seine Entscheidung zu übernehmen. Ich steuere meine fachlichen Erkenntnisse bei und teile auch meine Einschätzung mit. Aber ich werde nicht sagen: «Entscheiden Sie sich jetzt genau dafür!»

Im Wesentlichen achte ich als Arzt bei einem Vor- oder Aufnahmegespräch auf diese Aspekte:

- **Aufklärung:** Zunächst geht es darum, Ihnen als Patienten (noch einmal) zu erläutern, worin Ihre Krankheit eigentlich besteht. Das hört sich banal oder überflüssig an, ist es aber keineswegs. Der Patient hat zwar eine Diagnose, aber oft weiß er nicht, was das bedeutet. Ich zeige also an einem Modell, worum es sich handelt, oder ich male es Ihnen schematisch auf. So bekommen Sie eine Vorstellung davon, wie das Herz aufgebaut ist, wo Sie ein Problem haben und wie wir es lösen oder zumindest die Situation verbessern können. Vielleicht hat Ihnen Ihr Hausarzt oder der Kardiologe schon vieles in dieser Weise erklärt. Aber selbst wenn: Es schadet nicht, es noch mal zu hören. Als Laie hat man nur sehr selten mit solch großen medizinischen Fragen zu tun, und es ist unwahrscheinlich, dass man rein fachlich alles gleich beim ersten Mal versteht.
- **Maßnahmen:** Im Anschluss erläutere ich meist das Vorgehen und, falls vorhanden, die verschiedenen Ausführungsmöglichkeiten. Wenn Sie zum Beispiel mit einer undichten Aortenklappe kommen und eine Reparatur nicht möglich ist, müssen wir mit

einer neuen Klappe Ersatz schaffen. Nun gibt es zwei Möglichkeiten: eine biologische oder eine mechanische Klappe. Was sind die Vorteile, was die Nachteile, was empfiehlt sich je nach Alter, welche Konsequenzen hat die Entscheidung für Ihren Alltag, etwa dauerhafte Einnahme von Blutverdünnern usw. So etwas erläutere ich relativ ausführlich.

- **Umfeld:** Es ist sehr wichtig, dass Sie nach dem Eingriff zu Hause gut betreut werden. Ich frage also immer danach, ob das häusliche Umfeld in der Lage ist, Sie zu unterstützen, gegebenenfalls auch nach der Reha.
- **Antworten:** Es kann sein, dass Sie nicht auf Anhieb sämtliche Details verstehen und Nachfragen stellen, auch wenn Sie gut vorbereitet sind. Ich versuche, diese Fragen so gut wie möglich zu beantworten. Manches schiebe ich aber auch für eine Weile beiseite, wenn ich den Eindruck habe, dass die Fragen zum aktuellen Zeitpunkt zweitrangig sind, beispielsweise in welche Reha-Einrichtung Sie kommen werden oder Ähnliches.

Das Vorwissen der Patienten ist sehr unterschiedlich. Mein subjektiver Eindruck ist, dass die jüngeren Leute sich häufig schon vorab bei Dr. Google informiert haben, die älteren eher weniger. Das ist schade, denn es gibt auf den Webseiten vieler Krankenhäuser zu den verschiedenen Krankheiten und OPs recht gute Erklärvideos, die auf ein solches Gespräch vorbereiten können. Weitere Informationen dazu finden Sie in den «Informationsquellen» ab Seite 276.

- **Verantwortung übertragen:** Ich versuche jedem Patienten zu versichern, dass er auf sehr viele Helfer zählen kann. Und dass er sich nicht zu sorgen braucht, wenn es ihm nach der OP erst einmal schlechter geht als vorher. Ich vergleiche die Situation oft mit einem Auto, das man aus der Werkstatt abholt, nachdem es einen Defekt am Motor hatte. Der ist nun behoben, und man kann sofort auf die Autobahn fahren. Das Fahrzeug bringt nach der Reparatur die erwartete Leistung. Bei einem Patienten ist das nach einer

Operation anders. So ein Eingriff ist ja ein Trauma. Das heißt, er muss sich von diesem Trauma erholen, ihm geht es in den ersten Tagen schlechter, weil er die Narkose und alles andere verarbeiten muss. Erst danach erholt er sich. Der eine braucht länger, der andere kommt schnell auf die Beine und auf die Zielgerade. Auch bei gleichem Alter und Risiko und der gleichen medizinischen Versorgung und Qualität entwickeln sich die Leute unterschiedlich. Warum? Genau weiß ich es nicht, aber ich bin sicher, dass ein Patient mit dem festen Willen, wieder auf die Beine zu kommen und die Verantwortung für seine Genesung zu übernehmen, besser dran ist als ein anderer. Ich glaube, dass er seine Energien besser mobilisieren und konzentrieren kann.

*Vertrauen aufbauen – nicht so einfach*

Wer Vertrauen hat, ist weniger ängstlich. Und wer nicht gelähmt ist vor Angst, der kann seine Energien in die Genesung stecken. Wie aber baut man Vertrauen zu seinem Arzt in der Klinik auf? Die ehrliche Antwort ist: Es ist schwierig, unter anderem deshalb, weil Sie ständig anderen Ärzten begegnen. Derjenige, der das Aufnahmegespräch mit Ihnen führt, ist nicht unbedingt Ihr Operateur. Es hängt sehr vom Zufall des Dienstplans ab, wem Sie begegnen. Ist das schlimm? Ja und nein. Es wäre meiner Ansicht nach gut, wenn wir mehr Kontinuität in die Arzt-Patienten-Beziehung bekämen. Zu hundert Prozent lässt sich das nicht realisieren, aber mit intelligenter Organisation könnten wir es in vielen Fällen doch besser hinbekommen.

Dass der Arzt aus dem Aufnahmegespräch und der Operateur nicht unbedingt dieselbe Person sind, ist aber für Sie auch nicht notwendigerweise eine Katastrophe. Denn wenn sich jemand gut und verständlich ausdrückt und Ihnen sympathisch erscheint, heißt das ja nicht automatisch, dass er besonders geschickt beim Operieren ist oder über eine Menge Erfahrung verfügt. Umgekehrt kann ein mundfauler Stoffel auch ein genialer Chirurg sein.

Sie können es also nicht beurteilen, selbst wenn Sie einmal jemanden im OP in Aktion gesehen hätten. Deswegen: Freuen Sie sich, wenn Sie einen guten Aufnahmearzt hatten, und sorgen Sie sich nicht, wenn Sie ihn nicht sympathisch fanden.

## Im Fall des Falles: das richtige Krankenhaus finden

«Freie Krankenhauswahl – für nur xy Euro mehr im Monat mit einer privaten Zusatzversicherung!» Solche Werbung liest man häufig. Was offenbar den wenigsten klar ist: Auch als normaler gesetzlich Versicherter können Sie sich das Krankenhaus aussuchen, in dem Sie einen Eingriff durchführen lassen wollen, ganz ohne Zusatzversicherung. Anscheinend wissen das aber nur wenig Leute. Die meisten gehen in das Krankenhaus, das ihnen ihr Kardiologe oder Bekannte empfehlen, oder in die Klinik, die möglichst nah am Wohnort ist.

Man kann das so akzeptieren, aber ich meine, Sie sollten sich bei einer bevorstehenden OP kundig machen, welches Krankenhaus objektiv das beste für Ihren Fall ist. Sie müssen ein bisschen Arbeit aufwenden, doch wenn Sie sich ein neues Auto oder nur eine Waschmaschine kaufen, studieren Sie ja auch vorher die Modellvergleiche und Testergebnisse.

Eine Schwierigkeit bei der Krankenhaussuche besteht darin, dass es eine Menge Quellen gibt, die nicht zuverlässig sind. Ich führe im Folgenden auf, was ich kritisch sehe und was meiner Ansicht nach empfehlenswert ist. Das ist wahrscheinlich nicht repräsentativ und sicher auch nicht vollständig, liefert Ihnen aber schon wichtige Anhaltspunkte.

- **Zeitschriften:** Man kann einen Blick auf die Bestenlisten in den Magazinen oder deren Sonderhefte zu Gesundheitsthemen werfen und sich ein paar Namen herausfischen. Verlassen würde ich mich auf die dort angegebene Rangfolge aber nicht. Es sind gelegentlich interessante Parallelen zwischen Anzeigenaufkommen, Interviewpartnern und Bewertungen zu bemerken.
- **Verbraucherzentrale.de:** Sie bietet eine Checkliste mit Entscheidungskriterien, nicht nur zu rein medizinischen Aspekten, sondern auch zum Service und zu anderem. Sonst verweist sie vor allem auf die Qualitätsberichte der Krankenhäuser. Die zu suchen und im Einzelnen durchzuarbeiten wird aber sehr anstrengend.
- **Krankenhaus.de** ist eine Such- und Vergleichsplattform, die von einer GmbH betrieben wird. Der Name suggeriert, dass es sich um eine offizielle Übersichtsseite handelt, das ist aber nicht der Fall. Die Krankenhäuser können selbst ihre Meldung einreichen. In den Suchergebnissen erscheinen auch Anzeigen. Meine Stichproben lieferten keine zufriedenstellenden Ergebnisse. Viele Angaben sind veraltet.
- **Weiße Liste** von der Bundesregierung und der Bertelsmann Stiftung. Manche Ergebnisse leuchten mir nicht ein, andere finde ich geradezu verwirrend. Die Erfahrung beispielsweise eines Krankenhauses mit drei Patienten, die wegen Vorhofseptumdefekts behandelt wurden, wird als «überdurchschnittlich»[1] bezeichnet. Dass das nicht besonders plausibel klingt, würde wohl auch ein Laie so sehen.
- **Krankenkassen:** Sehr gut ist die Krankenhaussuche auf dem Gesundheitsnavigator der AOK[2], er steht auch Nicht-AOK-Versicherten offen. Sie können mit dem Namen der Krankheit, Ihrem Ort und einem von Ihnen gewählten Entfernungsradius suchen. Die Bewertungen richten sich nach dem Institut für Qualitätssicherung und Transparenz im Gesundheitswesen (IQTiG). Es wertet die Daten der Qualitätsberichte aus, die die Krankenhäuser einmal im Jahr einreichen müssen. Die Darstellung ist sehr über-

sichtlich, man erkennt schnell, wie viel Erfahrung ein Haus mit der gesuchten Krankheit hat. Wichtig: Der Navigator gibt eine Einschätzung, ob man die Fallzahlen als niedrig, mittel oder hoch einzuordnen hat.

Zwischenfazit: Selbst ich als Fachmann hatte bei der Recherche für dieses Buch Schwierigkeiten, aussagekräftige Informationen für die Krankenhaussuche aufzutreiben. Die Ergebnisse sind manchmal auch deshalb nicht ganz zuverlässig, weil die Portale nicht alle Kliniken in ihrer Datenbank verzeichnen. Wenn ich nicht wüsste, dass ein bestimmtes nicht aufgeführtes Haus ebenfalls gute Ergebnisse bei manchen Behandlungen erzielt, würde ich mich nur auf die gelisteten konzentrieren. Im Grunde finde ich es skandalös. Wir Versicherte, Arbeitgeber und Steuerzahler geben über 474 Milliarden Euro im Jahr (2021) für das Gesundheitswesen aus.[3] Und dennoch ist es nicht möglich, sich als interessierter Patient ohne Aufwand Informationen zu verschaffen, die allgemeinverständlich sind und die helfen, eine aktive Rolle als Teilnehmer im Gesundheitswesen wahrzunehmen.

Zu Redaktionsschluss dieses Buchs (Ende November 2023) kündigte das Bundesgesundheitsministerium ein Transparenzregister an, über das sich Interessenten zu den Leistungen und zur Behandlungsqualität von bundesweit mehr als 1700 Klinikstandorten informieren können. Start sollte im Frühsommer 2024 sein, der Bundesrat stoppte das Krankenhaustransparenzgesetz jedoch und rief den Vermittlungsausschuss an. Sofern dieser Online-Atlas noch kommt, hängt seine Qualität entscheidend davon ab, auf welche Weise die Daten erhoben werden. Bisher erstellen Ärzte oder Assistenzärzte selbst die Angaben zu ihrer Klinik, eine Überprüfung findet in der Regel nicht statt. Wenn also eine wirklich unabhängige, kontrollierte Qualitätsseite eingerichtet würde, könnte man das nur begrüßen. Ob das Vorhaben gelingt, wird sich erst nach einiger Zeit herausstellen können.

*Worauf kommt es bei der Auswahl des Krankenhauses an?*

Das ist eine Frage, die sich ausnahmsweise leicht beantworten lässt:

- **Fallzahlen:** Es kommt in erster Linie auf die Fallzahlen an. Das ist das Allerwichtigste. Ein Krankenhaus, das zwei Stentbehandlungen im Jahr durchführt, hat schlichtweg nicht genügend Erfahrung damit, schon gar nicht, wenn Probleme auftreten. Aber Achtung: Es gibt Behandlungen, da sind die Fallzahlen einfach niedrig, weil die Krankheit selten vorkommt. Deshalb sind ja die Einordnungen nach IQTiG so wichtig, also ob die Zahl hoch, mittel oder niedrig ist.
- **Qualität:** In zweiter Linie ist die Qualität wichtig. Das heißt, das Auftreten von Problemen, die Notwendigkeit einer erneuten OP innerhalb eines kurzen Zeitraums und die Sterblichkeit sollten niedrig sein. Das wissenschaftliche Institut der AOK beispielsweise erhebt Daten anhand der AOK-Patienten – «Qualitätssicherung mit Routinedaten» – und bietet sie in ihrem Gesundheitsnavigator als zusätzliche Entscheidungshilfe an. Man kann anhand von Symbolen sehr leicht nachvollziehen, ob die Qualität dem Durchschnitt entspricht bzw. darüber oder darunter liegt.
- **Von untergeordneter Bedeutung** sind meiner Ansicht nach die Patientenempfehlungen. Medizinisch können sie nicht objektiv oder repräsentativ sein. Und was die Kriterien Service, Organisation, pflegerische Betreuung in einem Krankenhaus etc. angeht: Wenn diese Dinge gut funktionieren, trägt das zweifellos zur schnellen Genesung bei. Aber es hat auf keinen Fall dieselbe Wertigkeit wie die fachliche Kompetenz.

*Wie ordnen Sie Empfehlungen Ihres Arztes ein?*

Es ist kein Ausdruck von Misstrauen, wenn Sie zusätzlich zu der Empfehlung Ihres Kardiologen oder Hausarztes für ein Krankenhaus selbst recherchieren. Bei anderen Angelegenheiten verlassen Sie sich ja auch nicht auf lediglich eine Äußerung. Fangen Sie direkt an der Quelle an, bei Ihrem Arzt: «Warum empfehlen Sie dieses Haus?» Wenn die Antwort lautet: «Ich kenne den Chefarzt noch von früher, als wir vor 20 Jahren zusammen studiert haben, guter Kumpel», dann ist das nicht so eine fundierte Qualitätsaussage wie etwa: «Weil ich die Patienten nach ihrer OP dort wieder in meiner Praxis zur Nachbetreuung habe und sehe, dass sie kompetent behandelt wurden.»

Wenn Sie nach Ihrer Recherche zu derselben Ansicht kommen wie Ihr Hausarzt oder Kardiologe, dann ist es gut. Sie gehen mit noch besserem Gefühl in das Krankenhaus. Es war keine überflüssige Arbeit. Wenn Sie die Empfehlung erhalten, sich am besten im örtlichen Krankenhaus behandeln zu lassen, weil der Weg dann nicht so weit sei, Sie aber wissen, dass das sehr renommierte Herzzentrum in Bad Oeynhausen nur 50 Kilometer entfernt ist, dann merken Sie, dass Ihr Arzt Ihre Prioritäten falsch einschätzt. Und das ist auch eine Erkenntnis.

*Fazit*

Die Situation ist unbefriedigend, keine Frage. Die Informationsbeschaffung ist sehr schwierig, Sie brauchen das Internet, und Sie müssen recherchieren können. Es gibt keine zentrale Telefonnummer, bei der Sie Aussagen zur Qualität eines Krankenhauses einholen könnten. Nutzen Sie deshalb erst recht die Möglichkeiten, die Sie haben:

- Bereiten Sie sich in Bezug auf Ihre persönlichen Angaben gut vor.
- Nehmen Sie das Vorgespräch wahr.
- Versuchen Sie, sich auf den guten Internetseiten, die ich oben genannt habe, die relevanten Informationen zu beschaffen.
- Gewichten Sie vernünftig. Wählen Sie die beste Qualität an der Stelle, auf die es ankommt, bei der medizinischen Kompetenz. Geringe Entfernung, netter Umgangston der Pflegekräfte und besseres Essen als sonst wo – das sind nur Zugaben.

# 10

# Blick in die Zukunft

Die Medizin gehört, soweit ich es beurteilen kann, zu den innovativsten Wissenschaften. Permanent wird geforscht, wie Krankheiten entstehen, wie man sie vermeiden und behandeln kann. Wenn ich bedenke, wie viel sich verändert hat, seit ich vor 25 Jahren mit dem Studium begonnen habe – unglaublich! Und ein Ende ist nicht absehbar. Die aktuellen allgemeinen Trends sind natürlich Digitalisierung und Künstliche Intelligenz. Auf nahezu jedem Kongress gehört dieser Bereich zu den Standardthemen. Die bisherigen Entwicklungen sind wirklich vielversprechend, auch wenn manches möglicherweise ein bisschen zu optimistisch beurteilt wird.

### *Noch viel Luft nach oben: die elektronische Patientenakte*

In der Verwaltung von Daten ist die Digitalisierung noch nicht so weit fortgeschritten, wie sie sein könnte, ich hatte es schon erwähnt. Die elektronische Patientenakte (ePA) ist ein Trauerspiel und ein Groschengrab. Es wurde jahrelang daran herumentwickelt, die Einführung immer wieder verschoben. 2021 wurde sie schließlich eingeführt. Die Versicherten können, wenn sie wollen, Befunde und Informationen zu Untersuchungen und Behandlungen speichern. Wenn sie nicht wollen, dann nicht. Sie können auswählen, was sie speichern, manches wieder löschen, bestimmen, wem sie Zugriff gewähren usw. Die heilige Kuh ist der Datenschutz. Ich verstehe das. Gesundheitsdaten sind eine sehr persönliche Angelegenheit, man möchte Missbrauch vermeiden. Das führt zu umfangreichen Sicherheitsmaßnahmen, auch in der individuellen Anwendung. Nur: Was nützen die technischen Fortschritte, wenn ihr Gebrauch so verkompliziert wird, dass sie lediglich von einer Minderheit genutzt werden (wollen)? Von meiner rein ärztlich-praktischen Warte aus ist diese ePA die allerunterste Stufe einer elektronischen Datenerhebung und -verarbeitung. Selbst wenn uns ein Patient Einblick gewährt, haben wir keine Anhaltspunkte dafür, ob seine Daten komplett sind oder nicht. Manches geht automatisch über die Krankenkasse, aber Untersuchungen und Verschreibungen erscheinen oft erst Monate später in der App, weil sie verzögert abgerechnet werden. Wir müssen den Patienten also nahezu genauso abfragen wie ohne ePA. Aber ob er im entscheidenden Moment alles weiß und uns erzählt, wissen wir nicht. Sofern er überhaupt dazu in der Lage wäre.

Die Handhabung der elektronischen Patientenakte läuft per App oder direkt in der Praxis über eine PIN. Das Registrierungsverfahren ist kompliziert, die Handhabung der App alles andere als intuitiv. Vielleicht ist das auch ein Grund dafür, dass es keine nennenswerte Nachfrage gibt. Ende Januar 2023, also zwei Jahre nach der Einführung der ePA, haben gerade mal 595 000 gesetzlich Versicherte[1] eine solche Akte angelegt. Etwas mehr als eine halbe Million von rund 73 Millionen Versicherten! Und ob «angelegte Akten» auch gefüllte und benutzte Akten sind, weiß ich nicht.

Nicht nur, aber vor allem auch für ältere Menschen wäre Digitalisierung eine nützliche Option – wenn die Anwendungen nicht so abgehoben und kompliziert wären. Die Menschen könnten sich unnütze Wege ersparen, die Betreuung könnte sich vereinfachen, die Kommunikation beschleunigen. Aber die vielen englischen Begriffe und die schlechte, oft unverständliche Online-Hilfe stehen wie eine Mauer zwischen Möglichkeiten und Anwender.

Das betrifft übrigens nicht nur sehr betagte Menschen, sondern auch jüngere, ebenso Menschen, die kognitiv oder anders eingeschränkt sind. Hier muss sich dringend etwas ändern, die Bedürfnisse und Kompetenzen der Patienten müssten als Leitlinie bei der Entwicklung dienen – nicht irgendwelche technisch machbaren Spezialitäten.

*Telemedizin: Sprung auch durch Corona*

Während der Corona-Zeit hat sich ein gar nicht so kleiner Teil der Sprechstunden ins Internet verlagert. Und nach anfänglicher Skepsis stellte man fest: Es funktioniert ganz gut. Viele Routinetermine können auf diese Weise wahrgenommen werden, das spart Zeit und Aufwand für die Patienten und den Arzt. Herzinsuffizienzpatienten beispielsweise haben die Möglichkeit, über eine App oder online ihre Werte in eine Datenbank einzutragen, etwa das Gewicht. Online oder per Telefon können sie sich mit dem Herzinsuffizienzteam beraten, um etwa Medikamente anzupassen. Das ist bequem, senkt die Infektionsgefahr auch in Nicht-Coronazeiten und hilft somit, die Hospitalisierungsrate zu senken.

Der gemeinsame Bundesausschuss hat Ende 2021 beschlossen, dass nun auch Heilmittelleistungen telemedizinisch erbracht werden können, das sind etwa logopädische Anwendungen oder bestimmte Arten der Ernährungs- und der Physiotherapie. Ich glaube, dass sich nun mehr Praxen beteiligen und auch die Patienten auf den Geschmack kommen werden. Es erspart ihnen lange Wege, gerade in ländlichen Regionen ein Pluspunkt. Die Ausbaumöglichkeiten sind enorm und die Vorteile offensichtlich. Auch für die Patienten, die nun nicht mehr so lange auf einen Termin warten müssen. Ich bin überzeugt davon, dass die Herzmedizin damit gewinnt und dass insbesondere die chronisch kranken Herzpatienten mit Telemedizin zukünftig eine höhere Lebensqualität erfahren werden. Die Sterblichkeit könnte sich verringern, weil man vieles früher erkennt.

Ebenfalls ein Vorteil der Telemedizin in der Herzchirurgie: Bei modernen Schrittmachern werden die Daten automatisch in das Implantationszentrum übertragen, wo bei Auffälligkeiten ein Alarm ausgelöst wird und sich der Arzt direkt beim Patienten meldet. Es muss nicht alles online gemacht werden. Ändern sich die Werte signifikant, kann der Patient in die Klinik gebeten werden, sodass Probleme nicht erst bei der nächsten Routinekontrolle auffallen, sondern schon frühzeitig in Angriff genommen werden können.

### *Miniaturisierung eröffnet neue Wege*

Zukunftsmusik – aber schon gut hörbare – sind Nanoroboter, also extrem kleine Einheiten, die zum Beispiel durch die Blutbahnen schwimmen könnten und an einer bestimmten Stelle Medikamente abladen. Dort, und nur dort, entfalten sie ihre Wirkung, ohne andere Organe oder Gewebe in Mitleidenschaft zu ziehen. Für die Chemotherapie zum Beispiel wäre das ein großer Fortschritt. Wissenschaftlern vom Max-Planck-Institut für Intelligente Systeme ist es tatsächlich schon gelungen, einen speziell beschichteten Nanopropeller durch das dichte, klebrige Gewebe des Glaskörpers eines Auges zu steuern.[2] Fragen Sie sich nun, wie groß bzw. wie klein so ein Nanoroboter ist, der durch den Glaskörper gleitet? Er ist unvorstellbar winzig, sein Durchmesser ist 200-mal kleiner als der eines menschlichen Haares!

### *Roboter, die operieren*

Wir arbeiten in der Chirurgie schon lange minimalinvasiv, kommen also vielfach ohne große Schnitte aus. Roboter können aber noch viel kleinere Schnitte setzen als wir Menschen mit der Hand. Einer dieser Roboter ist DaVinci. Er operiert nicht vollkommen selbstständig, vielmehr steuert ihn ein Chirurg an einer Konsole. Man darf sich DaVinci auch nicht als «typisches» Robotermännchen vorstellen, er ist ein ganzes System mit Rechner, Konsole und Patientenwagen – und vielen Armen. Der Vorteil von solchen Systemen: Sie können mikroskopisch kleine Schnitte durchführen und gleichen jedes Zittern des steuernden Operateurs aus.

*Künstliche Intelligenz auf dem Vormarsch*

In all diesen Systemen ist Künstliche Intelligenz (KI) im Einsatz. Auch in der klinischen Praxis ist sie schon breit vertreten, etwa in den sogenannten Deep-Learning-Modellen. Das sind neuronale Netze, die große Datenmengen verarbeiten und darin Muster erkennen können. Sie werden unter anderem benutzt, um bei bildgebenden Verfahren wie Röntgen, MRT und CT aus der Vielzahl der entstandenen Aufnahmen die relevanten auszuwählen oder verdächtige Bereiche zu markieren. Sie erleichtern damit die Arbeit der Radiologen. Andere Anwendungen mit KI sind beispielsweise akustische Geräte auf KI-Basis. Sie können Hustengeräusche von Patienten analysieren, um Lungenerkrankungen zu diagnostizieren. Die weiteren Anwendungsmöglichkeiten sind unendlich groß, und KI wird jeden Tag besser.

KI kann auch schon Diagnosen stellen und Therapieempfehlungen aussprechen. Allerdings funktioniert das nur bei einzelnen Krankheiten. Komplexe, kombinierte Krankheitsbilder sind noch zu schwierig. Das wird aber sicher in Zukunft noch ausgefeilter werden.

*Risiken der KI*

KI basiert auf den Informationen, die sie bekommen und verarbeitet hat. Kritiker sagen, dass zum Beispiel manche Bevölkerungsgruppen nicht ausreichend vertreten sind, Informationen zu ihren Krankheiten also nicht in das Repertoire der KI eingeht. Fehldiagnosen können die Folge sein. Das ist ein ernst zu nehmender Einwand, aber ich gehe davon aus, dass hieran systematisch gearbeitet wird und diese Lücken gefüllt werden.

Ein prinzipielles Risiko bei der Digitalisierung und der KI ist die Angreifbarkeit durch Hacker. Je vernetzter die Einrichtungen in einer Klinik bzw. die Kliniken miteinander sind, desto größere Effekte haben Cyber-Attacken. 2020 etwa wurde die Uniklinik Düsseldorf Opfer eines solchen Angriffs. Hacker verschlüsselten 30 Server, sodass (fast) nichts mehr funktionierte. Über Tage waren keine Operationen mehr möglich, die Notaufnahme musste schließen. Die Klinik fiel für die Notarzt- und Krankenwagenanfahrten in der Stadt komplett aus. Ähnlich ging es 2023 einer Klinik in Barcelona. Über 150 OPs wurden abgesagt, die Bestrahlungstermine für Krebspatienten konnten nicht stattfinden. Das sind Beispiele für große Schäden, von den kleineren hört man überregional oft nichts, sie finden aber ebenfalls in großer Zahl statt. Das Gefahrenbewusstsein der Anwender und die Sicherheitsarchitektur der Einrichtungen immer weiter zu optimieren ist eine der großen Aufgaben der nächsten Jahre.

*Neue Materialien und Komponenten*

Was ich mir oft wünsche: Dass wir Stents und künstliche Gefäße bekämen, die nicht mehr verstopfen – das wäre genial und würde uns viele Wiederholungsoperationen ersparen. Und den Menschen helfen, die keine eigenen geeigneten Gefäße etwa für Bypässe haben. Für große Gefäße verfügen wir bereits über Ersatzröhren, etwa für die Aorta. Aber für kleine Gefäße fehlen sie uns noch, sie setzen sich weiterhin zu. Wenn wir dort Fortschritte erzielten, wäre es von großem Vorteil, weil davon nicht nur die Herzmedizin profitieren würde.

Ebenso wäre ein großer Vorteil für alle Kunstherzpatienten, wenn sie kein Kabel mehr hätten, das aus ihrem Körper heraustritt. Der Controller säße auf minimale Größe geschrumpft im Gerät selbst, und alle Kontrollen könnten subkutan durchgeführt werden.

Beim Schrittmacher ist jetzt schon möglich, kabellos ihre Funktion zu überprüfen, wenn der Patient nahe genug ist. Ein anderer

Wunsch von mir: Die Akkus der Schrittmacher wären nicht mehr wie jetzt nach fünf bis zehn Jahren erledigt, sondern könnten subkutan aufgeladen werden. So wäre die Operation zum Auswechseln des ganzen Geräts nicht mehr nötig. Ich kann mir eine Menge großartiger, sehr praktischer Erfindungen vorstellen und bin sehr gespannt darauf, welche neuen Materialien uns in der Herzchirurgie demnächst zur Verfügung stehen werden.

*Ersatz schaffen: aus dem Drucker*

Dass wir zu wenig Spenderorgane, insbesondere Spenderherzen haben, habe ich schon beschrieben. Weil sich das möglicherweise in den nächsten Jahren nicht ändern wird, wir aber steigenden Bedarf durch eine alternde Bevölkerung erwarten, arbeiten Forscher in vielen Ländern daran, Ersatz zu schaffen. Eine Möglichkeit haben israelische Wissenschaftler vielleicht schon gefunden. Sie haben das Bio-Printing weiterentwickelt, den biologischen Druck. Blut-, Fett- oder Muskelzellen eines Menschen werden im Labor mit molekularbiologischen Verfahren in Herzmuskelzellen umgewandelt. Wenn sie sich vermehrt haben, werden sie mit einer speziellen Lösung zu einer Art Tinte vermischt. Die Druckmaschine arbeitet schichtweise nach der Vorlage, und so entsteht ein dreidimensionales Organ. Bisher ist, soweit ich sehe, das noch nicht in der Größe eines echten menschlichen Herzens gelungen. Und selbst wenn man diese Größe eines Tages herstellen kann, ist noch längst nicht klar, ob dieses 3D-Gebilde alle Funktionen eines natürlichen menschlichen Herzens übernehmen könnte. Aber warten wir's ab, die Vorteile wären immens. Denn eins der großen Probleme mit Fremdmaterial ist ja immer die Abstoßungsreaktion des Körpers. Die würde bei einer «Zucht» aus eigenen Zellen nicht auftreten.

Bis zu einem ganzen Herzen aus dem 3D-Drucker ist noch ein weiter Weg (sofern er überhaupt zum Ziel führt). Aber Etappen auf diesem Weg sind zum Beispiel weniger komplexe Gewebe, die man als Ersatz für defekte Areale oder nach einem Infarkt abgestorbene Zellen verwenden kann. Das könnte ein großer Fortschritt für die vielen Patienten sein, die einen Herzinfarkt überleben, aber danach eingeschränkt sind.

*Grenzen der Spezies überschreiten: Xenotransplantation*

Wenn ein Organ von einer Art auf die andere übertragen wird, nennt man das Xenotransplantation. Auch hierbei besteht das größte Problem darin, die Abstoßungsreaktion des Körpers auszutricksen. Bereits vor einiger Zeit hat man mit Tieren experimentiert und Herzen von Schweinen in Paviane implantiert. Im Januar 2022 transplantierte ein amerikanisches Ärzteteam ein gentechnisch angepasstes Schweineherz in einen Menschen. Der Patient überlebte tatsächlich zwei Monate. Er starb an einer Infektion. Der leitende Arzt hob hervor, dass der Zustand des Patienten bereits vor der OP sehr schlecht gewesen sei. Deshalb habe man die Medikamente zur Unterdrückung der Abstoßungsreaktion nicht so hoch dosieren können, wie es nötig gewesen wäre. Trotz des traurigen Ausgangs in diesem Fall werde man deshalb weiter an dieser Methode arbeiten und aus den Fehlern lernen.[3]

Wenn man bedenkt, dass der erste Mensch mit Herztransplantation 1967 nach 18 Tagen starb, sind die zwei Monate mit Schweineherz schon bemerkenswert. Bei all den Problemen medizinischer, ethischer und psychischer Art, die im Zusammenhang mit einer Xenotransplantation auftreten, bleibt jedoch die Transplantation eines gespendeten menschlichen Herzens bis auf Weiteres der Goldstandard. Aber: Ein Blick in die Zukunft könnte die Xenotransplantation schon sein.

# 11

# Was ich für mein Herz tue, tue ich für mein Leben

Sie wissen jetzt eine ganze Menge über das Herz: wie es funktioniert, warum es krank wird, wie man es heilen kann. Vielleicht fragen Sie sich nach der Lektüre dieses Buchs: Wie habe ich es nur geschafft, überhaupt 40 Jahre alt zu werden (oder 30 oder 50 oder 80)? Die Antwort lautet möglicherweise: Weil Sie eine stabile Gesundheit haben und in Bezug auf Ihr Herz vieles richtig gemacht haben. Darüber können Sie sehr froh sein. Und mit dem Wissen, das Sie erworben haben, sollten Sie nun bewusst etwas dafür tun können, dass es lange gesund und leistungsfähig bleibt. Denn auch wenn wir in Zukunft noch viele großartige Erfindungen für die Reparaturmaßnahmen rund ums Herz erwarten dürfen: Lassen Sie es nicht darauf ankommen.

Wenn in geballter Form Krankheiten und Störungen auf vielen Buchseiten ausgebreitet werden, liegt der Gedanke nahe, dass der Versuch aussichtslos ist, gesund zu bleiben. Und dass man unweigerlich ein Problem bekommt, wenn es nicht schon im Entstehen begriffen ist. Aber das täuscht. Machen Sie sich keinen Stress (ist schlecht fürs Herz 😉) und denken Sie nicht dauernd daran, was alles passieren könnte. Bleiben Sie entspannt und versuchen Sie, ein herzgesundes Leben zu führen. Essen Sie gut, trinken Sie in

Maßen, gehen Sie freundlich mit sich selbst und Ihren Nächsten um. Und regelmäßig zu den Vorsorgeuntersuchungen bei Ihrem Hausarzt. Mehr braucht es im Grunde nicht. Das Schöne daran ist: Wenn Sie etwas für Ihr Herz tun, profitiert Ihr ganzes Leben. Etwas Besseres kann es doch gar nicht geben. Auch das ist einer der Gründe, warum ich das Herz so liebe. Es ist das zentrale Organ unseres Lebens, und wenn wir verantwortungsvoll damit umgehen, wird es uns sehr lange auf dieser Welt halten. Wenn das kein Grund zur Freude ist!

In diesem Sinne wünsche ich Ihnen von Herzen alles Gute
Ihr Umes Arunagirinathan

# 12

# Service

## Die wichtigsten Medikamente im Überblick

Ich habe im Text einige Medikamentennamen, Wirkstoffe und Handelsnamen gebraucht. Viele Patienten wissen leider gar nicht, was sie wofür oder wogegen einnehmen. Deshalb liste ich auf den folgenden Seiten eine Reihe sehr gebräuchlicher Medikamente und Wirkstoffe in einem groben Überblick auf. Es ist keine vollständige Liste und sowieso gilt: Nehmen Sie nichts ein ohne Rücksprache mit Ihrem Arzt. Die meisten Medikamente sind rezeptpflichtig, aber auch bei den anderen sollten Sie nicht eigenmächtig vorgehen, um unerwünschte Wechselwirkungen oder schädliche Effekte zu vermeiden.

| Medikamente | Wofür | Wirkstoffe, Handelsnamen (Auswahl) |
|---|---|---|
| **Betablocker** | Bluthochdruck<br>koronare Herzerkrankung (KHK)<br>Herzschwäche<br>Schnelle Rhythmusstörung | Metoprolol<br>Bisoprolol<br>Carvedilole<br>Nebivolol<br>Atenolol |
| **ACE-Hemmer** | Bluthochdruck<br>Herzschwäche | Enalapril<br>Ramipril<br>Captopril<br>Lisinopril |
| **Aldosteron-Antagonisten** | Herzschwäche<br>Conn-Syndrom<br>Ödeme (Wasse-einlagerung) | Spironolacton (Aldactone)<br>Eplerenon |
| **Angiotensin-Rezeptorblocker (Sartane)** | Bluthochdruck<br>Herzschwäche<br>Nach Herzinfarkt | Valsartan<br>Candesartan<br>Lorsartan |
| **Antiarrhythmika** | Gegen Rhythmusstörungen | Betablocker<br>Amiodaron<br>Lidocain<br>Verapamil<br>Digoxin |
| **Digitalis-Herzglykoside** | Herzschwäche<br>Gegen schnelle Rhythmusstörungen | Digoxin<br>Digitoxin |
| **Diuretika** | Bluthochdruck<br>Herzschwäche<br>Ödeme (Wassereinlagerung) | Furosemid (Lasix)<br>Torasemid<br>Amilorid<br>Triamteren<br>Spironolacton<br>Eplerenon<br>Hydrochlorothiazid (HCT)<br>Xipamid |

| Medikamente | Wofür | Wirkstoffe, Handelsnamen (Auswahl) |
|---|---|---|
| **Kalziumkanalblocker** | Bluthochdruck<br>Rhythmusstörungen | Amlodipin<br>Nifedipin<br>Verapamil<br>Diltiazem |
| **Neprilysin-Inhibitoren (ARNI)** | Herzschwäche | Sacubitril (Entresto) (nur zusammen mit Valsartan!) |
| **SGLT2-Hemmer (auch Diabetes-Medikament)** | Herzschwäche | Empagliflozin (Jardiance)<br>Dapagliflozin (Forxiga) |
| **Lipidsenker / Cholesterinsenker** | Senkung Blutfettspiegel | Rosuvastatin<br>Simvastatin<br>Atorvastatin<br>Ezetimib |
| **Diabetesmedikamente** | Blutzuckerreduzierung | Insulin<br>Metformin<br>Empaglifozin<br>Dapagliflozin |
| **Thrombozyten-aggregationshemmer** | Gegen Thrombose-bildung | ASS (Aspirin)<br>Clopidogrel (Plavix)<br>Prasugrel (Efient)<br>Ticagrelor (Brilique) |
| **Antikoagulanzien** | Gegen Blutgerinnung<br>Vorhofflimmern<br>Bei mechanischen Herzklappen<br>Gegen Thrombose<br>Lungenembolie<br>Schlaganfallprophylaxe | Heparin<br>Phenprocoumon (Marcumar / Falithrom)<br>Argatroban<br>Dabigatran (Pradaxa)<br>Apixaban (Eliquis)<br>Edoxban (Lixiana)<br>Rivaroxaban (Xarelto) |

## Wer macht was? Berufsgruppen und Berufsfelder kurz beschrieben

**Elektrophysiologie:** beschäftigt sich mit der Diagnostik und Therapie aller Formen von Herzrhythmusstörungen

**Herzchirurgie:** bezeichnet die operative Behandlung von angeborenen und erworbenen Krankheiten und Verletzungen des Herzens und der herznahen Gefäße

**Herzinsuffizienzschwester/-pfleger:** speziell geschulte Schwestern und Pfleger, die Patienten zur Selbstüberwachung anleiten, im Krankheitsverständnis schulen und so den Krankheitsverlauf positiv beeinflussen. Sie arbeiten eng mit dem behandelnden Kardiologen zusammen.

**Innere Medizin/Internist:** befasst sich mit den Gesundheitsstörungen und Krankheiten der inneren Organe und deren Vorbeugung, Diagnostik. Dazu gehören auch die konservative und interventionelle Behandlung sowie Rehabilitation und Nachsorge.

**Kardioanästhesie:** auf die Versorgung von Patienten mit Herz- und Kreislauferkrankungen spezialisierte Anästhesie, zum Beispiel bei Herz-Operationen, auf der Intensivstation usw.

**Kardiologie:** Spezialgebiet der inneren Medizin, das sich auf die Vorbeugung (Prävention), Erkennung (Diagnostik), Behandlung (Therapie) und Nachsorge (Postvention) von Herz-Kreislauf-Erkrankungen konzentriert

**Kardiopsychologie:** stationäre sowie ambulante Behandlung von psychischen Belastungsreaktionen wie Ängsten und Panikattacken bei Herz-Kreislauf-Erkrankungen

**Kardiotechniker:** ist vor allem für die Anwendung und Überwachung der Herz-Lungen-Maschine/ECMO zuständig

**Sportkardiologe:** befasst sich mit dem Einfluss körperlicher Aktivität auf das Herz- und Kreislaufsystem in verschiedenen Alters- und Leistungsbereichen. Er führt eine Eignungsprüfung und Leistungsdiagnostik durch und erstellt Trainingspläne für Freizeit- und Leistungssportler sowie für Patienten mit Herz-Kreislauf-Erkrankungen.

**VAD-Koordinator:** ist vor, während und nach der operativen Versorgung der Kunstherz-Patienten im Einsatz. Er schult die Patienten, Angehörigen und Mitarbeiter in den Kliniken im Umgang mit einem Kunstherzen. Er ist Ansprechpartner für Patienten mit Kunstherz und betreut sie ambulant.

## Informationsquellen

Das Internet wimmelt von Informationsangeboten aller Art. Manches davon ist gut, anderes nur gut gemeint, Weiteres einfach schlecht bzw. unseriös. Für Laien ist es manchmal schwierig, die Qualität einer Website einzuschätzen. Im Folgenden gebe ich einen kleinen, wirklich sehr kleinen Überblick, wie Sie sich Informationen beschaffen können, die verlässlich sind. Da sich permanent neue Seiten auftun, ist es unmöglich, eine vollständige Liste zu erstellen. In Bezug auf Informationen zum Herzen, aber auch anderen medizinischen Themen, rate ich dringend davon ab, sich auf Patientenforen und Social-Media-Kanälen, die nicht von Kliniken, Stiftungen oder seriösen Ärzten betrieben werden, zu verlassen.

Auch Mutmach-Blogs und Ähnliches sollten Sie mit Distanz betrachten. Ich kann nachvollziehen, dass es hilfreich sein kann, mehr oder weniger authentische Berichte von Menschen zu lesen, die eine schwere Herzkrankheit überstanden haben, und zu erfahren, wie sie behandelt wurden oder was sie selbst beigetragen haben. Aber: Erkrankung, Medikation, Therapie, Heilungsaussichten – das alles und noch viel mehr ist sehr individuell. Was bei dem einen funktioniert hat, kann beim anderen ganz falsch sein, auch wenn äußerlich manches ähnlich oder gar identisch wirkt. Konzentrieren Sie sich bei der Informationsbeschaffung auf wissenschaftlich fundierte Quellen und fragen Sie zu allem anderen Ihren Arzt.

**Deutsche Herzstiftung e. V.:** Das Flaggschiff unter den Informationsmedien. Absolut zuverlässige Informationen zu allen Krankheiten, Therapien und Unterstützungsmaßnahmen. Online abzurufen, aber auch Bestellmöglichkeit für Informationsmedien wie Broschüren und Ratgeber, auch zu Ernährung. Regelmäßige schriftliche und Telefonsprechstunden, Newsletter, Zeitschrift. Auf dem eigenen Youtube-Kanal finden sich zahlreiche Erklärvideos.

**Gesundheitsinformation.de:** Ein umfangreiches Portal zu einer Vielzahl von Erkrankungen, eingerichtet und betrieben von der Stiftung bzw. dem Institut für Qualität und Wirtschaftlichkeit im Gesundheitswesen (IQWiG). Der Fokus liegt darauf, den Nutzern die Vor- und Nachteile wichtiger Behandlungsmöglichkeiten zu vermitteln, sodass sie gut informiert mit ihrem Arzt darüber sprechen können.

**Patienten-information.de:** ein Service des Ärztlichen Zentrums für Qualität in der Medizin (ÄZQ), im Auftrag der Bundesärztekammer und der Kassenärztlichen Bundesvereinigung. Umfangreiche Informationen zu verschiedenen Erkrankungen, Checklisten, zum Beispiel auch dazu, wie man eine gute Praxis erkennt.

**frauengesundheitsportal.de:** eine Seite der Bundeszentrale für gesundheitliche Aufklärung. Ein Themengebiet ist Herz-Kreislauf-Gesundheit mit Informationen, Broschüren und Videos.

**Krankenkassen:** Die großen Kassen wie AOK, Techniker, Barmer haben sehr gute Informationsseiten, die auch Nicht-Mitgliedern zur Verfügung stehen. Insbesondere der Gesundheitsnavigator der AOK ist ein sehr hilfreiches Instrument, um die richtige Klinik zu finden.

**Leitlinien.de:** Programm der Bundesärztekammer, Kassenärztlichen Bundesvereinigung und Arbeitsgemeinschaft der Wissenschaftlichen Medizinischen Fachgesellschaften. Diese Initiative stellt zu bisher acht häufig vorkommenden Krankheitsbildern Informationen und Entscheidungshilfen zur Verfügung, sachlich, nüchtern. Relativ fachlich, als weitergehende, vertiefende Information aber sicher nützlich.

**msd.manuals.com/de:** sehr umfangreiche Website mit medizinischen Grundlageninformationen, getrennt nach Informationen für Ärzte und für Patienten. Sie wird von der Pharmafirma Merck zur Verfügung gestellt. Ich empfehle sie (trotzdem), weil die Redaktion unabhängig arbeitet und jeweils alle Quellen sowie die Referenzen der Autoren angegeben sind.

**Kliniken:** Die meisten großen Kliniken und Herzzentren haben gute Informationsseiten, auf denen auch per Video Funktionen und Erkrankungen des Herzens erläutert werden. Manchmal allerdings sind die relevanten Infos nur schwer zu finden oder sehr fachlich dargestellt. Dazu gehören unter anderem die Seiten des Deutschen Herzzentrums München und die des Herz- und Diabeteszentrums NRW. Gut strukturiert sind zum Beispiel die Seiten des Rhön-Klinikums Bad Neustadt, www.campus-nes.de. Viele Krankenhäuser stellen auch Vortragsreihen ins Internet, etwa das Herzzentrum der Universitätsmedizin Göttingen in der Reihe Herztöne. Man findet dort Beiträge zu herzgesunder Ernährung, Risikofaktor Bluthochdruck, Reha-Maßnahmen und vieles mehr.

# Anhang

# Danksagung

Es war für mich eine Herzensangelegenheit, dieses Buch zu schreiben und das Wissen, das ich mir in der Ausbildung und in vielen Jahren der Patientenversorgung angeeignet habe, weiterzugeben. Ich halte es für eine sehr wichtige Aufgabe – sowohl auf der individuellen als auch auf der gesellschaftlichen Ebene –, das Bewusstsein für das Herz zu stärken. Nur so können wir seine Gesundheit fördern. Ich empfinde es als meine persönliche Verantwortung, dieses Wissen mit meinen Mitmenschen zu teilen. Genau das hat mich meine Familie in Sri Lanka gelehrt, und ich bedanke mich ganz besonders bei ihr für das Herz, das ich nach Deutschland mitgebracht habe.

Meiner Koautorin Doris Mendlewitsch danke ich für die wunderbare, offene und herzliche Zusammenarbeit. Besonders für ihren Blick eines Lesers, dem ich eine Struktur bieten möchte, der er folgen kann. Über die Zusammenarbeit hinaus danke ich ihr für das Vertrauen und die Freundschaft, die sich in den letzten Jahren gefestigt hat.

Meinen lieben Freunden sage ich Dank, weil sie mir immer Verständnis entgegengebracht haben, wenn ich sie vernachlässigt habe, weil ich mit der Arbeit am Buch so beschäftigt war.

Der Universität zu Lübeck und meinen Ausbildern danke ich dafür, dass sie mir ihr Wissen vermittelt haben. Und natürlich gilt mein großer Dank all meinen Patienten, die mir ihr Herz anvertraut haben.

# Quellennachweis

## 1 Mein Herz, mein Traum, mein Leben

1 Statistisches Bundesamt: Todesursachen 2022, https://www.destatis.de/DE/Themen/Gesellschaft-Umwelt/Gesundheit/Todesursachen/_inhalt.html, abgerufen am 5. 12. 2023.

2 Ulf Landmesser in: Focus-Gesundheit Nr. 93, Herz & Kreislauf, März 2023, S. 34.

## 3 Lebenspartner: das Herz und seine Beziehungen zu anderen Organen

1 Jana Sauer: Hausarztzentrierte Versorgung. 10-Jahres-Evaluation zeigt Versorgungsvorteile, in: Hausarzt digital, 9. 10. 2018, abrufbar unter: https://www.hausarzt.digital/politik/hausaerzteverband/10-jahres-evaluation-zeigt-versorgungsvorteile-41531.html, abgerufen am 15. 4. 2023.

2 Wie funktioniert die Lunge?, in: Gesundheitsinformation.de, abrufbar unter: https://www.gesundheitsinformation.de/wie-funktioniert-die-lunge.html, abgerufen am 15. 4. 2023.

3 Vgl. Peter Alter et al.: Herzenssache COPD, in: Herz heute, 4/2021, S. 24.

4 A. a. O., S. 26 f.

5 Nierenversagen vorbeugen durch Prävention und Früherkennung, Deutsche Nierenstiftung, in: nierenstiftung.de, abrufbar unter: https://www.nierenstiftung.de/fuer-betroffene/niere-a-bis-z/praevention-und-frueherkennung/, abgerufen am 13. 04. 2023.

6 Ihre Nieren liegen uns am Herzen!, Deutsche Gesellschaft für Nephrologie, in: dgfn.de, abrufbar unter: https://www.dgfn.eu, abgerufen am 13. 4. 2023.

7 Nikolaus Marx: Vom Herz und von der Niere, in: Herz heute. Die Zeitschrift der Deutschen Herzstiftung e. V., 3/2022, S. 11.

8 Gemeinsamer Bundesausschuss, Jahresbericht 2019 zur Qualität in der Dialyse, Berlin 2020, S. 46.

9 Nikolaus Marx: a. a. O., S. 12.

10 https://www.showyourkidneyslove.com/articles/tina-turner/, abgerufen

am 14. 4. 2023, übersetzt von Doris Mendlewitsch; eine gekürzte deutsche Version des englischsprachigen Originalartikels ist unter dem Titel «Meine Niere ist Opfer meines zu hohen Blutdrucks» erschienen und abrufbar unter: https://www.showyourkidneyslove.com/de/tina-turner/, abgerufen am 14. 4. 2023.

11 Nicola Siegmund-Schultze: Nicht alkoholische Fettlebererkrankung: Erweiterter Fettleber-Index verbessert Vorhersagekraft, in: Deutsches Ärzteblatt, 8/2017, abrufbar unter: https://www.aerzteblatt.de/treffer?mode=s&wo=16&typ=16&aid=186444&s=NAFLD, abgerufen am 14. 4. 2023.

12 Vgl. Julia Kälsch et al.: Interaktionen von Leber und Herz, in: Der Gastroenterologe, 6/2017, S. 504.

13 Dargestellt nach: Jeder 5. junge Erwachsene hat bereits eine Fettleber, 17.1.2020, in: https://www.aerzteblatt.de/nachrichten/sw/Leberversagen?s=&p=1&n=1&nid=108712, abgerufen am 14.4.2023.

## 4 Die wichtigsten Herzerkrankungen

1 Deutsche Herzstiftung e. V. (Hg.): Deutscher Herzbericht 2022, Frankfurt / M. 2023, S. 14.

2 A. a. O., S. 23.

3 A. a. O., S. 22.

4 A. a. O., S. 165.

5 Vgl. Deutsche Herzstiftung e. V. (Hg.): Herz unter Druck. Ursachen, Diagnose und Therapie des Bluthochdrucks, Frankfurt / M. 2021, S. 119.

6 Vgl. a. a. O., S. 8.

7 Vgl. a. a. O., S. 55.

8 Bundesärztekammer, Kassenärztliche Bundesvereinigung, Arbeitsgemeinschaft der Wissenschaftlichen Medizinischen Fachgesellschaften (Hg.): PatientenLeitlinie zur Nationalen VersorgungsLeitlinie. Chronische Koronare Herzkrankheit (KHK), 3. Aufl. 2019, Version 1. 2019, DOI: 10 6101 / AZQ / 000 460. www.khk.versorgungsleitlinien.de, S. 9.

9 Die Darstellung folgt George Thanassoulis und Haya Aziz: Atherosklerose, in: MSD Manual, Ausgabe für Patienten, Mai 2022, https://www.msdmanuals.com/de-de/heim/herz-und-gefaesskrankheiten/atherosklerose/atherosklerose, abgerufen am 21. 4. 2023.

10 Deutsche Herzstiftung. Leben mit einem Stent, abrufbar unter: https://herzstiftung.de/infos-zu-herzerkrankungen/herzinfarkt/stent, abgerufen am 20. 6. 2023.

11 Elliot M. Antman, Eugene Braunwald: Managing Stable Ischemic Heart Disease, in: The New England Journal of Medicine, 382;15, 9. 4. 2020, S. 1468, abrufbar unter: https://www.nejm.org/doi/full/101056/NEJMe2000239, abgerufen am 24. 4. 2023.

12 Deutsche Herzstiftung e. V. (Hg.): Deutscher Herzbericht 2022, a. a. O., S. 52.

13 Eurostat (Ed.): Cardiovascular diseases statistics, 11. 10. 2022, S. 8.

14 A. a. O., S. 2; Zahlen hier für 2019.

15 KHK – Brauche ich eine Herzkatheter-Untersuchung? Abrufbar unter: https://www.patienten-information.de/patientenblaetter/khk-herzkatheter-untersuchung, abgerufen am 25. 4. 2023.

16 Bundesärztekammer (BÄK), Kassenärztliche Bundesvereinigung (KBV), Arbeitsgemeinschaft der Wissenschaftlichen Medizinischen Fachgesellschaften (AWMF). Nationale VersorgungsLeitlinie Chronische KHK – «KHK – Brauche ich eine Herzkatheter-Untersuchung?», Version 6. 0. 2022 [cited: YYYY-MM-DD]. DOI: 10 6101 / AZQ / 000 490. www.leitlinien.de/khk.

17 Deutsche Herzstiftung e. V. (Hg.): Koronare Herzerkrankung und Herzinfarkt, Frankfurt 2022, schematische Darstellung Abb. 5, S. 136.

18 Karl-Heinz Ladwig et al.: Comparison of Delay Times Between Symptom Onset of an Acute ST-elevation Myocardial Infarction and Hospital Arrival in Men and Women <65 Years Versus ≥65 Years of Age: Findings From the Multicenter Munich Examination of Delay in Patients Experiencing Acute Myocardial Infarction (MEDEA) Study. In: The American Journal of Cardiology, 15. 12. 2017, S. 2128 ff., abrufbar unter: https://www.sciencedirect.com/science/article/abs/pii/S0002914917314662, abgerufen am 26. 4. 2023; s. a. Warum kommen ältere Frauen mit Herzinfarkt erst später in die Klinik? In: Ärztezeitung, 21. 12. 2017, abrufbar unter: https://www.aerztezeitung.de/Medizin/Warum-kommen-aeltere-Frauen-mit-Herzinfarkt-erst-spaet-in-die-Klinik-306683.html.

19 Zitiert nach Ärztezeitung: Bei Herzinfarkt-Symptomen sind Frauen oft zu zögerlich, 6. 3. 2019, abrufbar unter: https://www.aerztezeitung.de/Medizin/Bei-Herzinfarkt-Symptomen-sind-Frauen-oft-zu-zoegerlich-252705.html, abgerufen am 26. 4. 2023.

20 WIdO Wissenschaftliches Institut der AOK: Qualitätsmonitor zeigt: Mehr als 14 000 Herzinfarkte nicht optimal versorgt, Pressemitteilung vom 13. 12. 2022, abrufbar unter: https://www.wido.de/fileadmin/Dateien/Dokumente/News/Pressemitteilungen/2022/wido_qua_pm_qualitaetsmonitor.pdf, abgerufen am 26. 4. 2023.

21 Universität Saarland, Institut für Sport- und Präventivmedizin, Sudden Cardiac Death Register: Sudden Cardiac Death. Plötzlicher Tod von Sport-

lern, abrufbar unter: https://www.uni-saarland.de/fakultaet-hw/scd/ploetzlichertod.html, abgerufen 27. 4. 2023.

22 Deutsche Herzstiftung e. V.: Pressemeldung. Empfehlung Herzdruckmassage ohne Atemspende, Frankfurt, 17. 9. 2019, abrufbar unter: https://herzstiftung.de/service-und-aktuelles/presse/pressemitteilungen/archiv/mit-herzdruck massage-zurueck-ins-Leben, abgerufen am 2. 5. 2023.

23 S. Jürgen Scharhag, Philipp Bohm: Plötzlich und unerwartet. Herztod beim Sport in: Deutsche Herzstiftung e. V. (Hg.): Herz heute, 2/2020, S. 34.

24 Ebd.

25 Bayerischer Leichtathletik-Verband e. V., Sportärztliche Untersuchung, abrufbar unter: https://blv-sport.de/wettkampf/sportaerztliche-untersuchung, abgerufen am 27. 4. 2023.

26 Kompetenznetz Vorhofflimmern e. V., abrufbar unter: https://www.kompetenznetz-vorhofflimmern.de/de, abgerufen am 1. 5. 2023.

27 Deutsche Herzstiftung e. V. (Hg.): Turbulenzen im Herzen: Vorhofflimmern. Begleitbroschüre anlässlich der Herzwochen 2022, Frankfurt / M. 2022, S. 49.

28 Z. B. Klinikradar: Kliniken für Katheterablation, abrufbar unter: https://klinikradar.de/katheterablation/kliniken/, abgerufen am 3. 5. 2023.

29 Gemeinsamer Bundesausschuss: Anspruch auf Zweitmeinung auch bei bestimmten Eingriffen am Herzen, Pressemitteilung v. 18. 3. 2022, https://www.g-ba.de/presse/pressemitteilungen-meldungen/1031/, abgerufen am 3. 5. 2023.

30 Der Patientenservice 116 117. Arztsuche Zweitmeinung, abrufbar unter: https://www.116117.de/de/zweitmeinung.php., abgerufen am 10. 11. 2023.

31 Ärztliches Zentrum für Qualität in der Medizin: Patienten-Information.de, abrufbar unter: https://www.patienten-information.de/patientenblaetter/herzinsuffizienz-icd-batterie, abgerufen am 3. 5. 2023.

32 Deutsche Herzstiftung e. V. (Hg.): Herzbericht 2022, a. a. O., S. 78.

33 Andreas Markewitz et al.: Jahresbericht 2020 des Deutschen Herzschrittmacher- und Defibrillator-Registers, S. 408, online publiziert am 13. 9. 2022, abrufbar unter: https://link.springer.com/article/101007/s00399-022-00893-5#Sec12, abgerufen am 3. 5. 2023.

34 A. a. O., S. 399.

35 Zweitmeinung vor Operationen, in: gesundheitsinformation.de, abrufbar unter: https://www.gesundheitsinformation.de/zweitmeinung-vor-operationen.html, abgerufen am 8. 5. 2023.

36 Späte Einsicht, in: Der Spiegel, Ausgabe 47, 19. 11. 1978, abrufbar unter: https://www.spiegel.de/politik/spaete-einsicht-a-e61fe3c1-0002-0001-0000-000040606279, abgerufen am 3. 5. 2023.

37 Deutsche Herzstiftung e. V. (Hg.): Deutscher Herzbericht 2021, Frankfurt / M. 2022, S. 87.
38 Vera Regitz-Zagrosek: Was ist bei Frauen anders?, in: Deutsche Herzstiftung e. V. (Hg.): Das schwache Herz, Frankfurt / M. 2020, S. 24.
39 Nach: Nationale VersorgungsLeitlinien, abrufbar unter: https://www.leitlinien.de/themen/herzinsuffizienz/3-auflage, abgerufen am 5. 5. 2023.
40 Deutsches Zentrum für Herz-Kreislauf-Forschung e. V.: Herzmuskelentzündung (Myokarditis): Wie hoch ist das Risiko durch Covid-19 und Corona-Impfung? 20. 1. 2022, abrufbar unter: https://dzhk.de/aktuelles/news/artikel/herzmuskelentzuendung-myokarditis-wie-hoch-ist-das-risiko-durch-covid-19-und-corona-impfung/, abgerufen am 5. 5. 2023.
41 Deutsches Zentrum für Herz-Kreislauf-Forschung e. V.: Myokarditis – Herzmuskelentzündung, abrufbar unter: https://dzhk.de/herz-kreislauf-erkrankungen/herz-kreislauf-erkrankungen/myokarditis-herzmuskel entzuendung/, abgerufen am 5. 5. 2023.
42 Deutsches Zentrum für Herz-Kreislauf-Forschung e. V.: Herzmuskelentzündung (Myokarditis): Wie hoch ist das Risiko durch Covid-19 und Corona-Impfung? 20. 1. 2022, abgerufen am 5. 5. 2023.
43 Deutsche Herzstiftung e. V. (Hg.): Deutscher Herzbericht 2022, a. a. O., S. 58.
44 A. a. O., S. 57.
45 Bettina Pfannmüller, Friedrich-Wilhelm Mohr: Herzklappenrekonstruktionen – die eigene Herzklappe erhalten, in: Deutsche Herzstiftung e. V. (Hg.): Herzklappenerkrankungen. Welche Behandlung bei Herzklappenfehlern?, Frankfurt / M. 2021, S. 24.
46 Deutsche Herzstiftung e. V. (Hg.): Deutscher Herzbericht 2022, a. a. O., S. 60.
47 AOK-Bundesverband: Pressemitteilung: «AOK veröffentlicht Informationen zur Behandlungsqualität bei Herzklappen-OPs», 27. 10. 2022, abrufbar unter: https://aok-bv.de/presse/pressemitteilungen/2022/index_25979.html, abgerufen am 10. 5. 2023.
48 Ebd.
49 A. a. O., S. 62.
50 A. a. O., S. 61.
51 Gesundheitsnavigator, aok.de, abrufbar unter: https://www.aok.de/pk/cl/uni/medizin-versorgung/krankenhaussuche/, abgerufen am: 3. 10. 2023.
52 Staphylococcus aureus – Gefahr aus der Nase, in: helmholtz-hzi.de, abrufbar unter: https://www.helmholtz-hzi.de/de/wissen/wissensportal/keime-und-krankheiten/staphylokokken/, abgerufen am 11. 5. 2023.
53 Mark A. Farber, Federico E- Parodi, Aortendissektion, in: MSD Manual. Ausgabe für medizinische Fachkreise, abrufbar unter: https://www.msdmanuals.

com/de-de/profi/herz-kreislauf-krankheiten/krankheiten-der-aorta-und-ihrer-seiten%C3%A4ste/aortendissektion., abgerufen am 13. 5. 2023.

54 S. D. Kurz et al.: Insight into the incidence of acute aortic dissection in the German region of Berlin and Brandenburg, in: International Journal of Cardiology, Vol. 241, 15. 8. 2017, S. 326 ff., abrufbar unter: https://www.sciencedirect.com/science/article/abs/pii/S0167527316323890.

## 5 Heilung, Reparatur, Operation: So treffen Sie eine gute Entscheidung

1 Was passiert bei einer Herzkatheter-Untersuchung?, in: gesundheitsinformation.de, abrufbar unter: https://www.gesundheitsinformation.de/was-passiert-bei-einer-herzkatheter-untersuchung.html, abgerufen am 15. 5. 2023.

2 KHK – Brauche ich eine Herzkatheter-Untersuchung, in: patienten-information.de, abrufbar unter: https://www.patienten-information.de/patientenblaetter/khk-herzkatheter-untersuchung, abgerufen am 6. 10. 2023.

3 Deutsche Herzstiftung e. V. (Hg.): Deutscher Herzbericht 2022, S. 99.

4 Deutsche Stiftung Organtransplantation: Statistiken und Berichte, abrufbar unter: https://www.dso.de/DSO-Infografiken/HerzTX_Anmeldung.png, abgerufen am 22. 5. 2023.

5 Ebd.

6 Die Darstellung des Verfahrens folgt dem Schema der Deutschen Stiftung Organtransplantation: Ablauf einer Organspende – vereinfachte Darstellung, in: Deutsche Stiftung Organtransplantation, abrufbar unter: https://www.dso.de/organspende/allgemeine-informationen/organspende-in-deutschland/ablauf-einer-organspende, abgerufen am 22. 5. 2023.

7 Heidi Niehaus et al.: Aktueller Stand der Transplantationsmedizin im Bereich Herz- und Lungentransplantation. Gesetzliche Rahmenbedingungen und klinische Umsetzung, in: Zeitschrift für Herz-, Thorax- und Gefäßchirurgie, Vol. 36, Issue 2, April 2022, S. 89.

8 Deutsches Ärzteblatt, Heft 4, 27. 1. 2023, A132.

## 6 Herz und Psyche


1 Barmer: Kropf: Was ist eine Struma?, abrufbar unter: https://www.barmer.de/gesundheit-verstehen/wissen/krankheiten-a-z/kropf-1055102, abgerufen am 30. 5. 2023.

2 Deutsche Gesellschaft für Endokrinologie: Conn-Syndrom: Heilbarer Bluthochdruck wird oft spät erkannt, abrufbar unter: https://www.endokrinologie.net/pressemitteilung/conn-syndrom-heilbarer-bluthochdruck.php, abgerufen am 30. 5. 2023.

3 Deutsche Gesellschaft für Endokrinologie. Hormone und Stoffwechsel, Pressemitteilung zur 3. Deutschen Hormonwoche vom 15. bis zum 22. September 2018, abrufbar unter: https://www.endokrinologie.net/files/download/presse/presse_180905.pdf, abgerufen am 31. 5. 2023.

4 Robert-Koch-Institut: Themenblatt: Stressbelastung bei Kindern und Jugendlichen, https://www.rki.de/DE/Content/Gesundheitsmonitoring/Studien/Adipositas_Monitoring/Psychosoziales/HTML_Themenblatt_Stressbelastung.html, abgerufen am 1. 6. 2023.

5 Herzzentrum Göttingen: Herztöne: Broken-Heart-Syndrom – Kann das Herz wirklich brechen?, Video, Tabelle ca. Minute 6, abrufbar unter: https://www.youtube.com/watch?v=5oFro7X1UIE&t=711s, abgerufen am 1. 6. 2023.

6 Ingo Eitel, Holger Thiele: Takotsubo Kardiomyopathie – unterdiagnostiziert?, in: Kardiologie up2date 2013; 09(03), S. 172–176, DOI: 10 1055/s-0033–1 344 684, abrufbar unter: https://www.thieme-connect.com/products/ejournals/abstract/101055/s-0033-1344684, abgerufen am 2. 6. 2023.

7 Kardiologisch-Angiologische Praxis Herzzentrum Bremen: Tako-Tsubo-Syndrom, abrufbar unter: https://www.kardiologie-bremen.com/2016/04/14/tako-tsubo-syndrom/, abgerufen am 1. 6. 2023.

8 Jelena R. Ghadri et al.: Long-Term Prognosis of Patients with Takotsubo Syndrome, in: Journal of the American College of Cardiology, 21. 8. 2018; 72(8), Seiten 874–882. doi: 10 1016/j.jacc.2018. 06. 016, abrufbar unter: https://www.sciencedirect.com/science/article/pii/S0735109718352707?via%3Dihub, abgerufen am 2. 6. 2023.

9 «Mit Herz und Seele», USZ – Universitätsspital Zürich, 27. 4. 2023, abrufbar unter: https://www.usz.ch/mit-herz-und-seele/, abgerufen am 2. 6. 2023.

10 Christoph Herrmann-Lingen: Trost für die Seele, in: Herz heute, 4/2022, S. 36.

## 7 Die weibliche Perspektive


1 Robert-Koch-Institut: Übergewicht und Adipositas, 2019/20, abrufbar unter: https://www.rki.de/DE/Content/Gesundheitsmonitoring/Themen/Uebergewicht_Adipositas/Uebergewicht_Adipositas_node.html, abgerufen am 7. 6. 2023.

2 Leipziger Volkszeitung: Sprechstunde: Warum Frauenherzen bei Diagnose und Therapie häufiger in den Mittelpunkt rücken, 12. 3. 2019, abrufbar unter: https://www.lvz.de/anzeigen/warum-frauenherzen-bei-diagnose-und-therapie-staerker-in-den-mittelpunkt-ruecken-UHEJMLQ3G4VWS42GGAXQBCKJOQ.html, abgerufen am 7. 6. 2023.

3 Zentrum für Frauenherzen, abrufbar unter: https://www.rheinmaasklinikum.de/Inhalt/Kliniken-und-Zentren/Zentren/Zentrum_fuer_Frauen-Herzen.php, abgerufen am 8. 6. 2023.

4 Franck Mauvais-Jarvis et al.: Sex and gender: modifiers of health, disease, and medicine, in: The Lancet, Vol. 336, August 2022, S. 565, hier in einer Übersetzung von Doris Mendlewitsch. Die zugrundeliegende Studie stammt von Brad N. Greenwood et al.: Patient-physician gender concordance and increased mortality female heart attack patients, in: Proceedings of the National Academy of Sciences, August 2018, Vol. 115, S. 8569–8574.

5 Immanuel Klinikum Bernau, abrufbar unter: https://bernau.immanuel.de/abteilungen/seelsorge/aktuelles/nachrichten/aktuelle-nachrichten/detailseite/article/wie-tickt-ihr-herz/, abgerufen am 10. 3. 2023.

6 Herzzentrum Leipzig, abrufbar unter: https://www.helios-gesundheit.de/kliniken/leipzig-herzzentrum/termin-vereinbaren/detail/sprechzeit/show/frauenherzsprechstunde/, abgerufen am 7. 6. 2023.

7 Städtische Kliniken Mönchengladbach, abrufbar unter: https://www.sk-mg.de/de/Netzwerk-Frauenherz.htm, abgerufen am 7. 6. 2023.

8 Rhein-Maas-Klinikum, abrufbar unter: https://www.rheinmaasklinikum.de/Inhalt/Kliniken-und-Zentren/Zentren/Zentrum_fuer_Frauen-Herzen.php, abgerufen am 7. 6. 2023.

9 Leopoldina Krankenhaus Schweinfurt, abrufbar unter: https://www.leopoldina-krankenhaus.com/medizin-pflege/kliniken-fachabteilungen/medizinische-klinik-1/frauenherzzentrum/, abgerufen am 7. 6. 2023.

10 Klinik Höhenried, abrufbar unter: https://hoehenried.de/home/abteilungen/kardiologie/frauentherapie-programm/. abgerufen am 7. 6. 2023.

11 Sven Stein: Warum Männer häufiger am Herzen erkranken, in: Herzmedizin, 31. 3. 2023, abrufbar unter: https://herzmedizin.de/fuer-patienten-und-inte-

ressierte/vorsorge/risikofaktoren/herzkrankheiten-risiko-maenner-frauen.html, abgerufen am 7. 6. 2023.

12 GenCAD: Wie Sie Ihr Herz schützen können – Gibt es Unterschiede zwischen Frauen und Männern?, European Union 2017, abrufbar unter: https://www.dgesgm.de/files/theme/pdf/factsheets/DE-General-Public-Factsheet.pdf, abgerufen am 9. 6. 2023.

13 Elke Wolf: Warum Frauen mehr Schmerzmittel brauchen als Männer, in: Pharmazeutische Zeitung, 17. 11. 2021, abrufbar unter: https://www.pharmazeutische-zeitung.de/warum-frauen-mehr-schmerzmittel-brauchen-als-maenner-129579/, abgerufen am 21. 3. 2023.

14 Ebd.

15 Catherine Gebhard: Gendermedizin – Männer sind anders, Frauen auch. Vortrag im Women's Circle am 8. 11. 2022, S. 27, abrufbar unter: https://www.womenscircle.ch/wp-content/uploads/2022/11/Praesentation-Catherine-Gebhard.pdf, abgerufen am 6. 6. 2023.

16 Oliver Werz: Der kleine Unterschied. Warum Schmerzmittel bei Frauen anders wirken als bei Männern, in: Deutsche Apotheker-Zeitung 2013, Nr. 36, S. 52, abrufbar unter: https://www.deutsche-apotheker-zeitung.de/daz-az/2013/daz-36-2013/der-kleine-unterschied, abgerufen am 6. 6. 2023.

17 Ebd.

18 Sonja Buske: «Frauen müssen stärker in Studien und Leitlinien einbezogen werden», in: Healthcare in Europe, 6. 5. 2021, abrufbar unter: https://healthcare-in-europe.com/de/news/frauen-muessen-staerker-in-studien-leitlinien-einbezogen-werden.html, abgerufen am 4. 5. 2023.

19 vfa. Die forschenden Pharma-Unternehmen: vfa-Positionspapier. Berücksichtigung von Frauen und Männern bei der Arzneimittelforschung, Februar 2022.

20 «Symptome werden häufig fehlgedeutet», Interview in: 7 Jahreländer.de, hg. vom Gesamtverband der Deutschen Versicherungswirtschaft e. V., abrufbar unter: https://www.7jahrelaenger.de/7jl/interviews/-symptome-werden-haeufig-fehlgedeutet--134254, 10. 11. 2023.

21 Deutsche Herzstiftung e. V.: Go Red for Women: Frauen achtet auf euer Herz, abrufbar unter: https://herzstiftung.de/frauenherzen, abgerufen am 9. 6. 2023.

22 e.Medpedia: Kardiale Erkrankungen bei Frauen, S. 5; zugrundeliegende Studie: Brigit Vogel et al.: The Lancet women and cardiovascular disease Commission: reducing the global burden by 2030, The Lancet Vol. 397, 19. Juni 2021, S. 2385–2438, abrufbar unter: https://www.thelancet.com/journals/lancet/article/PIIS0140-6736(21)00684-X/fulltext, abgerufen am 9. 6. 2023.

23 Deutsche Herzstiftung e. V.: Go Red for Women, a. a. O.

## 8 Was tut dem Herzen gut?


1 https://www.verbraucherzentrale.de/wissen/lebensmittel/auswaehlen-zubereiten-aufbewahren/gesunde-ernaehrung-mit-wenig-geld-so-gehts-72321; https://www.verbraucherzentrale.de/wissen/lebensmittel/ernaehrung-fuer-senioren/damit-der-genuss-nicht-zu-kurz-kommt-leckere-rezepte-48654

2 Bundeszentrale für gesundheitliche Aufklärung (BZgA): rauchfrei!, https://rauchfrei-info.de/informieren/rauchen-gesundheit/, abgerufen am 12. 6. 2023.

3 Peter-Philipp Schmitt: Wie fit sind die Deutschen?, in: Frankfurter Allgemeine Zeitung, 21. 3. 2023.

4 Schlafprobleme und Schlafstörungen, in: gesundheitsinformation.de, abrufbar unter: https://www.gesundheitsinformation.de/was-ist-normaler-schlaf_1899.html, abgerufen am 12. 6. 2023.

5 Henrik Fox et al.: Positionspapier «Schlafmedizin in der Kardiologie», Update 2021, in: Der Kardiologe, 15, 2021, S. 429–461, abrufbar unter: https://link.springer.com/article/101007/s12181-021-00506-4#Sec2.

6 Zur Häufigkeit von Schlafproblemen und Schlafstörungen (Insomnie), in: gesundheitsinformation.de, abrufbar unter: https://www.gesundheitsinformation.de/schlafprobleme-und-schlafstoerungen-insomnie.html#:~:text=Wer%20nachts%20schlecht%20schläft%2C%20ist,auftreten%2C%20selbst%20bei%20kleinen%20Kindern, abgerufen am 12. 6. 2023.

7 Bundesgesundheitsministerium: Gesundheits-Check-up, abrufbar unter: https://www.bundesgesundheitsministerium.de/checkup.html, abgerufen am 13. 6. 2023.

8 Statista: Zahl der Anspruchsberechtigten an gesetzlichen Gesundheits-Check-ups und Inanspruchnahme von den Jahren 2010 bis 2019, abrufbar unter: https://de.statista.com/statistik/daten/studie/1027574/umfrage/anspruchsberechtigte-an-gesetzlichen-gesundheits-check-ups-und-inanspruchnahme/, abgerufen am 13. 6. 2023.

9 Stiftung für Qualität und Wirtschaftlichkeit im Gesundheitswesen (IQWiG), Pressemitteilung zum Abschlussbericht, 28. 7. 2022, abrufbar unter: https://www.iqwig.de/presse/pressemitteilungen/pressemitteilungen-detailseite_75008.html, abgerufen am 13. 6. 2023.

10 Techniker Krankenkasse: Entspann dich, Deutschland! TK-Stressstudie 2021, Hamburg 2021, S. 5.

11 A. a. O., S. 32.

12 Susanne Bücker: Die gesundheitlichen, psychologischen und gesellschaftlichen Folgen von Einsamkeit, KNE Expertise 10/2022, Frankfurt 2022.
13 Einsamkeit «die größte Volkskrankheit», 24. 12. 2022, in: tagesschau.de, abrufbar unter: https://www.tagesschau.de/inland/gesellschaft/einsamkeit-121.html, abgerufen am 14. 6. 2023.
14 Bundesministerium für Familie, Senioren, Frauen und Jugend: Strategie gegen Einsamkeit, abrufbar unter: https://www.bmfsfj.de/bmfsfj/themen/engagement-und-gesellschaft/strategie-gegen-einsamkeit/strategie-gegen-einsamkeit-201642, abgerufen am 14. 6. 2023.
15 Einfach mal reden, Silbernetz, abrufbar unter: https://silbernetz.org, abgerufen am 15. 6. 2023.

## 9 Der mündige Patient

1 Weiße Liste, abrufbar unter: https://www.weisse-liste.de/krankenhaus/s/duesseldorf/i/Defekt_des_Vorhofseptums_und_Kammerseptums--Q21.2, abgerufen am 23. 6. 2023.
2 Krankenhaussuche der AOK, abrufbar unter: https://www.aok.de/pk/cl/uni/medizin-versorgung/krankenhaussuche/, abgerufen am 23. 6. 2023.
3 Statistisches Bundesamt: Pressemitteilung Nr. 136 vom 5. April 2023, abrufbar unter: https://www.destatis.de/DE/Presse/Pressemitteilungen/2023/04/PD23_136_236.html, abgerufen am 23. Juni 2023.

## 10 Blick in die Zukunft

1 Deutsches Ärzteblatt: Nutzung der elektronischen Patientenakte eingebrochen, Meldung vom 16. 2. 2023, abrufbar unter: https://www.aerzteblatt.de/nachrichten/141004/Nutzung-der-elektronischen-Patientenakte-eingebrochen, abgerufen am 25. 6. 2023.
2 Ingenieur.de: Nanoroboter gleitet durchs Auge, 5. November 2018, abrufbar unter: https://www.ingenieur.de/technik/fachbereiche/medizin/nanoroboter-gleitet-durchs-auge/, abgerufen am 25. 6. 2023.
3 Michael Lange: «Ein Jahr nach erster OP. Weitere Schweineherz-Transplantation geplant», Deutschlandfunk, Sendung am 13. 1. 2023, abrufbar unter: https://www.deutschlandfunk.de/ein-jahr-nach-erster-op-weitere-schweineherz-transplantation-geplant-100.html#, abgerufen am 25. 6. 2023.

# Register


**A**

Ablation 98, 100, 103, 153
Abstoßungsreaktion 179, 181 f., 267 f.
ACE-Hemmer 70, 114, 124
Acetylsalicylsäure (ASS) 70, 72, 75, 98
Adam-Stokes-Syndrom 110
Adipositas 46 ff., 232
Adrenalin 187, 191, 193, 201
Albumin 41
Aldosteron 189
Alkohol 41, 43 ff., 52, 91, 112, 177, 231, 234
Amygdala 190 f., 219
Aneurysma 49, 139–143, 149
Angina Pectoris 60, 63 f., 70, 115, 211
Angst 78, 166, 187, 190, 196 ff., 204 f., 219, 227, 250, 255
Anpassungsstörung 175 f.
Antikoagulanzien 97, 125
AOK-Gesundheitsnavigator 134, 257, 259
Aortenaneurysma 49, 139–143
Aortendissektion 141
Aortenklappe 19, 121, 125, 127, 131 f., 136, 253
– Stenose 127
Arrhythmie 90, 98, 101
Arterien, verengte 61 ff.
Arthritis 119, 219
Arztempfehlung 259 f.
Arztgespräch, Vorbereitung auf 248–252
Arzt-Patienten-Beziehung 246–256
Aspirin 72, 78, 98, 125, 218
Asthma 202
Atem-/Luftnot 32 ff., 60, 63, 78 f., 106, 111, 115, 120, 122, 140, 143, 146, 200, 233
Atherosklerose 39, 61, 63
Aufklärung 253
Aufnahmegespräch 160 f., 165 ff., 247 f.
Auswurffraktion 113 f.
Autoimmunkrankheiten 119 f., 136
AV/Atrioventrikular-Knoten 22 ff., 90, 106
AV-Blockade 90, 106
Avon Studie 48

**B**

Ballondilatation 68, 218
Barnard, Christiaan 179
Bauchschmerzen 196, 198, 211
Beine, Schwellungen in den 122
Belastung, psychische 172 f.
Benommenheit 90
Betablocker 70, 114
Bewegung 46 f., 51, 57, 60, 63, 65, 70, 99, 105, 111, 116, 193, 199, 232 ff., 236 f.
Bewusstlosigkeit 90, 102, 120
Bio-Printing 267 f.
Blutdruck
– Fragebögen 58
–, hoher 34, 37, 39 f., 42, 46, 50–59, 61, 63, 72, 80, 92, 112 f., 140 f., 188 f., 198, 217, 224, 232 ff.
– Messung 54 f., 149

– Schwankungen 56 ff.
Blutfett 46, 75, 210
Blutzucker 46, 62, 187, 191
Body Mass Index (BMI) 232
Bradykardie 90
Brustschmerzambulanz (BSA) 63 f.
Brustschmerzen 60, 63 f., 78 f., 94, 106, 120, 122, 139, 141, 143 f., 200
Bypass 60, 69–75, 114, 161, 182, 266

C
Chemotherapie 202, 264
Chest Pain Unit (CPU) 63 ff.
Cholesterin 37, 46, 61 ff., 70, 209, 232 f., 236
Chronisch obstruktive Lungenerkrankung (COPD) 34 f.
Colchicin 221
Computertomografie (CT) 66 f., 140, 151
Conn-Syndrom 189
Covid-19 87, 112, 117 f.
Coxib 219
CT s. Computertomografie

D
Defibrillator 84, 86, 91, 102 ff., 110
Depression 172, 190, 193, 204 f., 217
Deutsche Gesellschaft für Kardiologie 42, 64, 135
Deutsche Herzstiftung 69, 86, 205, 225, 276
Diabetes 34, 37, 41, 46, 53, 58, 62, 75, 77, 80, 91 f., 112, 209, 217, 223, 225, 236
Diagnostik 148–157
Dialyse 38, 40, 137
Diastole 20, 55 f., 113, 145
Dilatative Kardiomyopathie (DCM) 112
Drogen 112, 124, 137
Durchfall 137, 188

E
Echokardiografie 66, 123, 149
Ehrenamt 244
Einsamkeit 241 ff.
Elektrokardiografie (EKG) 65 ff., 89, 95, 107, 123, 148, 150, 200
– Ring 99
Elektrokardioversion 98, 103
Elektrolyten 159
Elektrophysiologie 96, 98, 100, 153 f.
Emotion 190, 196, 198, 202, 219
Endokarditis 136 ff.
Engegefühl 63, 78, 120, 200
Entscheidung 252
– ärztliche 253 ff.
Entzündungsherde 138
Erbrechen 78, 81, 220
Ernährung 46, 51, 57 f., 63, 70, 229 ff., 236 f., 263
Erschöpfung 111, 115, 138, 146
Erschütterungen, seelische 250
Erste Hilfe 85 f.

F
Fettstoffwechselstörung 34, 46
Fettverteilung 208
Fieber 22, 138, 143 f.
–, rheumatisches 121, 136
Frauen 206–226
–, ältere 56, 80 ff., 202
– Gender-Medizin 223 f.
– Herzen 113 f.
– und Medikamente 218–224
– Sprechstunde 215
– Vorsorgeuntersuchungen 224
Füllungsstörung 113
Fuß, diabetischer 139

G
Gebrochenes-Herz-Syndrom 199–203, 217, 241
Gelbsucht 45
Gender-Medizin 223 f.
Gerinnungsstörung 45
Geschlechterunterschiede 206–226
Gesellschaft 241 ff.
Gesundheitspunkte 229–241
Gliedmaßen, kalte 111
Glomeruläre Filtrationsrate (GFR) 41

H
Hämoglobin 208 f.
Harndrang 111
Hauptstammstenose 75
Hausarzt 28 ff.
Haut 155
Helfer, digitale 99
Heparin 97
Hepatische Enzephalopathie 45
Herz 57
– Erkrankungen 49–146
– Funktionsweise 16–25
– und Psyche 186–205
– Störschläge 90
Herzbeutel 66
– Entzündung (Perikarditis) 49, 143 ff., 149
– Tamponade 144 ff.
Herzdruckmassage 84 ff., 102, 146
Herzenspunkte 241–245
Herzenzym 65, 200
Herzfehler 50, 112, 136, 152
Herzfrequenz 17, 22, 59, 65, 97, 102 f., 106 f., 148, 234
Herzinfarkt 12 f., 20, 60 f., 63, 65, 70, 74–84, 91, 98, 102, 112 f., 132, 144, 148, 154, 200 ff., 210 ff., 214, 216 ff., 221, 224, 268
– Erholung 218
– Merkmale 78
– Sterblichkeitsrate 210, 214
Herzklappen 18 ff., 120–139, 149
–, biologische 127 f., 130, 132
– Erkrankung 24, 49, 84, 90, 112, 120 ff., 124 f., 136, 151 f., 155
– Ersatz 120, 125–136, 138, 163
– Geräusch 129 f.
–, mechanische 127 ff., 132
– Operation 125, 127
– Rekonstruktion 125 f.
Herzkrankheit, koronare (KHK) 49 ff., 60–89, 112, 150, 217, 225, 243
Herzkranzgefäße 20 f., 24, 38, 46, 60–64, 66, 71, 76, 80, 84, 111 f., 120, 122 f., 148, 150 ff., 200, 215, 217, 234
Herz-Kreislauf-System/-Erkrankung 12, 27, 38, 42, 103, 192, 198, 208, 210, 224, 231, 234, 236, 240
Herzmuskelentzündung (Myokarditis) 49, 84, 86 ff., 91, 110, 112, 117 ff., 184
Herzrhythmusstörungen 24, 38, 49, 65, 67, 77, 90–111, 115, 148, 152 f., 181, 189, 203
–, ventrikuläre 90 f., 101–105
Herzscheidewand 152
Herzschlag 234
– Aussetzer 90
–, unregelmäßiger 90 f., 93, 96, 98, 101, 103, 120, 153
–, zu langsamer 90
–, zu schneller (Herzrasen) 90, 102 f., 111, 138, 143, 188
– Selbsttest 96
Herzschwäche/-insuffizienz 32 ff., 42, 45, 49 f., 75, 84, 92, 95, 104, 111–120, 122, 155, 169, 171, 174 f., 177, 184, 203, 217, 224, 232 f., 263

Herzstillstand 26, 33, 38, 85 f., 102 f., 106, 110, 180
Herzstolpern 90 f., 96, 106
Herztod, plötzlicher 75, 77, 84–89, 103, 105, 117
Herztransplantation 21, 114, 169, 174, 177–185, 268
– Abstoßung 179, 181 f.
Herz-Ultraschall 66, 211
Herzzeitvolumen 16, 45
Hippocampus 190 f.
Hormone 187–199, 209 ff., 219
Husten 120, 140, 143 f., 146
Hypothalamus 190 f.

I
Immunsuppressiva 144, 178 f., 182, 184 f.
Immunsystem 137
Implantierbarer Cardioverter Defibrillator (ICD) 104 f.
Infektion 88 f.
Insulinresistenz 46

J
Jod 188
Johanniskraut 249

K
Kalium 26, 38, 180
Kalk-Score 66 f.
Kalzium 63, 249
Kammerflattern/-flimmern 77, 90 f., 101–105
Kardioanästhesie 274
Kardiomyopathie 49, 112
Katheter 62, 64, 67 ff., 73 f., 78 f., 83, 96, 101, 123, 135, 151 ff., 201 f., 207, 218
– Labor 78, 83
–, Linksherz- (Coronarangiografie) 150, 152
–, Rechtsherz- 152 f.
Katheterablation 98, 100, 103, 126, 132
Konzentrationsstörungen 196
Kopfschmerzen 60, 90, 196, 219
Koronare CT-Angiografie (CTA) 151 f., 265
Koronarsyndrom 63
Kortisol 36, 191, 193
Krankenhauswahl 256–260
Krebs 46, 144, 146, 171, 223, 230 ff., 236 ff., 249
Kryoablation 100
Kunstherz 169–176, 266
– Ausstattung 173
– Operation 174
– Vorbereitung 170 f.
Künstliche Intelligenz (KI) 265 f.
Kurzatmigkeit 90, 146

L
Laboruntersuchung 41, 65, 78, 83, 236 f.
Lähmungen 53, 139
Leber 17, 27, 35, 43–48, 53, 97, 141, 231
–, Fett- 45 f., 48
– Konstruktion 44
– Krebs 46
Leberfibrose 48
Limbisches System 190
Lippen, bläuliche 122
Lunge 17 ff., 30–35, 57, 77, 122, 141, 152 f.
Lungenbläschen 31
Lungenemphysem 34
Lungenentzündung 33, 182
Lungenhochdruck 150
Lungenkreislauf 18, 30 f.
LVAD 169 ff., 175 ff.

M

Magnetresonanztomografie (MRT) 114, 150 f., 265
Mammografie 238
Marcumar 72, 97, 129 ff., 172, 249
MEDEA-Studie 81
Medikamente 70, 73 ff., 97 f., 218, 248
– Entwicklung / Tests 220 ff.
– und Frauen 218–224
Medizin, individualisierte 222 ff.
Migräne 219
Miniaturisierung 264
Mitralklappe 19, 24, 121, 126, 129, 136
Mittelmeerküche 230 f.
Morbus Crohn 119
MRT s. Magnetresonanztomografie
Müdigkeit 78, 120, 122, 188
Mund-zu-Mund-Beatmung 86
Myokarditis *siehe* Herzmuskelentzündung
Myokardszintigraphie 150

N

Nährstoffe 20 f., 24, 26, 38, 43, 61, 76
Nahrungsergänzungsmittel 249
Nationale VersorgungsLeitlinien 73, 152
Nephrokardiologie 41 f.
Nervensystem, vegetatives 22, 190 f.
Neuropathie 77
Nicht-ST-Streckenhebungs-Myokardinfakt (NSTEMI) 65
Nieren 26 f., 35–42, 53, 77, 141, 146
– Insuffizienz 37 f., 40 ff., 51, 77, 182, 236
– Versagen 38, 41, 144
Nierenarterien-Stenose 39
Nierenbeckenentzündung 36
Not-OP 144 f.
NYHA-Klassifikation 115 f.

O

Ohnmacht 60
Operation 125, 127, 158–169, 174
Organspende 182 ff.
Östrogen 56, 202, 209 f.

P

Panik 33, 90, 93, 129, 145, 166
Parasympathikus 191
Patientenakte, elektronische (ePA) 154, 183, 261 ff.
Perikarditis 49, 143 ff.
Plaque 61, 63, 76, 88
Primärharn 36
Psychokardiologie 203 ff.
Pulmonalklappe 19, 121, 127

R

Rauchen 34, 37, 41, 52, 57, 62 f., 70, 91, 105, 143, 177, 209, 217, 231
Reizdarm 219
Rheuma 119, 136 f., 217
Roboter 264 f.
Röntgen 151, 265
Rückenschmerzen 139, 141 f., 211

S

Sauerstoff 18, 20 f., 24, 26, 30–34, 38, 61, 76, 90, 102, 106 f., 112 ff., 200, 209
Schaufensterkrankheit 60
Schaumzelle 62 f.
Schilddrüse 90, 95, 146, 188 f.
Schilddrüsenhormone 188 f.
Schlaf 58 f., 193, 196, 234 ff.
Schlafapnoe 58 f.
Schlaganfall 40, 53, 63, 75, 80, 92, 95, 98, 132, 134, 174, 202, 217, 243
– Wahrscheinlichkeitsrechner 92
Schmerzempfindung 219

Schmerzmittel 219
Schmidt, Helmut 110
Schnarchen 58 f.
Schonung 116
Schrittmacher 105–110, 114, 264, 266 f.
Schüttelfrost 138
Schwäche 60, 106, 111, 120
Schweißausbrüche 60, 79
Schwindel 60, 78, 90, 94, 102, 106, 111, 122
Sexualität 173
Silbernetz 243
Sinusknoten 22 ff., 93, 106
Sozialanamnese 64
Sport 17, 86–90, 118 f., 146, 233 f.
Statine 70, 75
Stenose 39, 68, 75, 120 f., 127
Stent 60, 62, 67 ff., 71–75, 79, 114, 140, 152, 161, 182, 215, 259, 266
Stethoskop 156 f.
Stoffwechsel 43 f.
Stress 59, 164 f., 187, 189 ff., 193, 195 ff., 201, 217, 237, 239 ff.
Sturz 197 ff.
Sympathikus 22 f., 191
Syndrom, metabolisches 37, 46, 48
Systole 20, 55 f., 113, 200

T

Tachykardie 90, 102 f.
Takotsubo 199–203, 217, 241
TAVI 132 ff.
Telemedizin 263 f.
Therapie, alternative 251
Therapie, interventionelle 62, 128, 158, 251
Thrombose 70, 72, 76 ff., 95, 174
Todesangst 78, 200
Transparenzregister 258
Trauer 199, 203
Trauma 158, 197 ff., 255
Trikuspidalklappe 19, 33, 123 f., 127
Turner, Tina 40, 51

U

Übelkeit 78 f., 81, 90, 198, 211, 220
Übergewicht 24, 37, 41, 45 ff., 53, 56 ff., 63, 65, 70, 72, 91, 105, 112, 115 f., 143, 196, 208, 217, 232 f., 236
Unterstützung 251
Urin 36 f., 41

V

Vernichtungsschmerz 78
Verödung 98, 100 f.
Vertrauen 255 f.
Virusinfektion 117 ff.
Vitamin D 36, 199
Vitamin K 97, 129, 249
Vorgespräch 247 f.
Vorhofflimmern 90–101, 122, 153, 189
Vorsorgeuntersuchungen 224, 236 ff., 270

W

Wassereinlagerung 37, 111, 120, 146, 155
Wearables 99

X

Xenotransplantation 268

Z

Zeitmangel 164 f.
Zweitmeinung 100 f., 110, 251

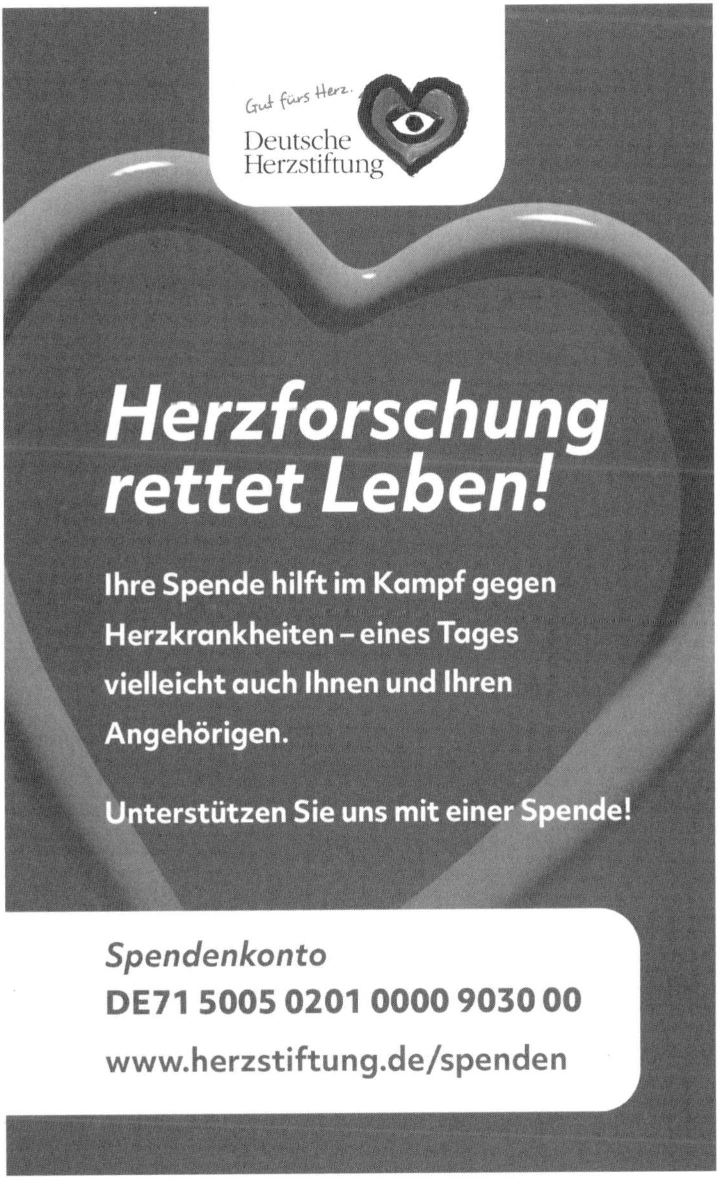
Gut fürs Herz.
Deutsche Herzstiftung
Herzforschung rettet Leben!
Ihre Spende hilft im Kampf gegen Herzkrankheiten – eines Tages vielleicht auch Ihnen und Ihren Angehörigen.
Unterstützen Sie uns mit einer Spende!
Spendenkonto
DE71 5005 0201 0000 9030 00
www.herzstiftung.de/spenden

# Dr. med. Umes Arunagirinathan
# **Der verlorene Patient**
## Wie uns das Geschäft mit der Gesundheit krank macht

**Appell für eine wirklich patienten-orientierte Medizin!**

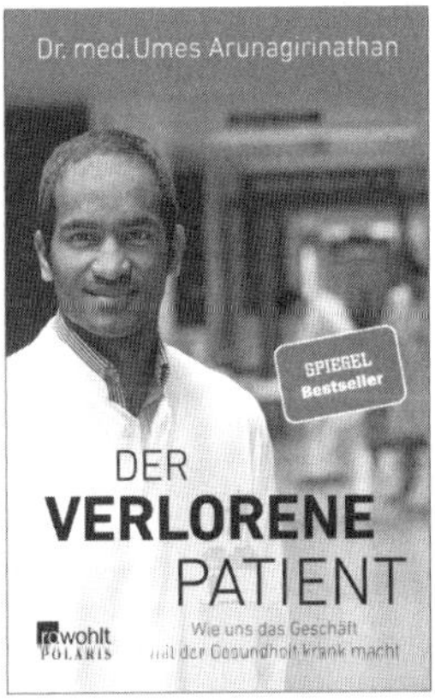


*224 Seiten*

Krankenhäuser und Praxen haben sich in den letzten Jahren mehr und mehr zu Wirtschaftsunternehmen entwickelt – zum Nachteil der Patienten und des Personals. Das System ist strikt auf Gewinn ausgerichtet, gleichzeitig ist eine enorme Verschwendung an menschlichen und materiellen Ressourcen zu beobachten. Überversorgung und Mangel sind die beiden Seiten einer Medaille. Die Corona-Pandemie hat es wie unter einem Brennglas gezeigt: Einerseits sind wir enorm leistungsfähig, andererseits schlecht organisiert und unterfinanziert.

Dr. med. Umes Arunagirinathan schlägt Alarm. Klar und authentisch benennt er die Missstände und zeigt auf, was sich ändern muss – damit das Wohl der Patienten im Mittelpunkt steht, nicht der Profit.

Weitere Informationen finden Sie unter **rowohlt.de**

Dr. med. Umes Arunagirinathan
# Grundfarbe Deutsch
Warum ich dahin gehe, wo die Rassisten sind

**Rassismus überwinden kann jeder!**

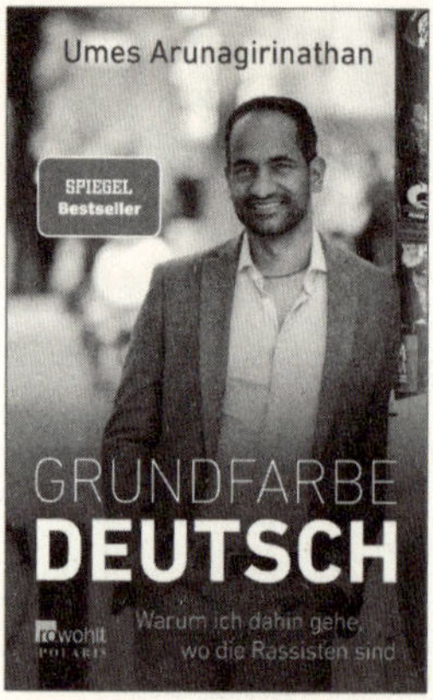


*240 Seiten*

Dr. med. Umes Arunagirinathan ist Herzchirurg, erfolgreicher Autor, engagiertes Mitglied der deutschen Gesellschaft – und dunkelhäutig. Wie viele andere farbige Menschen erlebt er immer wieder diskriminierendes Verhalten seiner Umwelt. Mal ist es nur eine dumme Bemerkung, mal ein gravierender Verstoß gegen seine Würde als Mensch. Gleichzeitig gibt es eine Debatte darüber, was man «eigentlich noch sagen darf», ohne in die rechte Ecke gestellt zu werden. Umes klagt nicht an, sondern klärt auf. Anhand seiner Biografie beschreibt er pointiert, mit welchen Schwierigkeiten farbige Menschen zu kämpfen haben. Doch er sieht sich nicht als Opfer, sondern als Streiter für ein Zusammenleben, in dem das Gemeinsame die Hauptrolle spielt: die Grundfarbe Deutsch eben. Dazu gehören die deutsche Sprache, die Freiheit zur Selbstentfaltung, Gleichberechtigung und einiges mehr. Es ist das, was diese Gesellschaft für die Deutschen aller Hautfarben ausmacht. Wir dürfen nicht zulassen, dass der Rassismus diese Werte zerstört.

Weitere Informationen finden Sie unter **rowohlt.de**